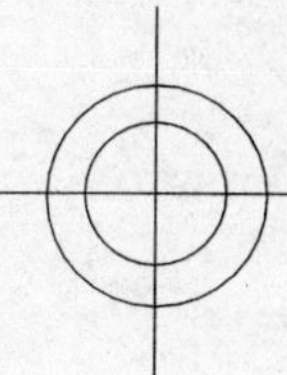

新世纪全国中医药高职高专规划教材

药理学

（供中医药类专业用）

主　编　王学娅　（辽宁中医药大学职业技术学院）
副主编　（按姓氏笔画排序）
张　虹　（山西生物应用职业技术学院）
杨静娴　（大连医科大学）
洪　缨　（北京中医药大学）
韩　杨　（长春中医药大学）

中国中医药出版社
·北　京·

图书在版编目（CIP）数据

药理学/王学娅主编．—北京：中国中医药出版社，
(2015.5重印)

新世纪全国中医药高职高专规划教材

ISBN 7-80231-020-2

Ⅰ.药… Ⅱ.王… Ⅲ.药理学—高等学校：技术学校—教材 Ⅳ.R96

中国版本图书馆 CIP 数据核字（2006）第 061248 号

中国中医药出版社出版
北京市朝阳区北三环东路 28 号易亨大厦 16 层
邮政编码：100013
传真：64405750
河北欣航测绘院印刷厂印刷
各地新华书店经销

*

开本 787×1092 1/16 印张 22.5 字数 420 千字
2006 年 7 月第 1 版 2015年5月第9次印刷
书 号：ISBN 7-80231-020-2

*

定价：27.00 元
网址 www.cptcm.com

社长热线 010 64405720

读者服务部电话：010 64065415 010 84042153

书店网址：csln.net/qksd/

全国高等中医药教材建设

专家指导委员会

前言

随着我国经济和社会的迅速发展，人民生活水平的普遍提高，对中医药的需求也不断增长，社会需要更多的实用技术型中医药人才。因此，适应社会需求的中医药高职高专教育在全国蓬勃开展，并呈不断扩大之势，专业的划分也越来越细。但到目前为止，还没有一套真正适应中医药高职高专教育的系列教材。因此，全国各开展中医药高职高专教育的院校对组织编写中医药高职高专规划教材的呼声愈来愈强烈。规划教材是推动中医药高职高专教育发展的重要因素和保证教学质量的基础已成为大家的共识。

“新世纪全国中医药高职高专规划教材”正是在上述背景下，依据国务院《关于大力推进职业教育改革与发展的决定》要求：“积极推进课程和教材改革，开发和编写反映新知识、新技术、新工艺和新方法，具有职业教育特色的课程和教材”，在国家中医药管理局的规划指导下，采用了“政府指导、学会主办、院校联办、出版社协办”的运作机制，由全国中医药高等教育学会组织、全国开展中医药高职高专教育的院校联合编写、中国中医药出版社出版的中医药高职高专系列第一套国家级规划教材。

本系列教材立足改革，更新观念，以教育部《全国高职高专指导性专业目录》以及目前全国中医药高职高专教育的实际情况为依据，注重体现中医药高职高专教育的特色。

在对全国开展中医药高职高专教育的院校进行大量细致的调研工作的基础上，国家中医药管理局科教司委托全国高等中医药教材建设研究会于2004年6月在北京召开了“全国中医药高职高专教育与教材建设研讨会”，该会议确定了“新世纪全国中医药高职高专规划教材”所涉及的中医、西医两个基础以及10个专业共计100门课程的教材目录。会后全国各有关院校积极踊跃地参与了主编、副主编、编委申报、推荐工作。最后由国家中医药管理局组织全国高等中医药教材建设专家指导委员会确定了10个专业共90门课程教材的主编。并在教材的组织编写过程中引入了竞争机制，实行主编负责制，以保证教材的质量。

本系列教材编写实施“精品战略”，从教材规划到教材编写、专家审稿、编辑加工、出版，都有计划、有步骤地实施，层层把关，步步强化，使“精品意识”、“质量意识”始终贯穿全过程。每种教材的教学大纲、编写大纲、样稿、全稿都经专家指导委员会审定，都经历了编写启动会、审稿会、定稿会的反复论证，不断完善，重点提高内在质量。并根据中医药高职高专教育的特点，在理论与实践、继承与创新等方面进行了重点论证；在写作方法上，大胆创新，使教材内容更为科学化、合理化，更便于实际教学，注重学生实际工作能力的培养，充分体现职业教育的特色，为学生知识、能力、素质协调发展创造条件。

在出版方面，出版社严格树立“精品意识”、“质量意识”，从编辑加工、版面设计、装帧等各个环节都精心组织、严格把关，力争出版高水平的精品教材，使中医药高职高专教材的出版质量上一个新台阶。

在“新世纪全国中医药高职高专规划教材”的组织编写工作中，始终得到了国家中医药管理局的具体精心指导，并得到全国各开展中医药高职高专教育院校的大力支持，各门教材主编、副主编以及所有参编人员均为保证教材的质量付出了辛勤的努力，在此一并表示诚挚的谢意！同时，我们要对全国高等中医药教材建设专家指导委员会的所有专家对本套教材的关心和指导表示衷心的感谢！

由于“新世纪全国中医药高职高专规划教材”是我国第一套针对中医药高职高专教育的系统全面的规划教材，涉及面较广，是一项全新的、复杂的系统工程，有相当一部分课程是创新和探索，因此难免有不足甚至错漏之处，敬请各教学单位、各位教学人员在使用中发现问题，及时提出宝贵意见，以便重印或再版时予以修改，使教材质量不断提高，并真正地促进我国中医药高职高专教育的持续发展。

全国中医药高等教育学会

全国高等中医药教材建设研究会

2006 年 4 月

新世纪全国中医药高职高专规划教材

《药 理 学》 编委会

主　编　王学娅（辽宁中医药大学职业技术学院）

副主编　（按姓氏笔画排序）

张　虹（山西生物应用职业技术学院）
杨静娴（大连医科大学）
洪　缨（北京中医药大学）
韩　杨（长春中医药大学）

编　委　（按姓氏笔画排序）

王　富（四川中医药高等专科学校）
王学娅（辽宁中医药大学职业技术学院）
邓　炜（贵阳中医学院）
关则雄（江门中医药学校）
刘文艳（辽宁中医药大学职业技术学院）
吴虎平（渭南职业技术学院）
宋利华（连云港中医药高等职业技术学校）
张　虹（山西生物应用职业技术学院）
杨静娴（大连医科大学）
洪　缨（北京中医药大学）
高建岭（南阳张仲景国医学院）
韩　杨（长春中医药大学）
魏国会（邢台医学高等专科学校）

编写说明

为满足国家对中医药专业高级技术应用型人才的需要，适应中医药高职高专教育改革和发展的要求，在国家中医药管理局领导下，由全国中医药高等教育学会和全国高等中医药教材建设研究会组织全国多所中医药、医学院校药理学专家，共同编写了新世纪全国中医药高职高专规划教材《药理学》。

本教材在编写过程中吸收了全国高职高专、大学本科多层次最新版药理学教材的精华，参考了中医、西医、药学、护理等各专业多版本药理学教材的优点长处。教材结合中医药高职高专的教学特点，紧扣中医药高职高专的培养目标，力求简洁明了，基本理论以“必需、够用为度”，突出重点药物和重点章节，既保持适当宽度的知识面，又增加适量的拓展知识。教材在编写过程中注意结合临床实际，涵盖执业技能考试要求，让学生学得会、用得上，以应用为主旨，以就业为导向，力求切实解决工作中的实际问题和适应将来就业需要。

本教材共分41章。其中第1~4章由王学娅编写；第5~9章由张虹编写；第10~11章由王富编写；第12~13章由邓炜编写；第14~16章由魏国会编写；第17~20章由杨静娴编写；第21~22章、第26章由洪缨编写；第23~25章由高建岭编写；第27~28章由刘文艳编写；第30~33章由韩杨编写；第34~35章由吴虎平编写；第36~38章由关则雄编写；第39~41章由宋利华编写。教材保持了与本套系列教材一致的实用而精炼风格，删除了个别临床少用或淘汰的老药以及各章后常规附加的制剂与用法部分，增补了近几年被临床证明疗效确切、可靠的新药，力图用最新理论替代陈旧教学内容，阐明药理学基本理论和知识。

本教材中的药物主要来源于临床常用药物，参照国家基本药物目录，药名以《中华人民共和国药典》(2005 版) 为准。

由于我们的能力和水平有限，书中不妥和疏漏之处在所难免，恳请广大读者不吝赐教并指正。

《药理学》编委会

2006 年 3 月

目 录

第一章 药理学概述

第一节 药理学的研究内容与任务

药物（drug）是指能影响机体生理功能及代谢活动，并用于预防、治疗和诊断疾病的化学物质。

药理学（pharmacology）是研究药物与机体（包括病原体）相互作用及作用规律、作用原理的科学。药理学以解剖学、生理学、生物化学、病理学、微生物学等为基础，是基础医学与临床医学以及医学与药学的桥梁学科，为防治疾病、合理用药提供基本理论、基础知识和科学思维方法。

药理学研究内容包括：药物效应动力学（pharmacodynamics，简称药效学），即药物对机体的作用，包括药物的药理效应、临床应用及作用机制等；药物代谢动力学（pharmacokinetics，简称药动学），即研究机体对药物的作用，包括药物的体内过程如吸收、分布、生物转化及排泄，也研究血药浓度随时间变化的规律。

药理学的任务包括：阐明药物与机体相互作用的基本规律和作用原理，为指导临床合理用药、发挥最佳疗效、减少不良反应提供理论依据；为研究开发新药、老药新用和发掘祖国医学遗产提供资料与手段。

第二节 药理学发展简史

药理学是在药物学的基础上发展起来的。人类在几千年前的远古时代，从谋求生存的经历中逐步积累经验，认识到某些天然物质可以治疗疾病，形成了早期医药学知识，由此进入药物发展的初级阶段。公元1世纪前后，我国东汉的《神农本草经》收载药物365种，其中如大黄导泻、海藻治瘿、麻黄平喘沿用至今。唐代的《新修本草》是世界首部由政府颁布的药典，共收载药物884种。明代药物学家李时珍历时27载，在前人经验的基础上，亲身考察印证，以毕生精力完成药学巨著《本草纲目》，全书52卷，约190万字，共收载药物1892种，方剂11000余条，插图1160幅，被译成七种文字，影响遍及世界各地，至今仍是医药领域的重要参考书。世界著名的古代医药典籍还有希腊医生狄奥斯库莱底斯的《古代药物学》、罗马医生盖林的《药物学》和埃及的《埃泊斯医药籍》。

现代药理学的建立和发展与19世纪科学技术的发展紧密相关。有机化学和实验生理学的兴起，为现代药理学奠定了基础。1804年从阿片中提取吗啡，1823年从金鸡纳树皮中分离奎宁，1833年从颠茄及洋金花中提取阿托品。在化学和实验生理学方法的基础上，建立了实验药理学的整体动物和离体器官研究方法。1878年根据阿托品与毛果芸香碱对猫唾液分泌的拮抗作用，提出了受体概念，为受体学说的建立作出贡献。

20世纪30年代到50年代是新药发展的黄金时期。人工合成的化合物和化学修饰天然有效成分的分子结构作为发展新药的重要来源，在实验动物模型上进行生物活性药筛选，导致了新药的大量发明，如磺胺类药物抗菌作用的发现，开创了化学药物合成的新纪元。目前临床使用的西药大部分是化学合成品。青霉素和多种抗生素的发现和成功用于临床，是药理学发展史上的里程碑，创立了化学疗法的新概念，在很大程度上将人类从细菌性传染病的威胁中解放出来，使人类步入抗生素时代。

随着生物化学、免疫学、分子生物学的发展和新技术（如波谱技术、同位素扫描等）的广泛应用，使药物的发展产生了重大突破，进入了生物药物阶段，人们利用DNA重组技术生产了基因工程新药，如各种干扰素、白细胞介素、胰岛素、重组链激酶、生长素等。

随着新技术、新理论的不断出现，各学科相互渗透、分化融合，极大地推动了药理学的发展，派生出各具特色的药理学分支学科，如神经药理学、免疫药理学、心血管药理学、时辰药理学、临床药理学、基础药理学、中药药理学、分子药理学、遗传药理学、生化药理学等。

第三节 药理学研究方法

药理学研究方法分为以动物为研究对象的实验药理学方法、实验治疗学方法，以及以人为研究对象的临床药理学方法。

1. 实验药理学方法 以清醒或麻醉的健康动物为实验对象，研究药物在体或离体对整体、系统、器官、组织、细胞、亚细胞、分子水平的药理作用。如平喘药对豚鼠支气管平滑肌的松弛作用，强心苷对离体蛙心的强心作用等。

2. 实验治疗学方法　以动物病理模型为实验对象，观察药物的药理效应、作用机制、不良反应和代谢消除情况。如解磷定对家兔有机磷酸酯类中毒的解救作用；抗高血压药对大鼠单侧肾动脉结扎引起高血压的降压作用。

3. 临床药理学方法　以健康志愿者或病人为研究对象，观察药物的临床疗效、作用机制、药物相互作用和药物在人体内的代谢规律，对药物进行临床疗效及安全性评价。

第四节　药理学学习方法

1. 联系基础理论　药理学涉及广泛的医学基础知识，如解剖学、生理学、生物化学、病理学、微生物学等。如果不了解传出神经系统正常的解剖学分类，就很难掌握传出神经系统药物的作用规律；不了解正常的心肌电生理反应，就不易理解心律失常产生的原因，因此很难了解抗心律失常药的作用机制；如果不了解正常肾的生理功能，就难以掌握利尿药的作用原理。在学习各类药物前，结合复习相关医学基础知识，可以收到事半功倍的效果。

2. 结合药理实验　药理学属于实验科学范畴，绝大多数的药物作用都是通过药理实验得到证实的，有些在临床上难以观察到的现象和数据必须在药理实验中获得。药理实验不仅有助于药理学概念和结论的形象化，更有利于训练动手操作技能。在自主设计和综合性药理实验中，还有利于培养创新能力、分析能力和解决问题的能力。

3. 掌握药物内在规律　在药理学学习中抓住重点章节多下工夫，对各章的代表药物重点掌握，一般药物了解特点，寻找药物内在规律，达到融会贯通、举一反三的效果。如一些主要的促凝血药与抗凝血药其作用关键问题为：是否有利于纤维蛋白的形成。凡促进凝血因子生成、有利于纤维蛋白的形成，或抑制纤溶酶、不利于纤维蛋白溶解的药物，都具有止血作用，即促凝血药。凡抑制凝血因子生成、不利于纤维蛋白的形成，或激活纤溶酶、有利于纤维蛋白溶解的药物，都具有抗凝血作用。

4. 了解临床应用　药理学是承上启下的桥梁学科，学习的目的是为临床各科用药及药物的生产销售服务，必须了解药物的药理作用、临床应用和主要不良反应，掌握临床用药的适用范围和选药原则。如学习抗心绞痛药物作用前，必须了解心绞痛发病的原因，即心肌血氧供需失衡，才能更好地理解药物作用和治疗对策，不但知其然，且知其所以然。

5. 掌握药物作用的两重性　绝大多数药物都具有对机体有利的方面和不利

的另一面，毒性作用往往是药理作用的延伸。如果对用药时间、剂量、疗程掌握不好，即使是在治疗量也很容易出现毒性反应。

小结

药理学是研究药物与机体相互作用、作用规律及作用原理的科学。药理学研究内容包括：药物效应动力学和药物代谢动力学。药理学的研究方法有实验药理学、实验治疗学和临床药理学方法。药理学的任务包括：阐明药物与机体相互作用的基本规律和作用原理，为指导临床合理用药提供理论依据；为研究新药提供资料与手段。

思考题

1. 药理学与药效学及药动学的关系如何?
2. 药理学的任务有哪些?
3. 药理学的研究方法有哪些?

第二章　药物效应动力学

药物效应动力学（pharmacodynamics，简称药效学）是研究药物对机体的作用、作用规律及作用机制的科学。

第一节　药物作用的基本规律

一、药物作用与效应

机体在药物的影响下，发生的生理、生化功能或形态变化称为药物作用或效应。但严格地讲，药物作用（drug action）是指药物对机体的初始作用。药理效应（pharmacological effect）是药物作用的结果。机体反应的表现是指药物原发作用所引起的机体器官原有功能水平的改变。如肾上腺素具有激动α、β受体的作用，引起血管收缩、心率加快、血压升高等药理效应。又如胰岛素的原发作用是兴奋胰岛素受体，产生促进脂肪、蛋白质、糖原的合成储存，抑制其转运、异生和分解利用及血糖下降的药理效应。但一般在实际应用中，效应与作用两词常互相通用。

二、药物效应的基本表现

药物对机体的影响是通过改变机体细胞固有功能活动水平而发挥作用，并不能使机体产生新的物质和新的功能活动。凡能使机体器官组织功能增强的效应，称为兴奋作用（excitation）。如心肌收缩力的增强、酶活性的提高、腺体分泌的增多等。凡能使机体器官组织功能减弱的效应，称为抑制作用（inhibition）。如心率的减慢、血压的降低、抗生素的杀菌作用等。兴奋与抑制在一定条件下是可以互相转化的。如药物中毒引起的惊厥得不到及时抢救，易由过度兴奋转入呼吸循环衰竭，甚至死亡。

三、药物作用的方式

依据药物作用范围，药物被吸收入血之前，在用药部位出现的作用，称为局部作用（local action）。如消毒防腐药在皮肤表面的抗感染作用，抗酸药中和胃酸的作用。药物从给药部位经吸收进入血液循环后，分布于组织器官所呈现的作用，称为吸收作用（absorptive action），也称全身作用。如口服或注射阿莫西林产生抗感染作用。

药物分布于组织器官，其影响只限于所接触部位的作用，称直接作用（direct action）。如强心苷加强心肌收缩力的作用；氢化可的松皮肤表面抗炎作用。药物通过神经反射或体液联系，引起远隔器官或组织的功能改变，称为间接作用（indirect action）。如强心苷通过其强心作用改善血液循环而产生的利尿、消肿作用；去甲肾上腺素直接作用于 α 受体，使血管收缩血压升高后，通过神经反射引起心率减慢的作用。

四、药物作用的选择性

选择性（selectivity）是指药物在治疗剂量时，只对少数组织器官发生比较明显的作用，而对其他组织器官不发生作用。药物作用的选择性取决于药物与组织的亲和力和组织细胞对药物的反应性，这也是药物分类的依据。如洋地黄对心脏有高度选择性作用，明显增强心肌收缩力，而对骨骼肌、平滑肌则无明显影响；骨骼肌松弛药琥珀胆碱对心肌没有松弛作用；缩宫素只对妊娠末期子宫产生明显的收缩作用，而对未孕或妊娠初期子宫基本没有作用。药物的选择性是相对的，往往与用药剂量有关；如小剂量咖啡因选择性兴奋大脑皮层，使思维敏捷，精神振奋；随着剂量增加，中枢兴奋作用可以扩展到延髓乃至脊髓。

选择性产生的原因与药物化学结构与机体靶位结构的差异、药物在体内的分布、靶位的数量及组织器官对药物的敏感性等因素有关。选择性高的药物针对性强，可准确治疗某种疾病或某种症状，副作用少；选择性低的药物影响器官多，作用范围广，副作用较多，如阿托品。

五、药物作用的两重性

药物影响机体生理生化功能，既可用于防治疾病，也会产生毒性反应。凡符合用药目的、有利于机体防病治病的作用，称为治疗作用（therapeutic action）。凡不符合用药目的、并给病人带来痛苦或不适的反应，统称为不良反应（adverse reaction）。任何药物都有一定的不良反应，这是药物作用的两重性，二者往往同时存在。

临床依据用药目的不同，将治疗作用分为对因治疗和对症治疗。对因治疗又称治本，药物作用在于消除原发致病因子，以彻底治愈疾病。如抗生素杀灭引起感染的病原菌，胆碱酯酶复活药解救有机磷酸酯类中毒等。

对症治疗又称治标，药物作用在于改善疾病症状，不能根除病因。对于暂时无法根治或尚未查明病因的疾病，为避免病情进一步恶化，及时采取有效的对症治疗，这可能比对因治疗更迫切。如解热镇痛药解除高热，可避免高热引发的昏迷、抽搐甚至死亡；抗高血压药可避免高血压导致的头晕、脑出血；强心苷或抗休克药能及时防止危重症引起的心力衰竭、休克、脑水肿、哮喘、惊厥等。

急则治其标，缓则治其本，祖国医学精辟地说明了二者之间的关系。

第二节　药物的不良反应

不良反应是指与治疗目的无关，并给病人带来痛苦或不适的反应。包括如下几种：

一、副作用

副作用（side effect）指药物在治疗量时出现的与治疗目的无关的反应。是药物本身固有的作用，多是能预见、可恢复的功能性变化。一般症状较轻，可以耐受，对机体危害较小，且采取一定措施可以减轻或避免。产生副作用的药理学基础是：药物的选择性低、作用面广，当某一效应作为治疗目的时，其他效应就成为副作用。如麻黄碱防治哮喘病时，其中枢兴奋引起失眠作用就是它的副作用。药物的治疗作用和副作用不是固定不变的，是可以随着治疗目的的不同而互相转化的，如阿托品用于麻醉前给药的目的是抑制腺体分泌，避免吸入性肺炎的发生，其引起术后腹胀、尿潴留就成为副作用；而当阿托品用于解除胃肠痉挛使平滑肌松弛，其引起口干、心悸、便秘就成了副作用。

二、毒性反应

毒性反应（toxic reaction）一般是指药物在用药剂量过大或时间过长时，引起机体器官组织功能异常或器质性的损害。个别敏感性高或患有肝肾功能障碍、严重影响药物清除代谢者，在常用量也可引起毒性反应。毒性作用是用药过量时药理作用的延伸，是可以预知，也应是可以避免的。毒性反应又可依据中毒过程久暂分为：①急性毒性：指一次或突然使用中毒量，引起危及生命功能的反应。如巴比妥类镇静催眠药的急性中毒，可造成中枢神经系统损害和呼吸循环衰竭。②亚急性毒性：连续给予非中毒量，数小时或数天后积累而中毒。如四环素用于肾功不良病人数日后发生肝肾功能损害。③慢性毒性：多由于长时间反复用药或接触一些脂溶性高、易挥发药物或毒物，使进入体内药量超过排出药量所引起。

如化工生产中长期接触苯等高挥发性有机溶剂的工业原料，数月以至数年后可发生脂肪肝、粒细胞减少、造血功能障碍等。

毒性反应的主要表现有：中枢神经系统常见失眠、头痛、眩晕、耳鸣、听力下降、惊厥等；消化系统常见食欲减退、恶心、呕吐、腹痛、腹泻、便秘等；心血管系统常见心率加快、血压降低、心律失常等；造血系统常见贫血、粒细胞减少、血小板减少、造血功能障碍等；还可见肝肾功能损害。

三、变态反应

变态反应（allergic reaction）指药物作为半抗原与机体蛋白结合形成抗原后，引起组织损伤或功能紊乱的异常免疫反应，也称过敏反应。常出现于过敏体质的个体，与用药剂量无关，即使很小剂量也能产生严重过敏反应。临床表现因人因药而异，轻者有发热、皮疹，重者为造血系统抑制、肝肾损害、哮喘、甚至休克死亡等。反应性质与药物原有效应无关，且不易预知，用药理性拮抗药解救无效。致敏物质可能是药物本身，也可能是其代谢产物，亦可能是制剂中的杂质。生化药物，特别是含蛋白质类或多肽类的药物，易引起变态反应，应特别注意。对可引起过敏性休克的青霉素类药物，给药前必须做皮肤过敏试验。

四、特异质反应

特异质反应（idiosyncrasy）指少数病人对某些药物特别敏感，反应性质也可能与常人不同，但与药物固有的药理作用基本一致，反应严重程度与剂量成比例，药理性拮抗药可能有效。是一种先天遗传异常所致的反应，如先天性葡萄糖-6-磷酸脱氢酶（G-6-PD）缺乏者，服用蚕豆、伯氨喹、磺胺或阿司匹林等药物时极易引起急性溶血；再如个别常染色体异常的遗传病患者，由于先天性血浆胆碱酯酶缺乏，给予骨骼肌松弛药琥珀胆碱或吸入麻醉药可诱发恶性高热，是麻醉主要死亡原因之一。现在可通过酶活性检测或基因检查方法预测特异质个体，避免其发生。

五、后遗效应

后遗效应（residual effect）是指停药后血药浓度降至阈浓度以下时残存的药理效应。如服用巴比妥类催眠药后，次晨出现的乏力、困倦现象；又如长期应用肾上腺皮质激素停药后肾上腺皮质功能低下，是用药高峰血药浓度的负反馈作用导致肾上腺皮质萎缩，在停药数月内难以恢复。

六、继发反应

继发反应（secondary reaction）指继药物治疗作用后所产生的不良后果，亦称治疗矛盾。如长期使用广谱抗生素，敏感菌株被抑制，不敏感菌株乘机大量繁殖，使肠道内菌群失调，导致继发性感染，又称二重感染。

七、三致反应

三致是指致畸（teratogenesis）、致癌（carcinogenesis）、致突变（mutagenesis），是药物损伤细胞遗传物质所致的特殊毒性作用。药物损伤 DNA 或干扰 DNA 的复制，引起基因变异或染色体畸变，称致突变反应。药物通过妊娠母体进入胚胎，干扰正常胚胎发育，导致胎儿发生永久性形态结构异常，这种由于基因突变发生于胚胎生长期的作用称为致畸反应。在妊娠第 20 天至 3 个月是胎儿器官形成期，细胞有丝分裂活跃，胚胎发育分化最快，对药物作用尤为敏感。在此期内应用某些药物，如氨基苷类抗生素、甲氨蝶呤、阿司匹林、苯妥英钠等，都可能引起胎儿畸变。最严重的是 60 年代初曾在西欧广泛应用以减轻早孕反应的沙利度胺（反应停），其上市一年后发现用过此药的孕妇分娩出四肢短小或两指畸形的海豹儿而震惊世界，唤起人们对致畸作用的高度重视。基因突变发生于一般组织细胞，造成染色体损伤，导致正常细胞转化为癌细胞的作用称为致癌作用。环磷酰胺、已烯雌酚等药物有致癌作用。

第三节　药物的量效关系

一、药物的量效关系曲线

在一定范围内药物剂量与效应成正比，这种关系称为量效关系（dose - effect relationship）。以药物剂量为横坐标，以效应强度为纵坐标作图，得到反映剂量与效应之间关系的量 - 效曲线（dose - effect curve）。药效强度随剂量增大相应增加，曲线为一先陡后平直达最大效应的曲线（如图 2 - 1）。

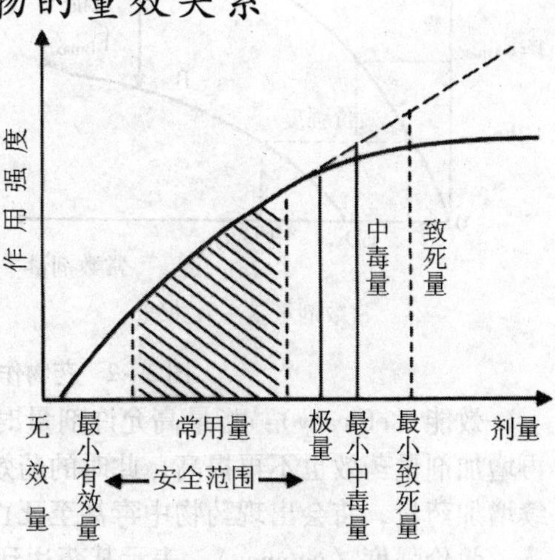

图 2 - 1　剂量与效应关系示意图

二、药物剂量与效应

过小剂量不出现效应为无效量。

最小有效量：药物开始出现效应时的剂量，又称阈剂量。

治疗量：大于最小有效量，能产生明显效应，又不引起毒性反应的剂量，或称常用量。

极量：较治疗量大，比最小中毒量小，而又不至于中毒的剂量。极量是国家药典明确规定允许使用的最大剂量，属安全剂量的极限。

最小中毒量：超过极量而引起毒性反应的剂量为中毒量，其中引起中毒的最小剂量称为最小中毒量。

致死量：导致中毒死亡的剂量。

安全范围：最小有效量与极量之间的距离称为安全范围，药物的安全范围越大，用药越安全。剂量与效应关系如图 2－1。

三、药物的量效关系曲线分类

1. 量反应量－效曲线 药物效应强度可用连续增减变量表示的量效关系曲线，称为量反应量－效曲线。如血压的升降、体温的高低、白细胞数的增减、血糖的浓度、尿量的多少等。在普通坐标中量反应量－效曲线为不对称曲线（图 2－2a），若横坐标改为对数剂量，曲线则呈对称的 S 形（图 2－2b）。

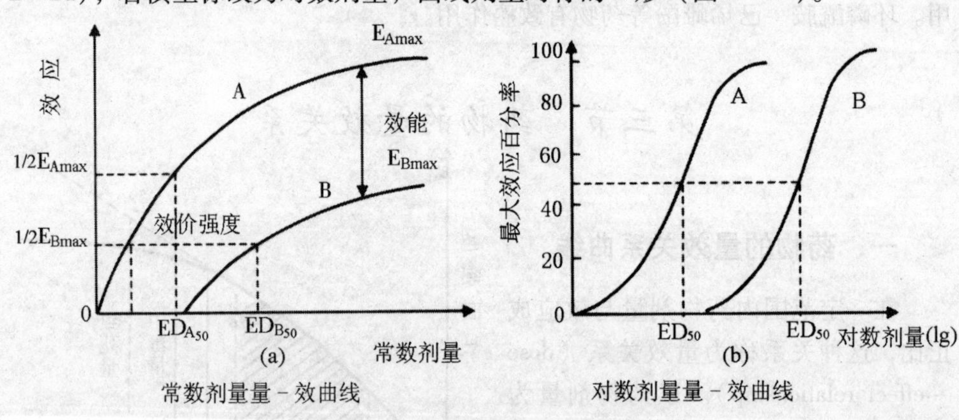

图 2－2 药物作用的量－效曲线

效能（efficacy）：指最高允许剂量时药物达到最大（100%）效应后，即使再增加剂量药效也不再提高，此时的药效最大值称为效能（如图 2－2）。如果继续增加药量，将会出现药物中毒甚至死亡（如图 2－1）。

效价强度（potency）：表示某药达到一定效应时所需的剂量或浓度。同类药物引起等效反应（50% 效应）的剂量与效价强度成反比，所用药物剂量越小，其效价强度越大。

效能与效价强度是用来评价药物作用的两个指标。效价强度高可使用药量相对较少，而效能高可以获得更具临床意义的高效应。以利尿药每日排钠量为效应指标进行比较，环戊噻嗪、氢氯噻嗪的效价强度大于呋塞米，表明前者使用较少药量即可取得相当效应；但由于其均属于中效能利尿药，最大排钠量有限，常用于轻、中度水肿。而后者属于高效能利尿药，最大效应大于前二者（图2-3），在救治重症水肿、药物中毒等危重患者时，药物最大效应有较大实际意义。

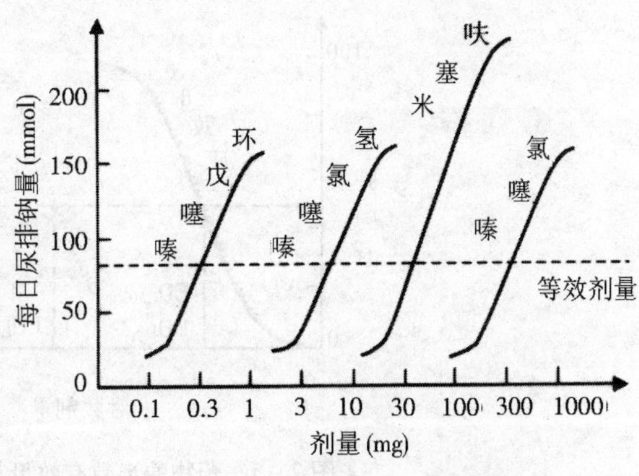

图2-3　几种利尿药效能与效价强度比较

2. 质反应量-效曲线　质反应指用全或无的方式表现的反应。如阳性或阴性、死亡与生存、惊厥与不惊厥、有效或无效等。以阳性反应频数为纵坐标，以对数剂量或浓度为横坐标，作图得一按正态分布的质反应量-效曲线（如图2-4a）。若以累加阳性百分率作纵坐标，仍以对数剂量或浓度为横坐标作图，可得到典型对称S型曲线（如图2-4b）。

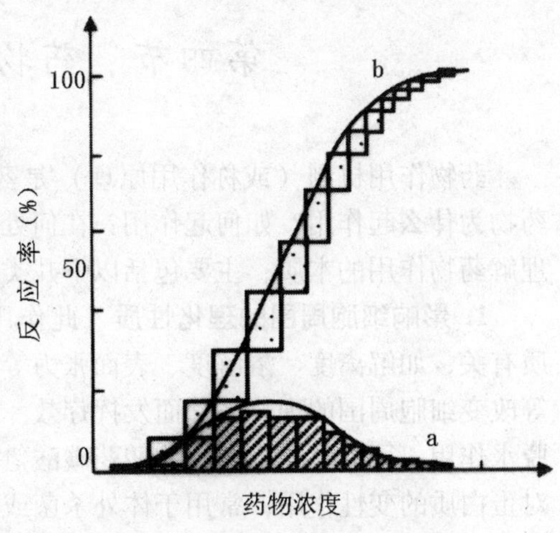

图2-4　药物质反应量-效曲线

在这一曲线中可找到一特定位点为半数效应浓度或剂量，即能引起50%最大反应强度的药物剂量，或50%实验对象出现阳性反应的剂量，称为半数有效量（50% effective dose, ED_{50}）。如效应以死亡数目为指标，则称为半数致死量（50% lethal dose, LD_{50}）。绝大多数药物的安全性与剂量（或浓度）相关，所以把药物的 ED_{50} 与 LD_{50} 实验数据同时分析比较（如图2-5）。通常将药物的 LD_{50}/ED_{50} 的比值称为治疗指数（therapeutic index, TI），即治疗指数 $TI = LD_{50}/ED_{50}$，用以表示药物的安全性；治疗指数大的药物相对较治疗指数小的药物安全，即治疗指数越大，药物越安全。

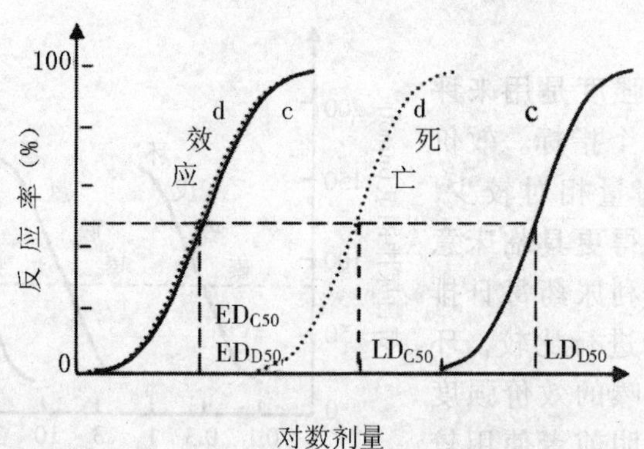

图2-5 药物的半数有效量与半数致死量

但此指标仅能反映与剂量有关的急性毒性，并不能提示那些与剂量无关的过敏性休克或特殊类型的毒性反应的安全性。如沙利度胺在毒性实验时大剂量并未测出 LD_{50}，但在对妊娠呕吐的临床使用中却产生严重的致畸作用。

第四节 药物的作用机制

药物作用机制（或称作用原理）是药效学研究的重要内容之一，主要研究药物为什么起作用？如何起作用？在何处起作用？明确药物作用机制有助于深刻理解药物作用的本质，主要包括以下几类：

1. 影响细胞周围的理化性质 此作用与药物化学结构关系不大，与理化性质有关，如解离度、溶解度、表面张力等。药物通过渗透压、脂溶性或络合作用等改变细胞周围的理化条件而发挥疗效。如静注甘露醇高渗溶液对周围组织产生脱水作用，可消除脑水肿；抗酸药碳酸氢钠中和胃酸以治疗溃疡病；消毒防腐药对蛋白质的变性作用，常用于体外杀菌或防腐。

2. 参与或干扰代谢过程 参与补充机体代谢物质，治疗相应缺乏症的药物。如：胰岛素用于胰腺功能不良、胰岛素缺乏的糖尿病；甲状腺激素补充内分泌不足以治疗单纯性甲状腺肿；铁剂用于防治缺铁性贫血。有些药物化学结构与机体细胞代谢物质非常相似，如5-氟尿嘧啶结构与尿嘧啶相似，掺入癌细胞 DNA 及 RNA 中，干扰肿瘤蛋白质合成而发挥抗癌作用；磺胺类药物与其敏感菌生长所需对氨基苯甲酸结构相似，二者竞争性抑制二氢叶酸合成酶而干扰细菌叶酸代谢，产生抑菌作用。

3. 影响物质转运 干扰无机离子、代谢物、神经递质、激素在体内主动转运环节，可产生明显药理效应。如利尿药抑制肾小管 Na^+ 的再吸收而发挥排钠利尿作用；麻黄碱促进神经递质去甲肾上腺素的释放，产生支气管舒张作用。

4. 影响酶的活性　酶的种类较多，体内分布广泛，参与所有细胞的生命活动，且极易受各种因素影响，是药物作用的主要对象。多数药物能抑制酶的活性，如新斯的明竞争性抑制胆碱酯酶，产生肌松作用；奥美拉唑不可逆性抑制胃黏膜 H^+-K^+-ATP 酶而抑制胃酸分泌；尿激酶激活血浆纤溶酶原，具有抗凝作用；苯巴比妥诱导肝微粒体酶，加速药物的转化代谢；解磷定能使胆碱酯酶复活而产生有机磷酸酯类中毒的解救作用。

5. 作用于细胞膜的离子通道　药物可直接控制细胞膜上离子通道 Na^+、Ca^{2+}、K^+、Cl^- 等离子跨膜转运。如维拉帕米等 Ca^{2+} 通道拮抗药，使心肌兴奋性降低、耗氧量减少、解除冠脉痉挛而产生抗心绞痛作用；Na^+ 通道阻滞药奎尼丁，使 0 相上升速率和传导减慢、有效不应期延长，降低浦氏纤维的自律性，产生抗心律失常作用。

6. 影响核酸代谢　核酸是控制蛋白质合成及细胞分裂的生命物质，许多药物通过干扰细胞 DNA 或 RNA 代谢过程而发挥疗效。如抗菌药喹诺酮类影响细菌 DNA 回旋酶而发挥杀菌效应；利福平抑制 RNA 多聚酶，干扰 mRNA 合成，产生抗结核作用。

7. 影响细胞膜结构或改变其兴奋性　某些麻醉药因对于细胞膜脂质结构的扰乱，而干扰生物电的传导，对多种细胞产生抑制作用，因中枢神经系统对药物作用较敏感，所以临床作为麻醉药物应用。还有些药物可改变细胞膜兴奋性，但不影响其静息电位，如膜稳定药阻止动作电位的产生及传导，典型的有抗心律失常药等。

8. 作用于受体　绝大多数药物是通过药物分子与机体相应受体相结合而产生药物效应。

第五节　药物与受体

一、受体的概念

受体（receptor）是存在于细胞膜上、细胞浆内或细胞核内，具有识别、结合特异生物活性分子、传递信息、产生特殊功能的大分子物质，受体的本质是蛋白质。

能与受体特异性结合的物质称为配体（ligand），也称第一信使。受体对配体有极高的识别能力，即特异性。受体均有其相应的内源性配体，受体是依据其特异性结合的配体而命名的。如神经递质受体有：肾上腺素受体、乙酰胆碱受体；激素受体有：胰岛素受体，甲状腺激素受体；自体活性物质受体有：前列腺素受体，5－羟色胺受体；其他受体还有：脑啡肽受体，γ－氨基丁酸受体等。人们模仿内源性配体合成药物，作用于相应受体，以达到调解人体生理功能、治疗疾病的目的，这类药物又称为外源性配体。

二、药物与受体结合力及受体作用方式

药物与受体的相互作用首先是两者的结合，其结合力又称亲和力或化学键，包括范德华引力、氢键、离子键、共价键。其亲和力强度依次递增，以范德华引力较弱，共价键结合最强。

受体在识别相应的配体并与之结合后，激活细胞内第二信使，将其所获得信息增强、分化、整合并传递给效应器而发挥特定的生理功能或药理效应。

三、受体的特性

特异性：受体只与其化学结构相适应的配体结合。

饱和性：由于受体数目有限，配体与受体的结合达到最大值后，再增加剂量，作用不再增加而达到饱和。

可逆性：配体与受体组成的复合物可以解离、再结合、再解离。

竞争性：结合的配体也可被其他配体或药物竞争性置换，药物往往通过与内源性配体竞争受体而发挥药理作用。

灵敏性：受体与配体具有高度的亲和力，多数药物在（10^{-12}～10^{-9}）mol/L浓度范围就能产生非常明显的效应。

四、作用于受体的药物分类

通常把药物与受体结合的力称为亲和力。亲和力的大小决定药物作用强度，而药物内在活性的有无则决定其作用性质，内在活性是药物本身固有的药理特性，据此可将药物分成三类：

激动剂（agonist）：指与受体既有较强的亲和力，又有较强的内在活性的药物。如吗啡激动阿片受体产生镇痛作用，肾上腺素兴奋肾上腺素受体产生血压升高、心率加快作用［如图2－6（a)］。

拮抗剂（antagonist）：指与受体有较强的亲和力，而无内在活性的药物。如普萘洛尔与β受体结合，拮抗肾上腺素对心脏的兴奋作用。拮抗剂又依据与受体结合是否具有可逆性，分为竞争性拮抗剂和非竞争性拮抗剂。

竞争性拮抗剂：如纳洛酮能与吗啡可逆性竞争同一受体，使吗啡效应降低；

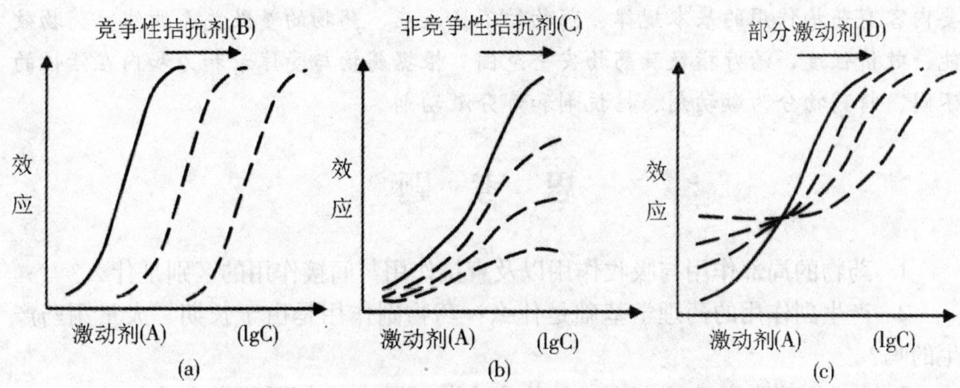

图 2－6　激动剂 A 与不同药物合用时的量－效曲线

各图中实线表示没有拮抗剂时激动剂的量－效曲线，箭头表示拮抗剂浓度逐渐增加
虚线表示拮抗剂浓度增加后激动剂量－效曲线移动的方向

通过增加吗啡剂量与纳洛酮竞争受体，能使受体恢复至最大效能；当再次增加拮抗剂的剂量时，吗啡作用再次降低，但可再通过增加吗啡的剂量，使药效恢复。在竞争性拮抗剂作用下，激动剂的量－效曲线平行右移，但最大效应不变［如图2－6（a）］。

非竞争性拮抗剂：如酚苄明等不与激动剂竞争相同受体，增加激动剂的剂量也不能与之竞争被占领的受体，且与受体的结合往往是难逆性的共价键或引起受体构型改变。因此，随着非竞争性拮抗剂剂量的增加，被占领受体相应增多，激动剂量－效曲线逐渐下移，最大效能减小，即使增加激动剂的剂量，也不能恢复至最大效应［如图 2－6（b）］。

部分激动剂（partial agonist）：指与受体有较强的亲和力，同时也有一定内在活性的药物。如部分激动剂镇痛新，当单独应用时发挥较弱的镇痛效应，但其与激动剂吗啡合用时，可拮抗吗啡的强效镇痛作用，呈现拮抗剂的作用特点。在部分激动剂镇痛新与激动剂吗啡的剂量较小时，镇痛新呈现激动剂的作用，效果为两者相加，量－效曲线最高不超过镇痛新最大效应；但随着部分激动剂剂量增加，达到部分激动剂最大效应后，镇痛新则表现出竞争性阻断作用，使激动剂吗啡的量－效曲线平行右移。这种具有小剂量表现受体激动作用、大剂量呈现拮抗作用双重特性的药物，称为部分激动剂［如图 2－6（c）］。

小　结

药物效应动力学是研究药物对机体的作用、作用规律及作用机制的科学。主要内容有药物作用的基本规律、药物的不良反应、药物的量效关系曲线、药物效能、效价强度、治疗指数及药物安全范围。根据药物与受体亲和力和内在活性的不同，将药物分为激动剂、拮抗剂和部分激动剂。

思考题

1. 药物的局部作用与吸收作用以及直接作用与间接作用的区别是什么？
2. 产生副作用的药理学基础是什么？药物副作用是由于长期、大量用药产生的吗？
3. 什么是药物的安全范围？药物安全范围的大小与用药安全性的关系是怎样的？
4. 药物的效能与效价强度之间的关系是怎样的？
5. 药物与受体亲和力的有无、强弱与药物作用的关系是怎样的？

第三章 药物代谢动力学

药物代谢动力学（pharmacokinetics）简称药动学，是研究机体对药物处理过程的科学。主要研究药物的体内过程（包括吸收、分布、生物转化和排泄），以及体内药物浓度随时间变化的规律。

第一节 药物的跨膜转运

药物的跨膜转运（transport）是指药物在体内通过各种生物膜的转运过程，如毛细血管壁、胃肠道黏膜、血脑屏障等单层或多层生物膜。生物膜是以液态脂质双分子层为基本骨架，其中镶嵌着具有各种生理功能的可移动球形蛋白质，形成转运通道及贯穿膜内外的亲水孔道。药物通过细胞膜的转运可分为被动转运和主动转运两种形式。

一、被动转运

被动转运（passive transport）又称顺浓度差转运，其动力来源是膜两侧浓度差势能。药物从细胞膜高浓度一侧向低浓度一侧转运。其浓度差越大，转运速度越快，直至膜两侧药物分布达到动态平衡。其特点是：①不消耗能量；②不需载体；③无饱和现象，无竞争抑制；④顺浓度差转运。

被动转运包括简单扩散、滤过和易化扩散。简单扩散又称脂溶扩散，扩散速度除取决于膜的性质、面积及膜两侧的浓度梯度外，还与药物的性质有关。分子量小、脂溶性高、解离少的药物较易通过，如硝酸甘油脂溶性高，可以直接溶解于细胞膜的脂质层，经简单扩散方式通过细胞膜而到达作用部位。滤过又称水溶扩散，常常只限于直径小于膜孔的水溶性小分子药物，借助流体静压或渗透压通过亲水孔道，如药物通过肾小球的滤过。易化扩散又称载体转运，通过细胞膜上的特异性蛋白质帮助而扩散，不消耗能量，如葡萄糖进入红细胞，胆碱进入神经末梢。

弱酸性或弱碱性药物在不同 pH 溶液中，其解离程度不同，而解离状态直接影响药物的吸收。如弱酸性药物阿司匹林在酸性环境的胃液中，多以非解离状态存在，易于转运吸收；而在小肠等碱性环境中，解离度大，不易于转运吸收。相反弱碱性药物如阿托品在胃液的酸性环境中解离型多，不易于转运吸收，而在小肠碱性环境中解离度小，易于吸收。

二、主动转运

主动转运（active transport）又称逆浓度差转运，指药物从细胞膜浓度低的一侧向浓度高的一侧转运。能量可直接来自 ATP 的水解或间接来自离子的电化学梯度。特点是：①消耗能量；②需要载体；③有饱和现象与竞争抑制；④可逆浓度差转运。

载体对药物有高度的选择性和特异性，且转运能力有饱和性。这类转运主要在神经元、肾小管和肝细胞内进行。少数药物和多数离子如 Na^+、K^+、Ca^{2+}、I^-是由主动方式转运的。如甲状腺腺泡膜上的碘泵主动摄取血液中的碘，用以合成甲状腺激素；青霉素与丙磺舒经肾小管主动分泌排泄，二者竞争同一载体，可延长青霉素作用时间，增强疗效。

第二节　药物的体内过程

药物的体内过程包括吸收、分布、生物转化和排泄，如图 3－1 所示。

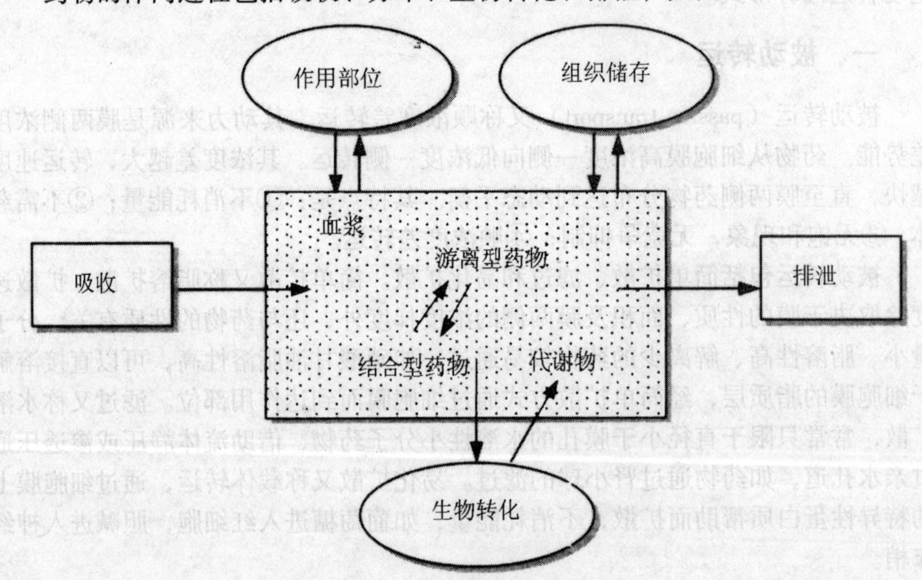

图 3－1　药物的体内过程

一、吸收

药物的吸收（absorption）是指药物自用药部位进入血液循环的过程，多数药物通过被动转运吸收，少数药物经主动转运吸收。

影响药物吸收的因素主要有药物本身的理化性质和药物剂型。分子愈小脂溶性愈大的药物，愈易被吸收；固体药物需溶解后才易被吸收；液体剂型的水溶液吸收快于油溶液、混悬液，后者又快于固体剂型的片剂、丸剂、胶囊剂等。同一药物不同厂家、不同工艺、不同辅料、不同晶型、不同旋光性都可能对药物的吸收产生明显的影响，如左旋氯霉素比右旋氯霉素吸收好，血药浓度高。

给药途径和吸收环境也影响药物的吸收。不同给药途径影响药物的吸收，其吸收速度依次为：吸入 > 肌注 > 皮下 > 舌下 > 直肠 > 口服 > 皮肤。其中口服给药最常用，是既安全方便、又经济的给药方式。口服药物经胃肠道吸收，小肠黏膜吸收面积广、血流丰富、停留时间长，是主要吸收部位。从胃肠道毛细血管吸收的药物，必须通过门静脉进入肝脏后才能进入血液循环，其中有些药物首次通过肝脏和胃肠壁时即被酶代谢失活，使进入血液循环有效药量减少，这种现象称为首过效应或第一关卡效应。

二、分布

药物吸收入血后，随血液循环转运到作用部位及各组织器官的过程，称为药物的分布（distribution）。多数药物呈不均匀分布，其影响因素如下：

1. 血浆蛋白结合率　药物进入血液循环后可不同程度地与血浆蛋白结合成为结合型药物，未被结合的则称为游离型药物。游离型药物与结合型药物在血液中以一定百分数的结合率达到平衡，当游离型药物被转化或消除，血药浓度降低时，结合型药物可自血浆蛋白释放出而呈游离型药物。

药物与血浆蛋白结合是可逆性的，结合型药物分子变大，不能通过毛细血管壁而暂时“储存”于血液中，不能到达效应器官产生药理作用，暂时失去药理活性，也不被肝药酶代谢灭活和肾排泄。从而使药物向靶组织分布减少，速度减慢，药物作用减弱，作用时间延长。药物与血浆蛋白结合特异性低，而血浆蛋白结合位点有限，两种药物可竞争同一结合位点而发生置换现象。如抗凝血药双香豆素与血浆蛋白的结合率为99%，解热镇痛药保泰松的结合率为98%。二者同服时，结合型双香豆素被后者置换出来，具有药理活性的游离型药物浓度明显增加，抗凝作用增强，可引起严重出血。药物也可与内源性代谢物竞争与血浆蛋白结合，如磺胺药置换胆红素与血浆蛋白结合，在新生儿可导致致死性核黄疸症。血浆蛋白过少（如慢性肾炎、肝硬化）或变质（如尿毒症）时，药物血浆蛋白结合率下降，也容易发生毒性反应。

2. 器官血流量 药物由血液向组织、器官的分布速度主要与该组织器官的血流量和膜通透性有关。药物首先向肝、肾、肺、脑等血流量大的组织器官分布，然后向血流量小的组织器官转移，这种现象称为再分布。如硫喷妥钠首先向血流量大的脑组织分布，药物浓度快速升高，产生麻醉效应。但药物很快从脑组织中释放出来，随血液循环向脂肪等组织转移，脑中浓度迅速下降而麻醉效应消失。血浆药物浓度与组织内浓度往往不同，这是由于药物与组织蛋白亲和力不同所致。经过一段时间的平衡达到相对稳定，血浆药物浓度水平可以间接反映靶器官药物浓度水平，后者决定药效强度，故测定血药浓度可预测药效强度。

3. 体液 pH 药物的 pKa 及体液的 pH 是决定药物分布的另一因素，细胞内液 pH 为 7.0，略低于细胞外液 pH7.4。弱碱性药物在细胞外液解离型少，易转运进入细胞内，故细胞内浓度略高；弱酸性药物则相反，在细胞外液浓度略高。根据这一原理，弱酸性药物苯巴比妥中毒时，用碳酸氢钠碱化血液及尿液，可使药物更多以解离型存在，在组织中的吸收和肾小管的再吸收减少，加速肾排泄。

4. 体内屏障 血脑屏障是血－脑脊液之间存在的一种选择性阻止多种物质由血液进入脑内的屏障。脑组织内毛细血管内皮细胞间紧密连接，基底膜外还有一层星状胶质细胞包围，使大多数药物较难穿透脑毛细血管壁进入脑脊液。只有高脂溶性、小分子、低解离度、多游离型的药物容易通过。凡期待发挥中枢神经系统作用或脑内抗感染效应时，应选择符合上述条件的药物，如：磺胺嘧啶易穿透血脑屏障，首选用于流行性脑膜炎。婴幼儿因血脑屏障发育不全，药物易进入脑内，导致中枢神经系统不良反应。炎症能增加血脑屏障的通透性，如对健康人难以进入脑脊液的青霉素，脑膜炎时可在脑脊液中达到有效浓度。

胎盘屏障是胎盘绒毛与子宫血窦间的屏障。由于妊娠母亲与胎儿间交换营养成分与代谢产物的需要，其通透性与一般毛细血管无显著差别，几乎所有药物均能通过胎盘屏障进入胎儿体内，只是程度和速度有所差异。因此，在妊娠期间应禁用对胎儿发育有影响的药物。

三、生物转化

生物转化（biotransformation）又称药物代谢，是指进入机体的药物经酶催化，变成代谢产物的过程。肝是生物转化的主要器官，大多数药物经生物转化后其药理活性减弱或消失，水溶性增加，有利于排出体外，是药物在体内消除的重要途径之一。少数药物经转化后才具有药理活性，被称为前体药物，如维生素 D_3、环磷酰胺等。

1. 生物转化的方式 药物在体内的生物转化分两步进行：第一步包括氧化、

还原或水解，反应使多数药物灭活，只有少数例外。如氧化反应有芳香族的羟化，醇类的醛基转化等多种加氧去氢方式；还原反应有硝基还原为胺基，酮类还原为醇类的去氧加氢等方式；水解反应有酰胺键、酯键的水解等方式。第二步为结合反应，是上述代谢产物与体内葡萄糖醛酸、乙酰基、硫酸根或甘氨酸等物质结合，使药物水溶性增加，排出体外加速，防止药物长期体内蓄积。

2. 生物转化的酶系统　药物生物转化是酶的催化反应。主要有微粒体酶系统和非微粒体酶系统。

（1）微粒体酶系统：肝脏微粒体的细胞色素 P_{450} 酶系统，为一类亚铁血红素-硫醇盐蛋白的大家族，因其与 CO 结合后在吸收光谱波长 450nm 处有一最大吸收峰而得名，是促进药物生物转化的主要酶系统，故又简称肝药酶。肝药酶的特点是：①选择性低，能催化许多药物的氧化还原反应；②变异性大，可受遗传、年龄、营养状态、机体情况、疾病等因素的影响，产生明显个体差异；③酶活性易受外界因素影响，呈现增强或减弱现象。

（2）非微粒体酶系统：存在于肠、肝、肾等细胞的细胞质、线粒体和血浆中的多种酶系，是对肝药酶系统的补充。主要影响结构与内源性代谢物相似及脂溶性小的药物。此类酶的选择性高，专一性强，如氧化儿茶酚胺类的单胺氧化酶、水解乙酰胆碱的胆碱酯酶等。

3. 肝药酶的诱导与抑制

（1）肝药酶诱导剂：凡能增强肝药酶活性，加速药物和自身生物转化的药物，称肝药酶诱导剂。如苯巴比妥钠、苯妥英钠等。长期服用苯妥英钠使肝药酶活性增强，在加速同服药物代谢速度的同时，也加速自身代谢，使血药浓度降低，是产生耐受性的原因之一。再如用双香豆素预防血栓形成的病人，连续服用苯巴比妥钠，则双香豆素的抗凝作用减弱，需增大剂量才能维持药效。若一旦突然停用苯巴比妥钠而不相应降低双香豆素剂量，则由于肝药酶诱导作用解除而导致双香豆素血中浓度过高，引起出血。

（2）肝药酶抑制剂：凡能抑制肝药酶活性，减慢药物代谢速度的药物，称肝药酶抑制剂。如氯霉素、异烟肼等，与其他药物合用时应及时调整后者剂量，防止血药浓度过高而产生毒性反应。如肝药酶抑制剂氯霉素和口服降血糖药甲糖宁合用时，使甲糖宁代谢减慢，血药浓度升高，可引起血糖下降过快的低血糖症。

四、排泄

排泄（excretion）是指药物或其代谢产物通过不同途径排出体外的过程。肾是排泄药物的主要器官，胆道、乳腺、肺和汗腺等也有一定的排泄功能。

1. 肾排泄 包括肾小球滤过、肾小管再吸收及肾小管分泌三种方式。

由于肾小球毛细血管膜孔较大，血流丰富，滤过压高，除与血浆蛋白结合型的药物外，游离型药物及其代谢产物均可滤过，滤过速度取决于药物分子量和血中药物浓度。

肾小管再吸收的多少是决定药物排泄量的关键。肾小管上皮细胞具有脂质膜的特性，脂溶性、非解离型药物容易被再吸收。临床应用调节尿液 pH 方法，改变药物解离度，影响药物的再吸收，从而控制药物在体内存留时间。如大量水杨酸类或巴比妥类弱酸性药物中毒时，可服用碳酸氢钠碱化尿液，增加解离型药物浓度，减少吸收，加速排泄，解救药物中毒。

肾小管还有主动分泌功能，临床应用丙磺舒与青霉素竞争肾小管主动分泌载体，减少青霉素的排泄，提高青霉素血药浓度，延长作用时间。

2. 胆汁排泄 一些药物经肝转化为极性强的水溶性代谢物，可随胆汁排入肠腔，其中多数药物随粪便排出。某些从肝脏经胆汁排入肠腔的结合型药物，被水解为游离型后，由小肠再吸收入血，这个过程称为肝肠循环。经肝肠循环的药物作用持久，如地西泮、洋地黄毒苷等；一些抗菌药如红霉素、四环素也经胆汁排泄，使作用时间延长，同时胆道中药物浓度增高而有利于胆道感染的治疗。

3. 其他途径 有些药物经乳腺排泄，因乳汁偏酸性，哺乳期妇女所应用的一些弱碱性药物如吗啡、阿托品等，在乳汁中浓度高，易经乳汁排出。因此，哺乳期妇女用药时应注意其可能对乳儿产生的影响。脂溶性药物也可自唾液、泪液及汗液排泄，某些药物唾液中的浓度与血浆内的药物浓度平行，对采血困难者可采唾液测定药物浓度。粪便中的药物多数是口服未被吸收的药物。肺脏是某些挥发性药物的主要排泄途径，检测呼出气体中的乙醇含量是诊断酒后驾车的快速简便方法。

第三节　药物代谢动力学基本概念与参数

一、时量曲线

为反映体内药物浓度随时间变化的动态过程，通常可在单次给药后不同时间采集血样，测定药物浓度，以血药浓度为纵坐标，时间为横坐标，绘出时量曲线（time – concentration curve，C – T 曲线），非血管途径给药的时量曲线如图 3 – 2 所示，通过曲线可定量分析药物在体内的动态变化过程。

潜伏期（latent period）是指用药后到开始产生疗效的一段时间，主要反映药物的吸收及分布过程，静注一般无潜伏期。高峰时间（peak time）是指药物在体内达到最高浓度，往往也是显现最大效应的时间，此时吸收与消除速度相等。持续期（persistent period）是指药物维持最小有效浓度或维持基本疗效的时间，其长短取决于药物吸收及消除速度。残留期是指某些药物虽然已降至最小有效浓度以下，但尚未自体内完全消除，残留期反映了药物在体内的储存。此期血药浓度虽不高，体内储存量却不一定少，因此在反复用药时易致蓄积中毒（cumulative intoxication）。

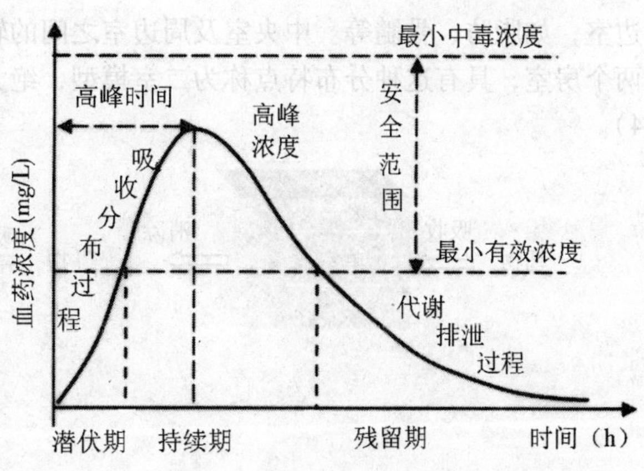

图3－2　口服给药后时量曲线

时量曲线升段反映药物吸收及分布的速度，吸收快，则升段坡陡；吸收慢，则坡度平坦。时量曲线降段反映药物消除的速度，消除快则下降坡陡，反之较平坦。药物在体内的吸收与消除同时进行，给药开始曲线迅速上升以吸收为主，后期曲线下降以消除为主，在峰浓度时吸收与消除达到平衡。时量曲线的变化实际上是药物在体内吸收、分布与消除之间相互消长的反映。

二、房室模型概念

房室模型（compartment models）是按药物在体内转运速率的差异，以理论与实验计算相结合设置的数学模型，是一用于分析药物在体内转运与转化动态规律的抽象概念。它将机体视为一个系统，系统内按动力学转运速率特点分为若干房室。房室模型的划分是否正确，关系到药动学分析的准确性，是进行药动学研究的关键。

房室的划分与药物转运速率、组织器官血流量、膜通透性、药物与组织的亲和力等因素有关。

一室模型　若某药在体内转运速率高，在各组织器官与血浆中的分布迅速达到平衡，而该药物又按一级动力学消除，可把整个机体看作是单一房室，称一室模型。如乙醇、去甲肾上腺素、苯巴比妥、四环素等（如图3－3）。

二室模型　多数药物在体内不同器官组织之间的转运分布速率不同，血流丰富并迅速与血液中药物达到平衡的器官组织合并称为中央室，如肝、肾、心等；而血流量少，穿透速率慢的器官组织，不能立即与血中药物达到平衡，被称为周边室，如脂肪、骨髓等。中央室及周边室之间的转运是可逆的。如此把机体看作两个房室，具有这种分布特点称为二室模型，绝大多数药物属于此类（如图 3－4）。

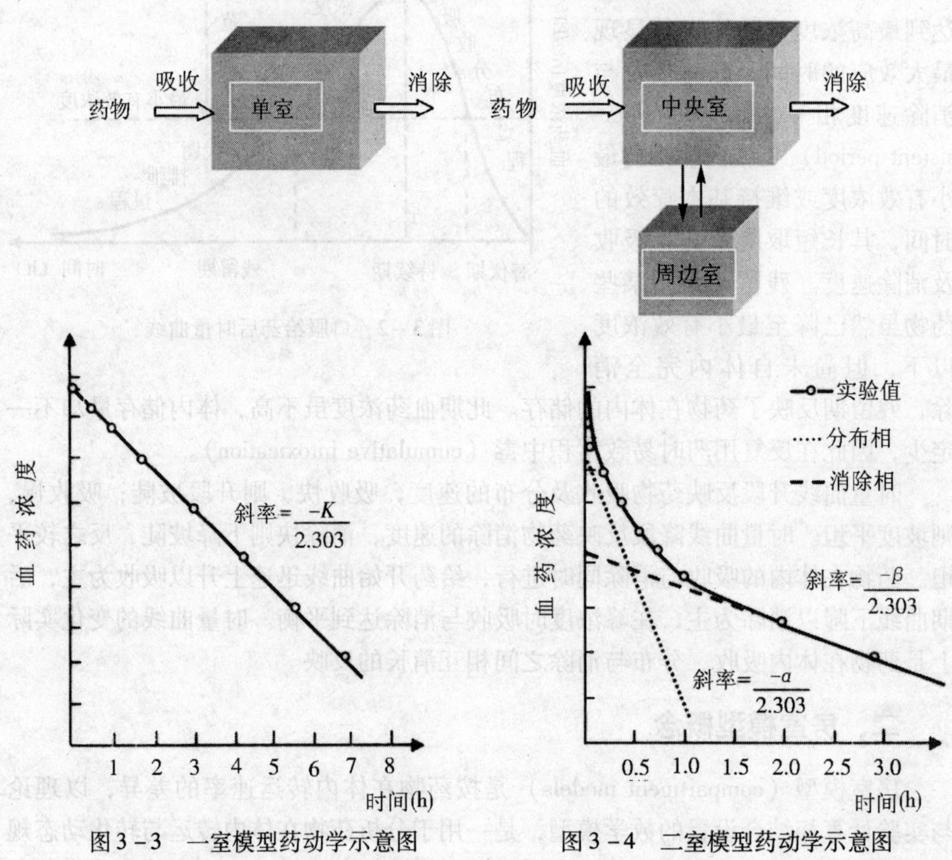

图 3－3　一室模型药动学示意图　　图 3－4　二室模型药动学示意图

三、生物利用度

生物利用度（bioavailability，F）指药物经非血管途径给药后被吸收进入血液循环的百分数。

$$F=\frac{\text{进入血液循环的药量（A）}}{\text{用药剂量（D）}}\times 100\%$$

因药物的时量曲线下面积（area under the curve，AUC）与药物吸收的总量成正比，所以亦可用口服与静注后时量曲线下面积的比值表示绝对生物利用度。

$$F=\frac{\text{AUC（血管外给药）}}{\text{AUC（静脉给药）}}\times 100\%$$

生物利用度反映药物制剂被机体吸收利用的程度。影响因素有生物因素和药物制剂因素。如药物本身的理化性质，药物的晶型、崩解度、溶出速度及制备工艺等；尚有来自于用药个体的生理因素，如胃肠道 pH 值、活动情况、吸收部位的面积和血流速度以及代谢酶系统的影响等。

相对生物利用度是评价不同药物剂型质量最可靠的参数。如评价新药制剂时，将被试药物的 AUC 与标准制剂的 AUC 进行比较，计算出新制剂生物利用度（图 3－5）。

$$F = \frac{AUC（受试制剂）}{AUC（标准制剂）} \times 100\%$$

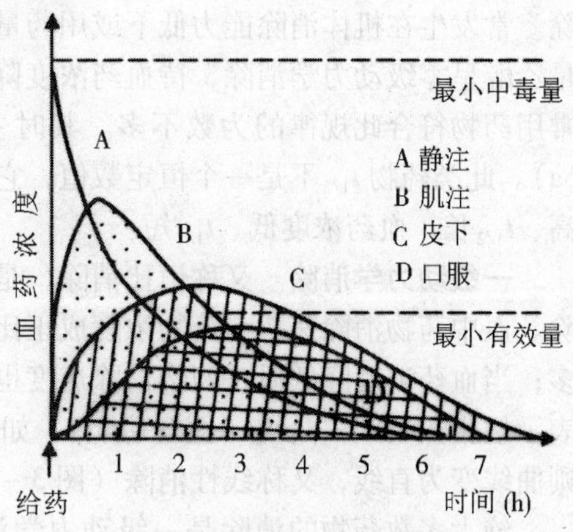

图 3－5　某药四种制剂时量曲线

四、表观分布容积

为估算药物分布范围和反映药物分布特征，假设药物在各组织与体液内均匀分布，且其浓度与血液相等，体内药物总量按血浆浓度均匀分布时，理论上所需的体液容积称表观分布容积（apparent volume of distribution，Vd）。由于药物在体内的分布并不均匀，因此，Vd 并不是真正的生理容积，但可用于推测药物在体内的分布情况。不同药物 Vd 的大小虽不一样，但常是稳定的参数。

$$Vd = \frac{A（进入血液循环药量，mg）}{C_0（初始血药浓度，mg/L）}$$

Vd 的单位是升（L）或升/千克体重（L/kg），Vd 与 A 成正比，与 C_0 成反比。

根据 Vd 的大小可估算药物分布范围，了解药物的分布特征。一个 60kg 的正常人血浆容量约 3L，体液总容量约 36L。如某药 Vd≈3L，表示药物主要分布在血液或可看成分布在血流丰富的心、脑、肝、肾等脏器中；若某药 Vd≈10 L，则表示药物在全身体液中分布；Vd≈36L 时，则表示药物广泛分布到组织器官中；Vd＞36L 时，则表示药物与某些肌肉或脂肪组织等有较高亲和力。

一些有机酸类如青霉素、磺胺等，因脂溶性小或与血浆蛋白结合率高，不易进入细胞或组织中，Vd 常较小，约 0.15～0.3L。而脂溶性高的药物易被组织所摄取，其血浆蛋白结合率及血药浓度均较低，故其 Vd 常较大，如地高辛 Vd≈600L，表明其在组织器官内有大量储存。通常 Vd 较小的药物排泄快，Vd 较大的药物排泄慢。

五、药物的消除类型

零级动力学消除 又称恒量消除，是指单位时间内药物按恒定的数量进行消除。常发生在机体消除能力低下或用药量过大、超过机体最大消除能力时。如过量乙醇呈零级动力学消除，待血药浓度降到低浓度时可转变成一级动力学消除，常用药物符合此规律的为数不多。其时－量曲线用普通坐标时呈直线（图3－6a）。此类药物 $t_{1/2}$ 不是一个恒定数值，它随药物血浆浓度高低而变化，血药浓度高、$t_{1/2}$ 长，血药浓度低、$t_{1/2}$ 短。

一级动力学消除 又称恒比消除，是指单位时间内药物按恒定的比例进行消除。血中药物消除速率与药物浓度成正比，血药浓度高，单位时间内消除的药量多；当血药浓度降低后，药物消除速度也按比例下降。其时－量曲线用普通坐标表示呈指数衰减式曲线（图3－6b），如将时－量关系在半对数坐标纸上作图，则曲线变为直线，又称线性消除（图3－6c）。

绝大多数药物的消除是一级动力学消除。此类药物 $t_{1/2}$ 恒定，与剂量无关，不因血药浓度高低而变化，也不受给药途径影响。

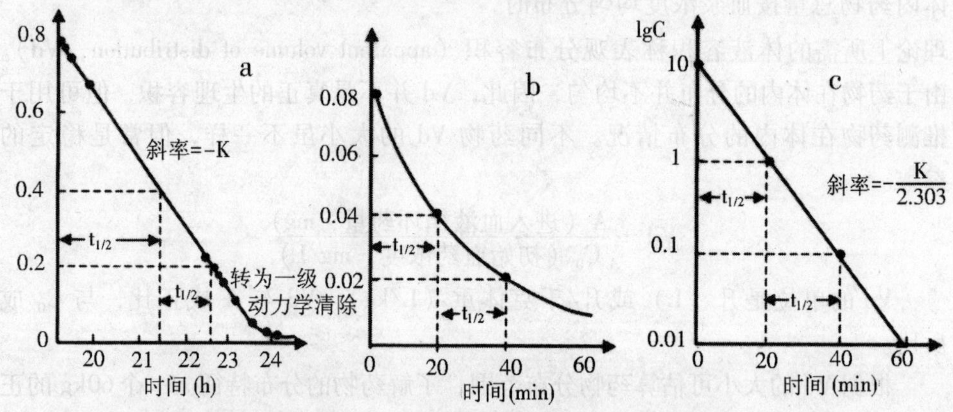

图3－6 零级动力学和一级动力学消除的C－T曲线

a. 零级动力学常数坐标图 b. 一级动力学常数坐标图 c. 一级动力学半对数坐标图

六、半衰期及意义

半衰期（half－life time，$t_{1/2}$）指血浆药物浓度下降一半所需的时间。$t_{1/2}$ 是反映体内药物消除速度的重要参数。绝大多数药物按一级动力学消除，其 $t_{1/2}$ 为一常数，是恒定值，不因给药途径、给药剂量、初始血药浓度的改变而变化，但肝肾功能不全可使 $t_{1/2}$ 延长。

公式：$t_{1/2}=0.693/k$，其中0.693为常数，k为消除速率常数。

$t_{1/2}$的重要意义为：

1. 根据$t_{1/2}$确定给药间隔时间。一般为维持比较恒定的有效血药浓度，给药间隔不宜超过药物$t_{1/2}$；为避免药物蓄积中毒，给药间隔又不宜短于$t_{1/2}$。

2. 根据$t_{1/2}$可计算多剂量给药时达稳态浓度所需的时间。通常连续恒速静滴或重复恒量用药，经过5个$t_{1/2}$可达到稳态血浆浓度（Css）。

3. 根据$t_{1/2}$估算药物在体内基本消除（95%以上）的时间，通常需要经过5个$t_{1/2}$。$t_{1/2}$与药物在体内的蓄积量及消除量有密切关系（表3－1），它反映药物的消除速度。

表3－1　药物$t_{1/2}$与其在体内存留量及消除量的关系

$t_{1/2}$数	一次给药			多次给药	
	消除药量	累加消除量(%)	存留药量(%)	消除每次给药量(%)	累积药量(%)#
1	100%×1/2=50%	50	50	50	50
2	$100\%\times(1/2)^2=25\%$	75	25	75	75
3	$100\%\times(1/2)^3=12.5\%$	87.50	12.5	87.50	87.50
4	$100\%\times(1/2)^4=6.25\%$	93.75	6.25	93.75	93.75
5	$100\%\times(1/2)^5=3.13\%$	96.87*	3.13	96.87**	96.87
6	$100\%\times(1/2)^6=1.56\%$	98.44	1.56	98.44	98.44
7	$100\%\times(1/2)^7=0.78\%$	99.22	0.78	99.22	99.22

注：*一次给药经过5个$t_{1/2}$，累加消除量95%以上，可认为药物基本从体内消除。

**多次给药经过5个$t_{1/2}$，每个$t_{1/2}$体内消除量与给药量大致相等（约95%以上），可认为药物达到稳态血药浓度。

#为累积药量的谷浓度，峰浓度=单次给药量+谷浓度。

七、稳态血浆浓度

为达到治疗目的，临床用药多采取多次给药，以达到所需有效血药浓度并使之维持一定水平。绝大多数符合一级动力学消除规律的药物，当以恒速恒量给药或按$t_{1/2}$间隔连续多次恒量给药，血药浓度逐渐增加，经5个$t_{1/2}$体内进入与消除的药量趋于相等，此时体内总药量不再增高，血药浓度达到稳定状态，即称稳态血浆浓度（steady state plasma concentration，Css），又称坪值，如图3－7。

多次给药达到稳态血药浓度的特点及意义：

1. 多次给药达到稳态血药浓度的时间决定于药物$t_{1/2}$，达坪值时间与$t_{1/2}$成正比。只要按$t_{1/2}$间隔给药和每次给药剂量不变，一般经5个$t_{1/2}$可达稳态血药浓度。缩短给药间隔（图3－8）或提高给药剂量（图3－9）均不能使稳态血药浓度提前到达，反而易发生毒性反应。

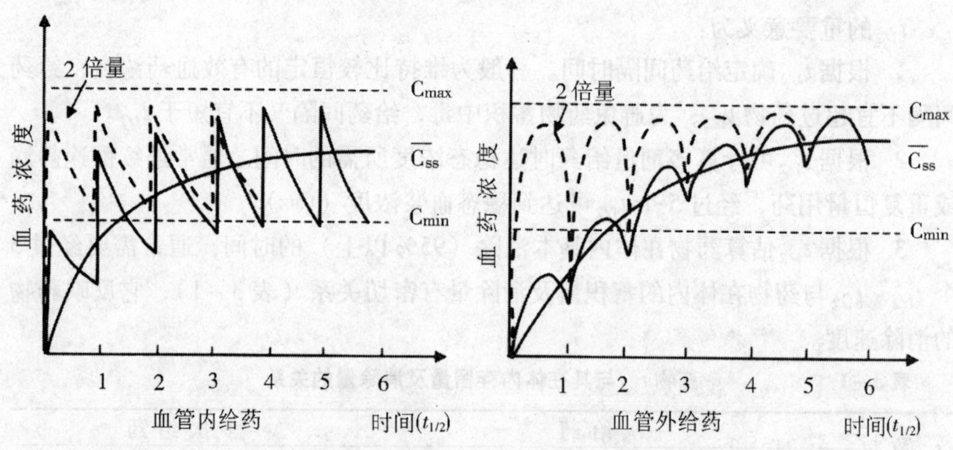

图3-7 不同给药方案多次用药的时量曲线

2. 除静滴外，多次给药血药浓度有波动，呈锯齿状曲线，由峰浓度与谷浓度交替组成，用 C_{max} 和 C_{min} 表示，平均值用 $\overline{C}ss$ 表示。坪值波动与单次剂量成正比，若每日总剂量不变，分次用药可减少坪值波动（图3-10）。如以连续静滴方式给药，则无 C_{max} 及 C_{min} 出现，可得一光滑稳态血药浓度曲线（图3-7）。

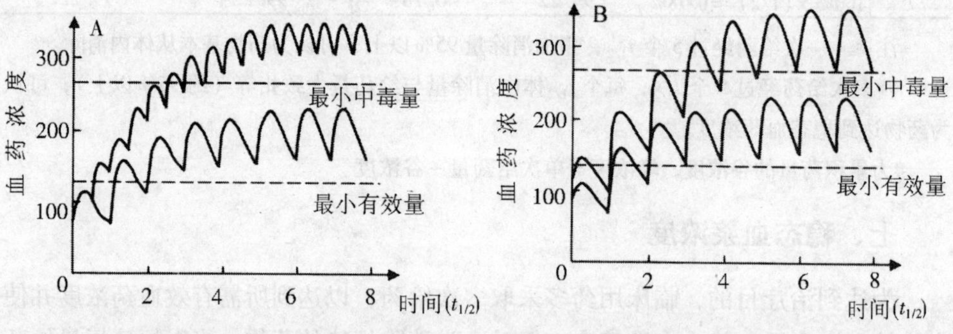

图3-8 缩短给药间隔后血药浓度改变　　图3-9 提高给药剂量后血药浓度改变

3. 坪值浓度的高低与每日用药总剂量成正比。血药浓度过高易产生毒性，过低又不产生疗效，可通过调整每日药物总量控制坪值高低（图3-10）。

4. 临床为使一些半衰期长的药物迅速产生药效，可在首次应用维持量的倍量（即负荷量），再按 $t_{1/2}$ 间隔给予维持量，则仅需一个半衰期即可达稳态血药浓度，在短期内产生明显药物效应（图3-7）。

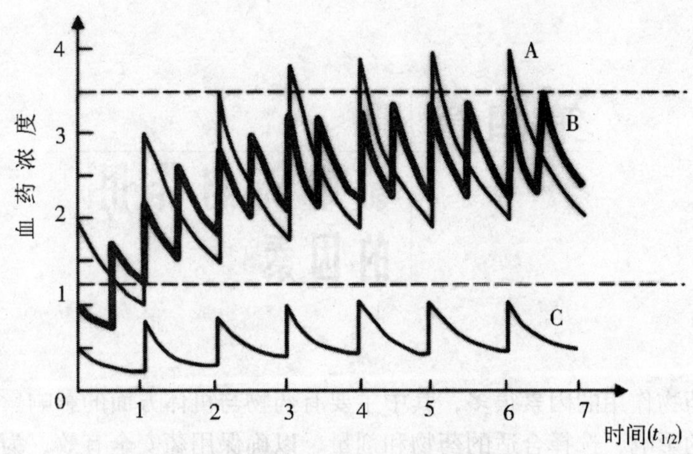

图3-10　剂量与用药次数对血药浓度的影响
等量不等间隔（A，B）；不等量等间隔（A，C）

小　结

药物代谢动力学，是研究机体对药物处理过程的科学，主要研究药物的体内过程，包括吸收、分布、生物转化和排泄，以及体内药物浓度随时间变化的规律。药物代谢动力学主要基本概念有：首过效应、时量曲线、生物利用度、零级动力学、一级动力学、一室模型、二室模型和表观分布容积。熟悉、掌握半衰期和稳态血药浓度的概念及重要意义，有益于指导临床合理用药。

思考题

1. 药物血浆蛋白结合率的高低和体液 pH 的改变对药物作用的影响有哪些？

2. 肝药酶诱导剂与肝药酶抑制剂主要有哪几种？对临床药物作用可能产生哪些影响？

3. 时量曲线、生物利用度、表观分布容积、零级动力学消除和一级动力学消除概念的含义是什么？

4. 半衰期的概念、公式及重要意义有哪些？

5. 稳态血药浓度的特点及意义有哪些？

第四章 影响药物作用的因素

影响药物作用的因素很多，其中主要有药物与机体方面的影响。研究各种因素对药物的影响，选择合适的药物和剂量，以确保用药安全有效，为临床合理用药提供理论依据。

第一节 药物方面的因素

一、药物剂型

为满足临床不同给药途径的需要，同种药物可制成不同剂型。常用剂型有片剂、胶囊剂、溶液剂、糖浆剂、颗粒剂、注射剂、气雾剂、栓剂等。不同剂型药物的生物利用度和吸收速率不同，从而影响药物作用的速度和强度。如不同剂型口服吸收速率不同，水溶液 > 散剂 > 片剂；注射剂为水溶液 > 混悬剂 > 油剂。同一厂家不同批号的某种药物，由于制造工艺不同，药物颗粒体积、晶型、充填剂的密度、赋型剂的差异等均可影响药物的崩解及溶解而影响生物利用度，由此血药浓度出现明显差异而影响疗效。

近年来随着制药工艺的发展，为临床用药提供了许多新的剂型。缓释剂选用无活性的基质或包衣阻止药物迅速溶出，使药物以一级速率缓慢释放，一次口服缓释剂可维持有效血药浓度一天。控释剂可控制药物按零级动力学恒速释放，稳定在有效血药浓度水平，保持较长期疗效。如镇痛药芬太尼透皮贴剂每日一贴，平喘药茶碱控释胶囊每日二次，宫内避孕剂每年放置一次。

二、给药途径

不同给药途径可因吸收分布方面产生的差异，影响药物的作用强度，甚至产生质的差异。如硫酸镁有导泻和利胆作用，口服不易吸收，而注射给药可产生降压、中枢抑制和抗惊厥作用。由于剂型不同，给药途径亦不同，不同给药途径的药物吸收速度不同，药物产生效应的速度通常是：静脉 > 吸入 > 肌注 > 皮下 > 直肠 > 口服 > 皮肤。为此，临床应按照病情、治疗需求和药物自身特点，选用合适的给药途径。常用给药途径及其特点见表 4 – 1。

表 4 – 1　常用给药途径、吸收部位及特点

给药途径		优　点	吸收部位	缺点与注意
消化道给药	口服（po）	简便易行、安全可靠、经济实用、适用范围广	胃肠道吸收面积大，易受首过消除因素影响	吸收慢、不规则，易受消化酶和胃肠内容物影响，不适用于危重、抽搐、呕吐或昏迷患者
	舌下	无首过效应，生物利用度高，快速生效	经口腔黏膜毛细血管迅速吸收	仅适用于少数小分子量、高脂溶性、溶解快、无异味、用量较小的药物
	直肠	无首过效应	经直肠黏膜吸收入血液循环	大分子药物、脂肪、蛋白质、多糖类不能吸收，给药不方便
注射给药	皮下（sc）	溶液吸收较快	皮下毛细血管吸收，均匀而持久	刺激性、油剂不宜应用，不宜注射大容量药液，易致疼痛、炎症、硬结
	肌内（im）	用量准确，疼痛较轻	肌肉组织神经纤维少，血管较丰富，吸收迅速	注射给药需严格消毒，用药不方便；刺激性较强药物可引起坏死，不宜应用
	静脉（iv）	用量准确，显效快，适用于急救昏迷病人；较大容量的液体宜静滴	直接注入血液，可立即生效	注射给药需严格消毒，用药不方便，技术性要求高，注射液必须无热原、无沉淀、透明澄清、等渗、不能引起溶血和凝血现象，危险性大，易产生不良反应
	动脉（iv）	用于肿瘤化疗的局部给药，减轻全身不良反应	直接随血液到达作用部位	操作复杂
	局部注射	用于不易透过血脑屏障的局麻药或消炎药	药物注入脊髓蛛网膜下腔、关节腔	注意药液剂量浓度，增加药液比重，防止注入血管引起意外
其他给药	吸入	迅速生效，作用短暂，产生局部作用或全身作用	气体或易挥发的液体药物，经呼吸道黏膜吸收	需特殊设备，对气雾剂颗粒大小有要求，对呼吸道有刺激性
	皮肤黏膜	发挥局部治疗作用	滴眼、滴耳、滴鼻、洗剂、搽剂、贴皮剂	吸收缓慢，仅限小分子量，脂溶性高的少数药物

三、药物相互作用

临床上联合用药的现象日趋普遍，多数可达增加疗效、减少不良反应或产生多目的治疗的作用。但不合理的多药联用，引起药物之间的相互影响和干扰，往往也是疗效降低、不良反应加重及药源性疾病的原因。两种或两种以上药物联合应用，若产生药理效应的增强，称为协同作用（synergism）；若使原有药理效应减弱甚至消失，称为拮抗作用（antagonism）。

为保证临床合理用药，必须重视药物间的相互作用。药物相互作用主要是药动学或药效学方面以及体外的相互作用。

（一）药动学方面

1. 吸收 四环素与含 Ca^{2+}、Mg^{2+}、Fe^{2+}、Al^{3+} 等金属离子的抗酸药合用，形成难溶性络合物，影响四环素的吸收而致药效下降。碱性药物苯妥英钠因能改变胃肠道的 pH 值，影响消化道黏膜的完整性，而干扰合用药物呋塞米的吸收。同样也可利用微量肾上腺素的收缩血管作用，减少合用局麻药物的吸收，延长麻醉作用时间，降低不良反应。

2. 分布 同时应用两种血浆蛋白结合率高的药物时，产生血浆蛋白结合位点的竞争置换，使游离型比例增大，药效增强。如口服降糖药甲苯磺丁脲，可与同服的水杨酸类竞争置换，引起低血糖反应。

3. 代谢 肝药酶的诱导剂苯巴比妥、苯妥英钠等与主要在肝脏代谢的药物合用时，因肝药酶活性增加，加速后者的代谢速率，使药效减弱。肝药酶的抑制剂氯霉素、异烟肼等，使在肝脏代谢的药物转化消除速率减慢，药效增强，甚至引起毒性反应。

4. 排泄 一些药物可通过对尿液 pH 的影响，改变另一药物在尿液中的解离度而影响其排泄。如用 $NaHCO_3$ 碱化尿液，可减少磺胺在肾小管形成结晶，加速其排泄。两种经肾小管主动分泌排泄的药物同服，二者竞争肾小管主动转运载体，延长作用时间。

（二）药效学方面

1. 受体水平的拮抗 阿托品具有阻断 M 受体作用，因此可拮抗有机磷酸酯类中毒引起的 M 样症状；由于氯丙嗪有 α 受体拮抗作用，所以由其引起的低血压不能用肾上腺素解救；β 受体阻断药普萘洛尔与肾上腺素合用可导致高血压危象等。

2. 生物合成的拮抗 抗菌药磺胺和甲氧苄啶可分别阻断敏感菌叶酸合成的

两个关键酶，而产生协同抗菌作用；红霉素与林可霉素同样作用于细菌核蛋白体50S 亚基，相互竞争其结合部位而产生拮抗作用，使药效降低。

3. 改变细胞内外环境 排钾利尿药呋塞米和氢氯噻嗪易引起低血钾，增加强心苷对心脏的毒性，诱发心律失常。

4. 相互影响药理作用 镇静催眠药与酒同服可加重中枢抑制作用；相反，苯巴比妥与浓茶或咖啡同饮则可减弱其中枢抑制作用；青霉素与氨基苷类抗生素合并应用时，由于青霉素干扰了细菌细胞壁的合成而有利于氨基苷类渗入菌体内，产生协同抗菌作用；抑制凝血因子合成的华法林和抗血小板聚集的阿司匹林合用可导致出血反应。

5. 体外理化作用 两种或两种以上的药物在体外混合时，相互作用而发生理化反应，由此改变药物性质、影响疗效或产生毒性作用，称为配伍禁忌（incompatibility)。多发生于液体制剂，尤其易发生在多种药物混合的静脉输液中。如青霉素加入氨基酸营养液中容易降解，产生导致变态反应的复合物，引起严重的临床后果。葡萄糖溶液中不能加入氨茶碱、氢化可的松等药物。肾上腺素和去甲肾上腺素在碱性溶液中易氧化失效。临床配伍用药时应注意参考《药物配伍禁忌表》，以保证用药安全。

第二节 机体方面的因素

一、年龄因素

与成年人相比，儿童及老年人生理特点不同，因此对药物的反应也不同。

(一) 小儿

各种生理功能及自身调节机制尚未充分发育，与成年人有很大差别，对药物的处理能力低而反应敏感性高，故应根据儿童生理特点谨慎用药。

1. 新生儿体液比重大 占体重比例的80%，水盐代谢率较快，对影响水盐代谢和酸碱平衡的药物敏感。

2. 血脑屏障发育不完善 中枢抑制药易通过小儿血脑屏障影响智力发育；对吗啡等药物也非常敏感，易引起呼吸抑制。

3. 肝肾功能尚未发育完全 小儿对药物清除率低，特别是新生儿肾功能只有成人的20%，应用庆大霉素时 $t_{1/2}$ 延长至18 小时，是成人的9 倍，易致蓄积中毒甚至耳聋；新生儿肝药酶缺乏，应用氯霉素时肝脏葡糖醛酸结合能力严重不足，可能导致灰婴综合征。

4. 血浆蛋白总量较少 小儿的血浆蛋白总量少，药物血浆蛋白结合率低，游离型药物比例大，尤其应用蛋白结合率高、安全范围小的药物时易受影响。

5. 骨骼牙齿易受药物影响 儿童正处于生长发育较快时期，同化激素影响长骨发育，抑制小儿生长；四环素可影响新生儿骨骼生长及幼儿牙齿发育。

（二）老人

老人生理功能逐渐衰退，对药物的处置能力下降。

1. 中枢神经功能减退 对中枢抑制药的反应增强，易致烦躁、兴奋、精神错乱。

2. 肝肾功能减退 对药物清除率下降，血浆 $t_{1/2}$ 不同程度的延长，如在肝灭活的地西泮可由常人的20～24小时延长4倍；自肾排泄的氨基糖苷类抗生素可延长2倍以上，因此，用药剂量应适当减少，老年人的用药剂量一般应为成人的1/2～3/4。

3. 对药物反应敏感性增加 心血管系统药物易致血压下降及心律失常；抗凝血药可引起持久的凝血障碍；非甾体抗炎药易致胃肠出血；抗胆碱药易致尿潴留等。

4. 体液减少而体脂增加 水溶性药物分布容积减小，而脂溶性药物分布容积增大；血浆蛋白减少，药物血浆蛋白结合率降低，游离型药物比例增加，易出现毒性反应，应适当调整剂量。

二、性别因素

性别对除性激素类以外的药物，敏感性差异并不显著。但一般女性体重轻于男性，脂肪与体重之比高于男性，而影响药物的分布。在女性特殊生理时期（如月经期、妊娠期、分娩期、哺乳期等）用药应特别注意。如妇女月经期，对剧泻药、刺激性或抗凝药敏感，可引起盆腔充血、月经过多等，应慎用或禁用。在妊娠期应禁用易引起早产、流产、可能会导致胎儿畸形的药物，如乙醇、华法林、性激素、抗肿瘤药等；还有一些药不宜用于妊娠期，如孕妇应用氨基糖苷类药物易导致胎儿先天性耳聋；抗甲状腺药引起新生儿甲状腺功能低下。除非必须，妊娠期不应随便使用药物。临产妇女和哺乳期妇女应禁用吗啡等药物，避免产生新生儿呼吸抑制。妇女长期应用内源性激素类药物，也可造成内分泌紊乱等毒副反应。

三、遗传因素

遗传因素对药动学的影响，表现在对药物体内转化的异常。如不同人群由于肝中乙酰化转移酶的差异，可分快乙酰化型和慢乙酰化型。中国人等亚洲黄种人多为快乙酰化型，欧美人及非洲人多为慢乙酰化型。在同样给予肝乙酰化代谢灭活的异烟肼等药物时，慢乙酰化型则因代谢灭活缓慢，易发生周围神经炎；快乙酰化型代谢灭活迅速，不易产生周围神经炎，但代谢产物乙酰肼可致肝损害，引起黄疸和转氨酶升高。

遗传因素对药效学的影响，是在不影响血药浓度的条件下，而使机体对药物的反应性异常。通常与遗传变异有关，与剂量无关，称为特异质反应。这些遗传异常只有在受到药物激发时才出现，不属于遗传性疾病。如葡萄糖-6-磷酸脱氢酶（G-6-PD）缺乏者，还原型辅酶Ⅱ生成减少，而氧化型谷胱甘肽蓄积，使细胞膜上的巯基失去保护，一旦红细胞接触磺胺、伯氨喹及阿司匹林等药物时，巯基被氧化产生变性血红蛋白或溶血性贫血。

四、心理因素

病人的精神状态与药物疗效关系密切，安慰剂（placebo）是仅有无药理活性的基质或溶液，并与相应药物具有同样外观的剂型。安慰剂主要对有心理因素参与控制的自主神经系统功能影响较大，如心率、血压、胃分泌、呕吐、性功能等。安慰剂对于头痛、高血压、神经官能症等能获得50%的疗效。在新药临床研究中，设立双盲法安慰剂对照组，可用以排除假阳性或不良反应。安慰剂效应主要由病人的心理因素引起，它来自病人对医生和药物的信赖，医生对病人的药物治疗和其他医疗活动都可能发挥安慰剂作用，不仅包括病人精神上的主观感觉，也包括生理上的客观指标。

五、病理因素

机体可因病理状态而改变对药物的敏感性并影响药效。如中枢抑制药巴比妥类中毒时，可耐受较大剂量的中枢兴奋药而不导致惊厥。胰岛功能完全丧失者应用磺酰脲类药物无降糖作用。有机磷酸酯类中毒时对阿托品的耐受量远远超过正常人，但应用解磷定使胆碱酯酶复活后，应迅速减少阿托品用量，以防过量中毒。病理状态也可引起药动学改变，如肝肾功能不良可使经肝转化及肾排泄的药物消除减慢、半衰期延长，必须适当降低剂量或延长给药间隔时间。肾病综合征病人，不但因肠黏膜水肿而减少药物吸收，也由于血浆白蛋白低下而影响药物分布，还使强效利尿药呋塞米因与肾小管白蛋白结合而导致作用于肾小管离子转运机制的利尿效应降低。

六、机体对药物反应性的变化

在连续用药一段时间后，机体对药物的反应性可能发生改变。

1. 耐受性（tolerance） 连续用药后机体对药物的反应性降低，必须增加剂量才能保持原有药效，这种现象称耐受性。有些药物在短期内反复应用数次，药效递减或消失，称为快速耐受性（tachyphylaxis）。如麻黄碱应用几天后扩张支气管作用明显下降，但停药一周又恢复疗效。

2. 高敏性（hypersenibility） 少数病人对药物反应非常敏感，等量药物可呈现与普通病人性质相似而强度更大的药理效应甚至毒性反应，称为高敏性。

3. 抗药性（ resistance） 指病原体或肿瘤细胞等对反复应用的化学治疗药物敏感性降低，称为抗药性，也称耐药性。如金黄色葡萄球菌对青霉素 G 产生的抗药性。

4. 依赖性（dependence） 指在长期应用某种药物后，机体对这种药物产生了生理性的或是精神性的依赖和需求。表现为强迫性觅药行为，目的是为了感受药物的精神效应或避免停药所引起的不适。

（1）精神依赖性：又称心理依赖性或习惯性。指用药后有愉快满足感，在精神上产生连续或周期性用药欲望。如果停用会发生主观不适感觉，需要再次用药才能消失。停药后无明显戒断症状，不致对机体形成危害。如长期服用镇静催眠药、中枢兴奋药或中枢抑制药、吸烟和饮酒等易产生精神依赖性。

（2）躯体依赖性：又称生理依赖性或成瘾性。指中枢神经系统产生的一种适应状态。某些具有麻醉作用的药物，如吗啡、可卡因、印度大麻等，用药时产生欣快感（euphoria），连续使用产生依赖性，也称成瘾性。这是中枢神经系统对长期使用麻醉药品所产生的一种适应状态，维持足量药物可保持正常状态，一旦突然停药可导致生理功能紊乱，出现一系列严重的异常反应，称为戒断症状。由于习惯性及成瘾性都有主客观连续用药需要，故统称依赖性。

七、生物节律的因素

时间药理学（chronopharmacology）又称时辰药理学，是研究药物与体内相互作用规律的时间节律科学。机体的生理、生化功能活动有着昼夜规律性变化，如人类体温节律是 17 ~ 19 时最高，黎明前 3 ~ 5 时最低；肾上腺皮质激素分泌高峰是早晨 8 时左右最高，而后逐渐下降，至午夜零时达最低值。临床常根据体内激素作用的昼夜节律性变化，设计最佳给药时间，以提高药效，减少不良反应。若将糖皮质激素的每日 3 次用药，改为每日早晨 8 时 1 次，对垂体促皮质激素释放的抑制作用最小，可降低因肾上腺皮质萎缩而引起的医源性肾上腺皮质功能减退症。

小 结

影响药物作用的因素主要有药物与机体两方面。药物方面的因素有：药物剂型、给药途径和药物相互作用；机体方面的因素有：年龄、性别、遗传因素、生理因素和疾病状态等对药物作用的影响；机体对药物的反应性和生物节律的因素也影响药物作用，如药物的耐受性、抗药性、高敏性和依赖性。

思 考 题

1. 药物相互作用和给药途径对药物作用的影响有哪些？
2. 机体因素如年龄、性别和疾病状态等对药物作用的影响有哪些？
3. 什么是药物的耐受性、抗药性、高敏性和依赖性？

第五章 传出神经系统药理概论

传出神经系统包括植物神经系统和运动神经系统，前者又称自主神经系统，可分为交感神经和副交感神经，主要支配心脏、平滑肌、腺体及眼等效应器，调节如心肌收缩、平滑肌兴奋、腺体分泌等生理活动；后者则支配骨骼肌，通常为随意活动。作用于传出神经系统药物的基本作用靶位主要在传出神经的递质和受体，通过影响递质的合成、贮存、释放、代谢等环节或直接与受体结合而产生药物效应。

第一节　传出神经系统递质与受体

植物神经系统从中枢发出后，都要在神经节更换神经元，才能到达效应器，因此有节前纤维与节后纤维之分。运动神经系统从中枢发出后，中间不更换神经元，直达骨骼肌。传出神经与次一级神经元或效应器细胞的连接处称为突触，由突触前膜、突触间隙、突触后膜组成。当神经冲动到达神经末梢时，通过神经末梢突触前膜释放递质，与突触后膜特异性受体结合，兴奋或抑制突触后细胞的功能，进行信息传递。

一、传出神经系统递质和分类

（一）传出神经系统的递质

传出神经系统的递质主要有乙酰胆碱和去甲肾上腺素。

1. 乙酰胆碱（acetylcholine，ACh）　ACh 的合成部位主要在胆碱能神经末梢，由胆碱和乙酰辅酶 A 在胆碱乙酰化酶的催化下合成 ACh。ACh 合成后进入囊泡，与囊泡内的 ATP 及蛋白结合，贮存于囊泡中（图 5－1）。

当神经冲动传到神经末梢时，突触前膜产生去极化，使钙通道开放，Ca^{2+}

内流促进囊泡膜与突触前膜融合，并形成裂孔将囊泡中所含递质 ACh 及 ATP 等排入突触间隙，即胞裂外排。释放后的 ACh 扩散到突触后膜与胆碱受体结合发挥生理作用，同时迅速被突触间隙的胆碱酯酶（AChE）水解成胆碱和乙酸而失活。部分水解产物胆碱又被神经末梢重新摄取，作为原料再次合成 ACh。

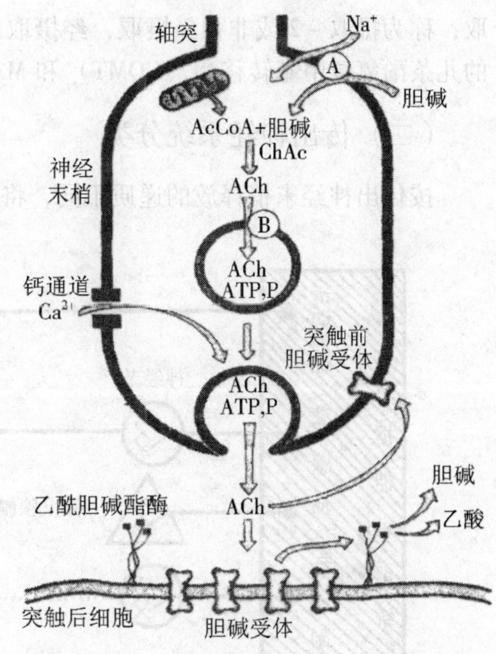

图 5－1　乙酰胆碱的合成与消除

2. 去甲肾上腺素（noradrenaline，NA）　NA 的合成在去甲肾上腺素能神经细胞体内和轴突中即开始进行，主要部位在神经末梢。原料来自血中的酪氨酸，在酪氨酸羟化酶的催化下生成多巴，再经多巴脱羧酶作用生成多巴胺，多巴胺进入囊泡，经多巴胺 β－羟化酶的催化生成 NA 并贮存于囊泡中（图 5－2）。以上 NA 合成过程也在肾上腺髓质嗜铬细胞中进行，在此还有苯乙胺－N－甲基转移酶催化 NA 转变为肾上腺素（adrenaline，AD）。

当神经冲动到达神经末梢时，突触前膜去极化，Ca^{2+} 内流，使囊泡与突触前膜融合，通过胞裂外排方式释放 NA。释放后的递质与突触后膜受体结合产生生理效应。其消除有两条途径：释放量 75%～95% 的 NA 被神经末梢内的囊泡主动再摄取贮存备用，称为摄取－1 或神经摄取，未进入囊泡的 NA 被胞质中线粒体单胺氧化酶（MAO）破坏；NA 还可被非神经组织如心肌、平滑肌、血管等摄

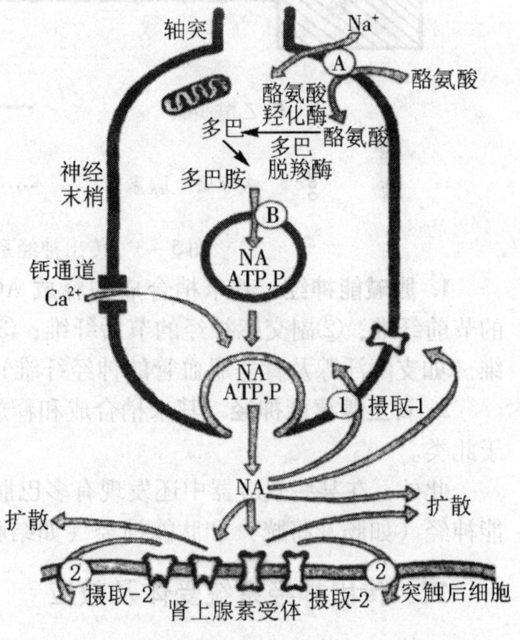

图 5－2　去甲肾上腺素的合成与消除

取，称为摄取 -2 或非神经摄取，经摄取 -2 到组织中的 NA 迅速被组织细胞内的儿茶酚氧位甲基转移酶（COMT）和 MAO 破坏。

（二）传出神经系统分类

按传出神经末梢释放的递质不同，将传出神经分为两大类（图 5-3）。

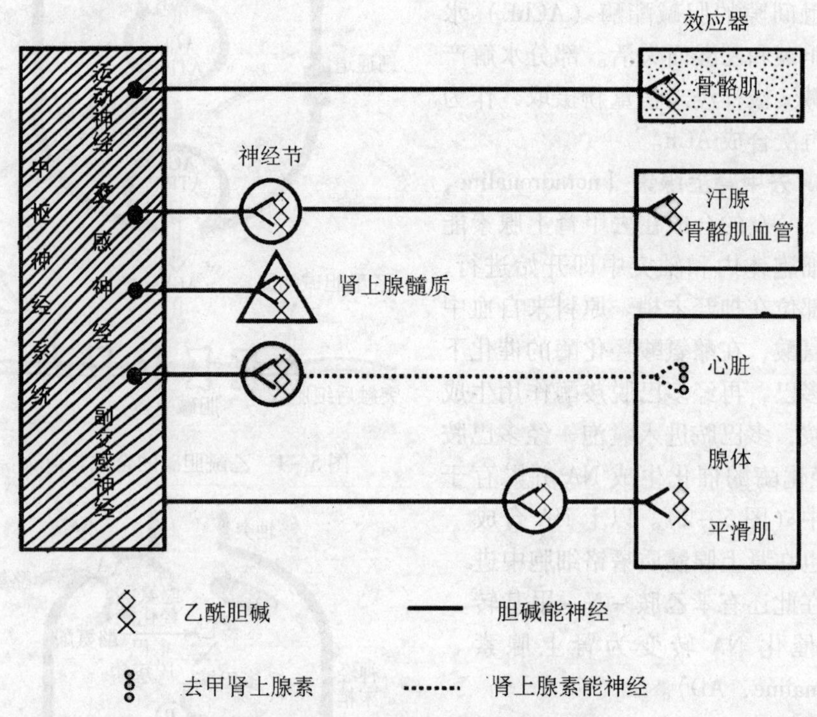

图 5-3　传出神经系统分类模式图

1. 胆碱能神经　其末梢合成和释放 ACh，包括：①交感神经和副交感神经的节前纤维；②副交感神经的节后纤维；③运动神经；④极少数交感神经节后纤维（如支配汗腺及骨骼肌血管的神经纤维）。

2. 肾上腺素能神经　其末梢合成和释放 NA，绝大多数交感神经节后纤维属于此类。

此外，在某些效应器中还发现有多巴胺能神经（如肾及肠系膜血管）；嘌呤能神经（如肠及膀胱）和肽能神经（如结肠）等。

二、传出神经系统受体及效应

传出神经系统的受体根据与之结合的递质而定，能选择性地与 ACh 结合的受体，称为胆碱受体；能选择性地与 NA 或肾上腺素结合的受体，称为肾上腺素受体。

（一）胆碱受体及效应

1. 毒蕈碱型胆碱受体 指除能选择性地与 ACh 结合外，对毒蕈碱也特别敏感的胆碱受体，也称 M 受体。主要分布于节后胆碱能神经所支配的效应器细胞膜上，如心脏、血管与支气管与胃肠平滑肌、瞳孔括约肌、腺体等处。兴奋时主要表现为心脏抑制、血管扩张、内脏平滑肌收缩、瞳孔缩小、腺体分泌等，称为 M 样作用。

2. 烟碱型胆碱受体 指除能选择性地与 ACh 结合外，对烟碱也特别敏感的胆碱受体，也称 N 受体，可进一步分为 N_1 受体与 N_2 受体两种亚型。N_1 受体主要分布于神经节，N_2 受体主要分布于骨骼肌细胞膜。N 受体兴奋主要表现为植物神经节兴奋、肾上腺髓质分泌、骨骼肌收缩等，称为 N 样作用。

（二）肾上腺素受体及效应

1. α 型肾上腺素受体 α 型肾上腺素受体简称 α 受体，又可分为 α_1 受体和 α_2 受体两种亚型。α_1 受体主要分布在皮肤黏膜血管、内脏血管、瞳孔开大肌及腺体等处。兴奋时主要表现为血管收缩、瞳孔扩大、汗腺分泌等。α_2 受体主要分布在突触前膜上，兴奋时负反馈调节去甲肾上腺素递质的释放。

2. β 型肾上腺素受体 β 型肾上腺素受体简称 β 受体，又可分为 β_1 受体、β_2 受体和 β_3 受体三种亚型。β_1 受体主要分布于心脏等处，β_2 受体主要分布于支气管和血管平滑肌等处，β_3 受体主要分布于脂肪组织。兴奋时表现为心脏兴奋、支气管与血管扩张、脂肪和糖原分解、血糖升高等。

机体的多数器官接受肾上腺素能神经和胆碱能神经的双重支配，而这两类神经兴奋时所产生的效应又往往相互拮抗。当两类神经同时兴奋时，则占优势的神经效应通常会显现出来。传出神经主要受体分布及效应见表 5-1。

表 5-1 传出神经主要受体分布及效应

效应器			肾上腺素能神经兴奋		胆碱能神经兴奋	
			受体	效应	受体	效应
心脏	心肌		β_1	收缩力加强*	M	收缩力减弱
	窦房结		β_1	心率加快	M	心率减慢*
	传导系统		β_1	传导加快	M	传导减慢*
平滑肌	血管	皮肤、黏膜	α	收缩*		
		腹腔内脏	$\alpha\beta_2$	收缩、舒张		
		骨骼肌	$\alpha\beta_2$	收缩、舒张	M	舒张（交感）
		冠状动脉	$\alpha\beta_2$	收缩、舒张		

（续表）

	效应器	肾上腺素能神经兴奋		胆碱能神经兴奋	
		受体	效应	受体	效应
平滑肌	支气管	β_2	舒张	M	收缩
	胃肠壁	$\alpha_2\beta_2$	舒张	M	收缩*
	胃肠括约肌	α_1	收缩	M	舒张
	膀胱逼尿肌	β_2	舒张	M	收缩*
	膀胱括约肌	α_1	收缩	M	舒张
	胆囊、胆道	β_2	舒张	M	收缩*
	瞳孔括约肌			M	收缩*
	瞳孔开大肌	α_1	收缩（扩瞳）		
外分泌腺	汗腺	α	手心、脚心分泌	M	全身分泌（交感）*
	唾液腺	α、β	分泌	M	分泌*
	胃肠道			M	分泌
	呼吸道	α_1、β_2	分泌减少、分泌增加	M	分泌
代谢	脂肪分解	β_3	增加		
	肝糖原分解	β_2	增加		
	肌糖原分解	β_2	增加		
	神经节			N_1	兴奋
	肾上腺髓质			N_1	分泌（交感）
	骨骼肌	β_2	收缩	N_2	收缩（运动）

*表示占优势

第二节 传出神经系统药物作用方式与分类

作用于传出神经系统的药物，通过直接作用于受体，影响递质的合成、贮存、释放、分解与摄取而发挥作用。

一、传出神经系统药物的基本作用方式

（一）直接作用于受体

许多传出神经系统药物可直接与胆碱受体或肾上腺素受体结合，结合后激动受体产生与递质相似的作用者，称为受体激动药或兴奋药；结合后不激动受体，反而妨碍递质或激动药与受体结合者，称为受体拮抗药或阻断药。拮抗药的生理效应有赖于激动药的存在，在没有激动药存在时，拮抗药的作用无从发挥。

（二）影响递质

1. 影响递质的释放　某些药物可促进递质的释放而发挥效应，如麻黄碱、间羟胺可促进 NA 的释放，氨甲酰胆碱促进 ACh 的释放，同时也有直接激动受体的作用。有些药物如可乐定、碳酸锂可抑制外周和中枢去甲肾上腺素递质释放而产生效应。

2. 影响递质的合成、贮存与摄取　某些药物可影响递质的合成、贮存和再摄取而产生效应。如左旋多巴促进中枢神经递质多巴胺的生物合成；利血平抑制肾上腺素能神经末梢囊泡对 NA 的再摄取，使囊泡内递质耗竭而发挥拮抗肾上腺素能神经的作用。

3. 影响递质的消除　影响神经递质消除的药物，如抗胆碱酯酶药可抑制胆碱酯酶，干扰体内 ACh 代谢，使体内 ACh 堆积而产生拟胆碱作用。

二、传出神经系统药物分类

传出神经系统药物按其作用性质及对受体的选择性不同，可分为四大类（表 5－2）。

表 5－2　　常用传出神经系统药物分类

拟似药	拮抗药
拟胆碱药	抗胆碱药
1. 胆碱受体激动药	1. M 受体阻断药（阿托品）
M、N 受体激动药（氨甲酰胆碱）	2. N 受体阻断药
M 受体激动药（毛果芸香碱）	N_1 受体阻断药（美加明）
N 受体激动药（烟碱）	N_2 受体阻断药（筒箭毒碱）
2. 胆碱酯酶抑制药（新斯的明）	3. 胆碱酯酶复活药（氯解磷定）
拟肾上腺素药	抗肾上腺素药
1. α 受体激动药（去甲肾上腺素）	1. α 受体阻断药（酚妥拉明）
2. α、β 受体激动药（肾上腺素）	α_1 受体阻断药（哌唑嗪）
3. β 受体激动药（异丙肾上腺素）	2. β 受体阻断药（普萘洛尔）
β_1 受体激动药（多巴酚丁胺）	β_1 受体阻断药（阿替洛尔）
β_2 受体激动药（沙丁胺醇）	3. α、β 受体阻断药（拉贝洛尔）

小　结

传出神经系统包括植物神经系统和运动神经系统。植物神经系统可分为交感神经和副交感神经，主要支配心脏、平滑肌、腺体及眼等效应器，调节心肌收缩、平滑肌兴奋、腺体分泌等生理活动；运动神经系统主要支配骨骼肌。传出神经根据其末梢释放的递质ACh和NA分为胆碱能神经和肾上腺素能神经，并根据与之结合的不同递质分为胆碱受体和肾上腺素受体。当递质与相应受体结合后，分别产生M样和N样作用、α型和β型作用。作用于传出神经系统的药物，通过直接激动与阻断受体或间接影响递质的合成、贮存、释放与摄取等而发挥作用。按其作用性质及对受体的选择性不同，可分为四大类：拟胆碱药、抗胆碱药、拟肾上腺素药和抗肾上腺素药。

思考题

1. 简述肾上腺素受体和胆碱受体的分类、分布。
2. 胆碱能神经和肾上腺素能神经的不同受体激动后的效应有哪些?
3. 举例说明传出神经系统药物的作用方式。
4. 简述拟胆碱药和抗胆碱药的分类，各举一例。
5. 简述拟肾上腺素药和抗肾上腺素药的分类，各举一例。

第六章 拟胆碱药和作用于胆碱酯酶药

拟胆碱药是一类作用与胆碱能神经递质 ACh 相似的药物，又称胆碱受体激动药。按其作用原理可分为 M、N 胆碱受体激动药和 M 胆碱受体激动药。作用于胆碱酯酶药包括：可逆性、难逆性胆碱酯酶抑制药和胆碱酯酶复活药。

第一节 拟胆碱药

本类药物根据其化学结构不同，可分为两类，即 M、N 胆碱受体激动药和 M 胆碱受体激动药。前者对 M、N 受体均有兴奋作用，如乙酰胆碱、醋甲胆碱、卡巴胆碱、氯贝胆碱；后者主要激动 M 受体，如毛果芸香碱。

一、M、N 胆碱受体激动药

乙酰胆碱（acetylcholine，ACh）

乙酰胆碱为胆碱能神经递质，作用于各类胆碱受体。其性质不稳定，极易被体内胆碱酯酶水解，且作用广而选择性低，无临床实用价值，主要用于实验研究。

【药理作用】 ACh 直接激动胆碱能神经的 M、N 胆碱受体，产生对心脏、腺体、平滑肌和眼等部位的 M 样作用，对神经节和骨骼肌的 N 样作用。

1. M 样作用 激动胆碱能神经 M 受体，产生胆碱能神经节后纤维兴奋作用。如心率减慢、心肌收缩力减弱、血管扩张、血压下降；支气管、胃肠道、泌尿道平滑肌明显兴奋，收缩幅度、张力和蠕动增加；汗腺、唾液腺等腺体分泌增加；局部滴眼时，可致瞳孔括约肌、睫状肌收缩和调节麻痹。

2. N 样作用 产生兴奋胆碱能神经的全部自主神经节和运动神经的作用。

激动神经节 N_1 受体，包括交感、副交感神经系统和肾上腺髓质的 N_1 受体。由于传出神经的效应器多数同时受交感和副交感神经双重支配，因此 N_1 受体兴奋产生的生理作用比较复杂。表现有心肌收缩力加强，小血管收缩，血压上升，腺体分泌增加，胃肠道、泌尿道平滑肌明显收缩等，最终结果取决于组织中何种受体占优势。剂量过大的ACh可使神经节由兴奋转入抑制。ACh也激动胆碱能神经运动终板N_2受体，引起骨骼肌收缩。

本类药物因选择性低、毒性大，目前临床较少使用。目前主要用于局部滴眼治疗青光眼的有卡巴胆碱（carbachol），虽作用时间较长，但选择性差、副作用较多。氯贝胆碱（bethanechol chloride），可用于术后腹胀、胃张力缺乏症及胃滞留症等，也可用于手术后尿潴留及口腔黏膜干燥症的治疗。

二、M胆碱受体激动药

毛果芸香碱（pilocarpine，匹鲁卡品）

毛果芸香碱是从毛果芸香属植物叶中提取的生物碱，为叔胺类化合物，其水溶液稳定，现临床所用为人工合成品。

【药理作用】能直接激动M受体，产生M样作用，尤其对眼和腺体的作用最明显。

1. 眼　对眼可产生缩瞳、降低眼内压和调节痉挛作用。

（1）缩瞳：兴奋瞳孔括约肌上M受体，使瞳孔括约肌收缩，瞳孔缩小（图6-1）。

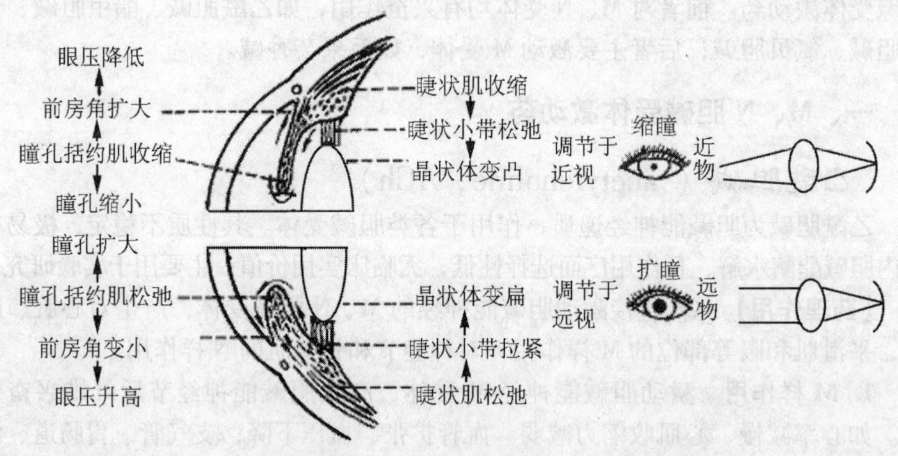

图6-1　拟胆碱药（上）和抗胆碱药（下）对眼的作用

（2）降低眼内压：眼内压是指眼内房水对眼球壁的压力。房水由睫状体上皮细胞分泌生成，经瞳孔、前房、前房角间隙由滤帘流入巩膜静脉窦而进入血液循环。房水具有营养角膜、晶状体及维持一定的眼内压的功能。房水回流障碍可使眼内压增高。毛果芸香碱兴奋M受体，使虹膜向中心拉紧，虹膜根部变薄，前房角间隙扩大，房水回流量增加，从而使眼内压降低。

(3) 调节痉挛：兴奋睫状肌上 M 受体，使睫状肌向瞳孔中心方向收缩，从而使悬韧带（睫状小带）松弛，晶状体因本身弹性而变凸，屈光度增加，远距离物体不能成像于视网膜上。这种视近物清楚、看远物模糊的作用，称为调节痉挛。

2. 腺体　毛果芸香碱吸收后，激动腺体 M 受体，使汗腺、唾液腺分泌明显增加，泪腺、胃腺、胰腺和呼吸道黏膜分泌也增加。

3. 平滑肌　激动平滑肌 M 受体，可使消化道平滑肌、支气管平滑肌、子宫、膀胱等平滑肌兴奋性增加，大剂量可致平滑肌痉挛。

【临床应用】

1. 青光眼　青光眼以进行性视神经乳头凹陷及视力减退为主要特征，并伴有眼内压增高症状，严重可致失明。毛果芸香碱通过缩瞳作用使前房角间隙扩大，房水回流通畅，使眼内压降低，可治疗由于前房角狭窄、房水回流障碍而致眼内压升高的闭角型青光眼；也可通过睫状肌收缩与牵拉，使小梁网结构发生改变，间隙扩大，房水流出增加而使眼内压降低，适用于因小梁网内皮细胞变性、脱落或增生，小梁网狭窄闭塞引起眼内压升高的开角型青光眼。

2. 虹膜炎　与扩瞳药交替使用，可防止虹膜与晶状体粘连。

【不良反应】大量吸收可致 M 受体过度兴奋症状，可用阿托品对症处理。滴眼时应压迫内眦，避免药液经鼻泪管流入鼻腔而吸收中毒。

第二节　作用于胆碱酯酶药

作用于胆碱酯酶药包括胆碱酯酶抑制药（也称抗胆碱酯酶药）和胆碱酯酶复活药。胆碱酯酶抑制药与胆碱酯酶的亲和力比 ACh 大，结合物不易分解，从而使酶失去水解 ACh 的功能。根据其与酶结合后再解离的难易，分为可逆性胆碱酯酶抑制药和难逆性胆碱酯酶抑制药两类。因难逆性胆碱酯酶抑制药有机磷酸酯类与中毒解救药密切相关，所以胆碱酯酶复活药也将在本章介绍。

一、可逆性胆碱酯酶抑制药

新斯的明（neostigmine）

新斯的明为人工合成品。

【体内过程】为季铵类化合物，脂溶性低，口服吸收少而不规则，故口服剂量明显大于注射剂量。因不易透过血脑屏障和角膜，故对眼和中枢作用较弱。

【药理作用】新斯的明抑制胆碱酯酶，是由于其与胆碱酯酶形成的复合物水解速度慢，导致酶长时间失活，使 ACh 大量积聚而产生完全拟胆碱作用；此外尚能直接激动骨骼肌运动终板上的 N_2 受体，促进运动神经末梢释放 ACh，加强骨骼肌收缩作用。其作用特点为对腺体、眼、心血管及支气管平滑肌作用弱，对胃肠平滑肌作用较强，对骨骼肌兴奋作用最强。

【临床应用】

1. 重症肌无力 为一种体内产生抗 N 胆碱抗体，导致神经肌肉接头胆碱受体损害，骨骼肌呈进行性收缩无力的自身免疫性疾病。临床主要表现为咀嚼吞咽困难，眼睑下垂，四肢无力，严重者可出现呼吸困难。一般口服给药，严重者皮下或肌内注射给药，可迅速改善症状。

2. 术后腹胀和尿潴留 增加肠蠕动及平滑肌张力，促进排气和排尿。

3. 阵发性室上性心动过速 新斯的明抑制胆碱酯酶，使心脏部位 ACh 积聚，激动 M 胆碱受体，使心率减慢。

4. 肌松药中毒的解救 用于非去极化型肌松药（如筒箭毒碱）过量中毒的解救，但禁用于琥珀胆碱中毒的解救。

【不良反应】 治疗量副作用较少，过量可致"胆碱能神经过度兴奋症状"，表现为 M 和 N 样效应，其 M 样效应可用阿托品对抗。本品禁用于机械性肠梗阻、尿路梗阻和支气管哮喘。

毒扁豆碱（physostigmine，依色林）

毒扁豆碱是从西非毒扁豆种子中提取的生物碱，现已人工合成。作用与新斯的明相似，滴眼容易透过角膜进入前房，引起缩瞳和降低眼内压，用于治疗青光眼，其疗效较毛果芸香碱强大而持久；因易通过血脑屏障，可用作中药麻醉的催醒剂；亦可用作阿托品等抗胆碱药中毒的解救。本品吸收后的外周作用与新斯的明相似，中毒后全身毒性反应较新斯的明严重，大剂量中毒时可致呼吸麻痹。

依酚氯铵（edrophonium chloride）

依酚氯铵抗胆碱酯酶作用较弱，但对骨骼肌仍有较强作用。本品显效快，用药后症状立即改善；维持时间短，5～15 分钟后作用消失；不宜作为治疗用药，常用于重症肌无力的诊断。

除上述药物外，还有其他可逆性抗胆碱酯酶药吡斯的明等（表 6－1）。

表 6－1　其他可逆性抗胆碱酯酶药

药　物	作用及应用	不良反应
吡斯的明	与新斯的明相似，但作用较弱，用于重症肌无力、术后腹胀和尿潴留	较少引起胆碱能神经过度兴奋症状
安贝氯铵	比新斯的明作用强大而持久，主要用于重症肌无力	与新斯的明相似
加兰他敏	作用比新斯的明短暂，用于治疗重症肌无力、脊髓灰质炎后遗症	超量可有流涎、心动过缓、头晕、腹痛等
他克林	为一新型中枢胆碱酯酶抑制剂，用于轻、中度阿尔茨海默病患者，对其认知、记忆功能有改善作用	常见轻度胃肠道反应，可出现血清氨基转移酶升高，宜定期查肝功能
石杉碱甲	为一强效抗胆碱酯酶药，可用于重症肌无力及良性记忆障碍	可有头晕、乏力、胃肠不适等

二、难逆性胆碱酯酶抑制药

有机磷酸酯类包括乐果、敌百虫、敌敌畏、马拉硫磷（4049）、内吸磷（1059）和对硫磷（1605）等农业和环境杀虫剂，还有毒力极大的化学神经毒剂如沙林、梭曼等。本类药物临床治疗价值不大，主要为毒理学意义。它可经呼吸道、消化道、皮肤黏膜吸收进入体内，以肝脏含量最高，分布全身而产生强烈毒性。

【中毒机制】有机磷酸酯类进入体内，可与体内胆碱酯酶以共价键牢固结合，生成有机磷与胆碱酯酶复合物，进而生成难以水解的磷酰化胆碱酯酶，使胆碱酯酶失活，造成体内 ACh 大量聚集而产生 M 样、N 样症状及中枢神经系统症状（表 6－2）。若不及时抢救，中毒时间过久，磷酰化胆碱酯酶的磷酰化基团上的一个烷氧基可能断裂，生成更为稳定的单烷氧基磷酰化胆碱酯酶，此过程称为酶的“老化”。此时即使用胆碱酯酶复活剂，也难以恢复酶的活性，必须等待新生的胆碱酯酶出现，才可水解堆积的 ACh。

【中毒表现】有机磷酸酯类轻度中毒表现为 M 样症状，中度中毒则表现为 M 样和 N 样症状，重度中毒除 M 样、N 样症状外，还出现中枢神经系统症状。其作用及中毒表现见表 6－2。

【解救原则】

1. 消除毒物，阻止吸收　应立即将患者移出现场，如系皮肤吸收，则立即用清水或肥皂水清洗皮肤，以消除毒物；如系口服吸收，应立即采取洗胃（2%碳酸氢钠溶液）、导泻（硫酸镁）、利尿（利尿药）等措施增加药物排出。但敌百虫中毒不宜用碱性溶液清洗皮肤或洗胃，因其在碱性溶液中易变成毒性更大的敌敌畏。对硫磷、内吸磷、马拉硫磷和乐果中毒不可用高锰酸钾溶液洗胃，因氧化后其毒性增加。

表 6-2 有机磷酸酯类作用及中毒表现

	作用	中毒症状
M样作用	兴奋平滑肌	呼吸道：支气管痉挛、腺体分泌、呼吸困难、肺水肿 胃肠道：恶心、呕吐、腹痛、腹泻、大便失禁 膀胱：小便失禁
	瞳孔括约肌收缩	瞳孔缩小
	睫状肌收缩	视力模糊（近视）、眼痛
	腺体分泌增加	流涎、口吐白沫、出汗、支气管分泌增加
	心脏抑制、血管扩张	心率减慢、血压下降
N样作用	兴奋骨骼肌 N_2 受体	肌肉震颤、抽搐，严重者肌无力，甚至麻痹
	兴奋神经节 N_1 受体	心动过速，血压升高（后期下降）
中枢神经系统		先兴奋后抑制，躁动不安、失眠、谵妄、惊厥、昏迷、呼吸抑制、循环衰竭

2. 使用解毒药物

（1）M 受体阻断药：阿托品、山莨菪碱、东莨菪碱等 M 受体阻断药均可用于解救有机磷酸酯类中毒，其中以阿托品最常用，必须及早、足量、反复使用，以达“阿托品化”，即瞳孔较前散大、颜面潮红、皮肤干燥、肺部湿性啰音显著减少或消失、意识障碍减轻或昏迷患者开始苏醒等。本类药物通过竞争性阻断 M 受体，解除有机磷酸酯类中毒的 M 样症状，还能透过血脑屏障进入脑内，兴奋呼吸中枢，消除部分中枢神经系统症状，缓解危机，使昏迷病人苏醒。但对 N_2 受体无阻断作用，故必须合用胆碱酯酶复活剂。

（2）胆碱酯酶复活剂：是一类能使已被有机磷酸酯类抑制的胆碱酯酶恢复活性的药物。它不但能解除 M 样中毒症状，也可消除 N 样中毒症状和中枢神经系统症状，而且可显著缩短一般中毒病程，常用药物有氯解磷定和碘解磷定。

三、胆碱酯酶复活剂

本类药物含有肟基结构，能与失活的磷酰化胆碱酯酶以共价键结合，将有机磷酸酯类从磷酰化胆碱酯酶复合物中游离出来，使胆碱酯酶恢复活性；还能直接与体内游离的有机磷酸酯类结合成无毒的磷酰化解磷定，从肾脏排出，从而阻止游离的有机磷酸酯类进一步与胆碱酯酶结合。但对中毒时间过久，肟类能结合部位的化学结构已发生“老化”的磷酰化胆碱酯酶，胆碱酯酶复活剂难以使其恢复活性，故应及早用药。

氯解磷定（pralidoxime chloride，PAM－Cl）

本品口服吸收缓慢，肌内注射和静脉注射可迅速达高峰浓度。本品溶液稳定，溶解度大，无刺激性，使用方便，不良反应较小，临床较为常用。

碘解磷定（pralidoxime iodide，PAM－I）

本品对不同有机磷酸酯类中毒疗效存在差异，如对内吸磷、马拉硫磷、对硫磷中毒疗效较好，对敌百虫、敌敌畏中毒疗效较差，而对乐果中毒则无效。一般治疗量时，不良反应少。但如剂量超过2g或静注速度过快（每分钟超过500mg）时，可产生轻度乏力、视力模糊、复视、眩晕、头痛、恶心、呕吐和心率加快等症状。

小 结

拟胆碱药是一类与乙酰胆碱递质作用相似的药物。按其作用原理，可分为M、N胆碱受体激动药和M胆碱受体激动药。M受体激动药毛果芸香碱主要用于青光眼和虹膜炎。作用于胆碱酯酶药包括：胆碱酯酶抑制药和胆碱酯酶复活药。根据药物与胆碱酯酶结合后水解速度的快慢，分为可逆性和难逆性胆碱酯酶抑制药两类。可逆性胆碱酯酶抑制药新斯的明等主要用于重症肌无力的治疗，而难逆性胆碱酯酶抑制药主要为有机磷酸酯类，具有毒理学意义。胆碱酯酶复活药，对有机磷酸酯类中毒有特效解毒作用。

思 考 题

1. 毛果芸香碱的药理作用及降低眼内压的作用机制是什么？
2. 比较毛果芸香碱和毒扁豆碱的作用异同点。
3. 新斯的明为什么对骨骼肌兴奋作用最强？
4. 有机磷酸酯类的中毒机制及解救措施是什么？

第七章 抗胆碱药

抗胆碱药也称胆碱受体阻断药，是一类通过阻断胆碱受体而发挥作用的药物。按其选择性不同，可分为M胆碱受体阻断药和N胆碱受体阻断药。N胆碱受体阻断药又分为N_1胆碱受体阻断药和N_2胆碱受体阻断药。其中N_1胆碱受体阻断药亦称神经节阻断药，如美加明、咪噻吩等，曾用于高血压的治疗，但因降压作用过于剧烈，且不良反应较多，临床现已少用。

第一节 M胆碱受体阻断药

M胆碱受体阻断药通过阻断节后胆碱能神经支配效应器上的M胆碱受体，产生抗M样作用。本类药物在临床应用广泛，常用药物有阿托品、东莨菪碱、山莨菪碱以及相应的人工合成代用品等。

一、阿托品类生物碱

阿托品（atropine）

阿托品系从茄科植物颠茄、曼陀罗或莨菪中提取的生物碱，与M受体有较高亲和力，不产生激动效应，却能阻断ACh或拟胆碱药与M受体的结合，拮抗ACh或拟胆碱药的M样作用，是选择性M受体阻断剂，但对不同M受体亚型的选择性较低。阿托品药理作用广泛，不同器官对其敏感性不同。唾液腺、支气管腺等腺体组织最敏感，内脏平滑肌次之，胃壁细胞较低。

【体内过程】口服迅速吸收，分布于全身，可透过血脑屏障和胎盘屏障，亦可经乳汁分泌，$t_{1/2}$为2～4小时。12小时内约60%从肾脏以原形排出，少数经肝代谢。此药经房水循环排出较慢，其对眼的作用可维持数天至一周。

【药理作用】

1. 平滑肌 能松弛内脏平滑肌，尤其对处于过度活动或痉挛状态的内脏平滑肌松弛作用更明显。对不同器官的平滑肌解痉作用强度不同，对胃肠平滑肌痉挛的解痉作用最强，对膀胱逼尿肌痉挛引起的膀胱刺激症状（如尿频、尿急等）疗效次之，对胆管、输尿管、支气管解痉作用较弱，对子宫平滑肌影响较小。

2. 腺体　可抑制腺体分泌，对汗腺和唾液腺作用最强，也可使泪腺和呼吸道分泌减少，较大剂量减少胃液分泌，降低黏蛋白的分泌浓度。

3. 眼　阿托品对眼的作用与毛果芸香碱相反，可阻断M受体，使瞳孔括约肌和睫状肌松弛，出现扩瞳、眼内压升高和调节麻痹作用。上述作用在局部和全身用药时均可出现，应引起重视。

（1）扩瞳：可阻断瞳孔括约肌上的M受体，使括约肌松弛，瞳孔扩大。

（2）升高眼内压：由于瞳孔扩大，虹膜退向外缘，压迫前房角，使前房角间隙变窄，阻碍房水回流巩膜静脉窦，造成眼内压升高。

（3）调节麻痹：阻断睫状肌M受体，睫状肌松弛而退向外缘，而使悬韧带拉紧，晶状体变为扁平，其屈光度降低，不能将近物清晰地成像于视网膜上，造成看近物模糊不清，即为调节麻痹。

4. 心血管系统　治疗剂量的阿托品能兴奋迷走神经中枢，使部分病人的心率轻度短暂减慢。而较大剂量（1~2mg）的阿托品可阻断心脏M受体，解除迷走神经对心脏的抑制作用，使心率加快，传导加速。对心率加快的程度与迷走神经张力有关，在迷走神经张力较高的青壮年作用最明显。

治疗量阿托品对血管与血压无显著影响。大剂量可扩张血管，增加组织有效灌注，改善微循环，特别是对处于痉挛状态的微血管有明显的解痉作用。阿托品扩血管作用机制未明。

5. 其他　阿托品能迅速解救有机磷酸酯类中毒时M样症状及M受体激动药中毒。此外，阿托品还能透过血脑屏障，较大剂量（1~2mg）时兴奋延髓和大脑，表现为焦躁不安、精神亢奋、谵妄、呼吸兴奋。中毒剂量（10mg以上）产生幻觉、定向障碍、共济失调、抽搐或惊厥，严重中毒时可由兴奋转为抑制，延髓麻痹而死亡。

【临床应用】

1. 缓解各种内脏绞痛　对胃肠绞痛疗效好，对尿频尿急和遗尿症疗效次之，对胆绞痛及肾绞痛疗效较弱，常与镇痛药哌替啶合用以提高疗效。

2. 抑制腺体分泌　全身麻醉前给药，以减少呼吸道分泌物，保持呼吸道畅通及防止吸入性肺炎。此外还可治疗严重盗汗及流涎症。治疗量阿托品对胃酸分泌影响较小，但因其对胃肠道平滑肌的解痉作用较强，故可作为溃疡病的辅助用药。

3. 眼科应用

（1）虹膜睫状体炎：常与缩瞳药毛果芸香碱交替用于虹膜睫状体炎，以防止虹膜与晶状体粘连。同时使瞳孔括约肌和睫状肌松弛，得到充分休息，有益于缓解疼痛和充血水肿，促使炎症消退。

（2）验光、检查眼底：阿托品使睫状肌松弛，有利于准确测定晶状体屈光度。阿托品作用维持时间长，视力恢复较慢，现已少用。但儿童睫状肌调节功能较强，验光时仍用阿托品，能充分发挥调节麻痹作用。检查眼底目前已被作用时间较短的后马托品等取代。

4. 抗心律失常 对抗迷走神经过度兴奋所致的窦性心动过缓、房室传导阻滞等缓慢型心律失常。

5. 抗休克 大剂量阿托品有扩张血管、改善微循环、缓解休克症状的作用，用于严重感染，如暴发型流行性脑脊髓膜炎、中毒性菌痢、中毒性肺炎等所致的中毒性休克，也可用于出血性休克。

6. 解救有机磷酸酯类中毒 大剂量阿托品早期、足量、反复使用，可解除有机磷酸酯类中毒的 M 样症状。中度和重度中毒者必须合用胆碱酯酶复活剂，随着胆碱酯酶活力的逐渐恢复，要注意调整阿托品的剂量。

【不良反应】治疗量时常见口干、便秘、视力模糊、瞳孔扩大、心率加快及面色潮红等副作用。随着剂量增大，其不良反应可逐渐加重，甚至出现明显中枢中毒症状。

青光眼、幽门梗阻、前列腺肥大、心动过速患者禁用，老年人慎用。

山莨菪碱（anisodamine，654－2）

山莨菪碱是从茄科植物唐古特莨菪中分离出的一种生物碱，常用的人工合成消旋品称654－2。

具有与阿托品类似的药理作用，解除平滑肌痉挛，降低血液黏度，抑制血小板聚集，有较强的改善微循环作用。抑制唾液分泌和扩瞳作用仅为阿托品的1/20～1/10。因不易进入中枢，故中枢兴奋作用很弱；局部滴眼也不易通过角膜。主要用于治疗感染中毒性休克和内脏绞痛。不良反应和禁忌证与阿托品相似，但其毒性较低。

东莨菪碱（scopolamine）

本品是一种茄科生物碱，作用同阿托品相似，抑制腺体分泌作用较强，对心血管和内脏平滑肌作用较弱。本品易通过血脑屏障，对中枢神经系统抑制作用强，持续时间长。治疗量时即可引起中枢抑制，表现为镇静、催眠作用，还可产生防晕止吐作用。

临床用于麻醉前给药、晕动病、帕金森病。本药为中药麻醉药洋金花的主要成分，可代替洋金花用于麻醉；也可用于有机磷酸酯类农药中毒的解救。

樟柳碱（anisodine）

本品系从茄科植物山莨菪中提取的一种生物碱。主要用于治疗血管性头痛、视网膜血管痉挛、震颤麻痹、支气管哮喘、晕动病、有机磷农药中毒等。

二、阿托品的合成代用品

阿托品选择性差，作用广泛，副作用多，扩瞳后视力恢复较慢。为克服这些缺点，通过改变其化学结构，人工合成了一些副作用较少的代用品。

1. 合成扩瞳药　目前用于临床的有后马托品（homatropine）、托吡卡胺（tropicamide）、环喷托酯（tyclopentolate）、尤卡托品（eucatropine）等。和阿托品相比，本类药扩瞳和调节麻痹作用较阿托品快而明显，作用短暂，适用于一般眼底检查。但调节麻痹作用较阿托品弱，对儿童尤为明显，故儿童验光仍需用阿托品。

2. 合成解痉药

（1）溴丙胺太林（propantheline bromide，普鲁苯辛）：为季胺类解痉药。治疗量对胃肠平滑肌解痉作用较强，同时明显减少胃液分泌，适用于治疗胃、十二指肠溃疡和胃肠痉挛。同类药物还有奥芬溴铵（oxyphenonium bromide）等，可用于缓解内脏平滑肌痉挛，作为消化性溃疡的辅助用药。

（2）贝那替秦（benactyzine，胃复康）：为叔胺类解痉药。具有阿托品样解痉和抑制腺体分泌作用，易通过血脑屏障，有一定的安定作用，尤其适用于兼有焦虑症的溃疡病。同类药物还有双环维林（dicyclomine）等。

第二节　骨骼肌松弛药

骨骼肌松弛药简称肌松药，是一类选择性阻断神经肌肉接头处 ACh 对 N_2 受体的作用，阻滞神经冲动传导，使骨骼肌松弛的药物。按其作用机制不同，可分为去极化型肌松药和非去极化型肌松药两类。

一、去极化型肌松药

本类药物与运动终板上 N_2 受体持续结合，产生与 ACh 相似的去极化作用，引起短暂的肌束颤动，随后受体失去兴奋性，产生骨骼肌松弛作用。作用特点：①肌松作用出现快、短，易于控制；②用药后先出现短暂的肌束颤动；③连续用药可产生快速耐受性；④抗胆碱酯酶药不能拮抗其肌松作用，反而增强其毒性，故本品过量中毒的呼吸肌麻痹不能用新斯的明解救；⑤具有不阻断神经节、不促使组胺释放、对血压影响小等优点。

琥珀胆碱（succinylcholine，司可林）

【体内过程】口服不吸收，作用快而短，须连续注射给药。给药后绝大部分被血浆和肝脏中的假性胆碱酯酶水解破坏。新斯的明能抑制胆碱酯酶，因而可增加琥珀胆碱的作用和毒性，过量中毒时不能用新斯的明解救。

【药理作用及应用】静注后20秒内出现肌震颤，1分钟内出现肌松，5分钟左右作用消失。常从颈肌开始，逐渐波及肩胛、腹部和四肢。对喉肌的麻痹力强，故适用于气管内插管，气管镜、食道镜和胃镜检查。静脉滴注适用于较长时间手术的肌松。高血钾、青光眼、遗传性胆碱酯酶缺陷和有机磷酸酯类中毒等患者禁用，孕妇、重症肌无力、严重肝功能不全等患者慎用。

二、非去极化型肌松药

本类药物能同ACh竞争，与运动终板上N_2受体结合，但其本身无内在活性，不能激动受体，阻断ACh兴奋受体产生去极化作用，从而使骨骼肌松弛。作用特点：①起效慢，持续时间长；②无肌束颤动现象；③连续用药不产生快速耐受性；④抗胆碱酯酶药可拮抗其肌松作用；⑤拮抗神经节和促组胺释放作用可引起支气管痉挛、血压下降、心律失常等不良反应。

筒箭毒碱（tubocurarine）

本品是从南美洲防己科植物箭毒中提取的季铵类生物碱。口服难吸收，须注射给药，作用维持20～30分钟。主要用作麻醉时的辅助用药，但用药后作用不易逆转，副作用多，中毒时可用新斯的明解救，目前临床已少用。

同类药物还有阿曲库铵（atracurium）、泮库溴铵（pancuronium）等。这些药物目前已基本上取代了传统的筒箭毒碱，作为麻醉辅助用药。

小　结

抗胆碱药分为M受体阻断药和N受体阻断药，N受体阻断药又分为N_1受体阻断药和N_2受体阻断药。M受体阻断药在临床应用广泛，常用药物有阿托品、东莨菪碱、山莨菪碱以及相应的人工合成代用品等，主要用于缓解各种内脏绞痛、全身麻醉前给药、抗休克和眼科应用等。N_2受体阻断药又称骨骼肌松弛药，按其作用机制不同，可分为去极化型肌松药和非去极化型肌松药两类，主要用作麻醉时的辅助用药或气管内插管，气管镜、食道镜和胃镜检查等。N_1胆碱受体阻断药因不良反应较多，临床已少用。

思　考　题

1. 阿托品有哪些药理作用及临床应用?

2. 比较阿托品、东莨菪碱和山莨菪碱的药理学特点。

3. 分析使用毛果芸香碱和阿托品溶液滴眼对眼压、瞳孔和眼调节的作用有何不同。

4. 去极化型肌松药、非去极化型肌松药的作用机制有何不同?

第八章 拟肾上腺素药

拟肾上腺素药是一类化学结构及药理作用和去甲肾上腺素递质相似的胺类药物。能激动肾上腺素受体产生肾上腺素样作用，亦称肾上腺素受体激动药。本类药物的基本化学结构为β-苯乙胺，由三部分组成：苯环、碳链、氨基（图8-1）。

本类药物根据其化学结构不同，可分为：①儿茶酚胺类（苯环的3、4位碳原子上带有羟基)，如肾上腺素、去甲肾上腺素、异丙肾上腺素和多巴胺等；②非儿茶酚胺类（其苯环3、4位上的羟基发生变化)，如间羟胺、麻黄碱等。

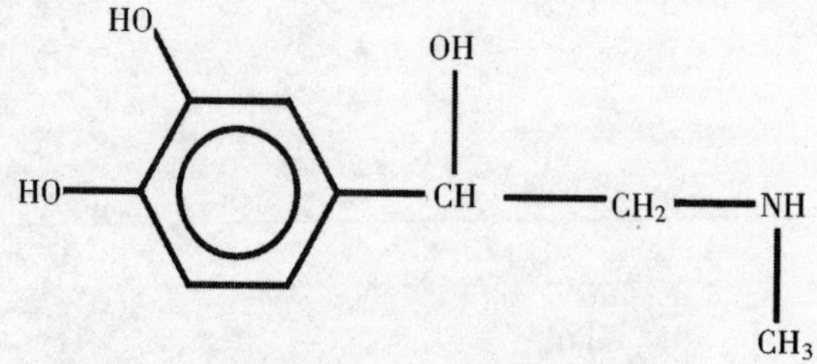

图8-1 肾上腺素的基本化学结构

根据药物对受体的选择性不同，可分为：①α受体激动药；②α、β受体激动药；③β受体激动药三大类（见表8-1)。

表8-1 肾上腺素受体激动药分类及受体选择性

分类	药名	受体选择性	作用方式	
			直接作用于受体	促递质释放
α受体激动药	去甲肾上腺素	α_1、α_2、β_1	+	-
	间羟胺	α_1、α_2、β_1	+	+
	去氧肾上腺素	α_1	+	+
	甲氧胺	α_1	+	+
α、β受体激动药	肾上腺素	α_1、α_2、β_1、β_2	+	-
	麻黄碱	α_1、α_2、β_1、β_2	+	+
	多巴胺	α_1、β_1、DA	+	+
β受体激动药	异丙肾上腺素	β_1、β_2	+	-
	多巴酚丁胺	β_1	+	-
	沙丁胺醇	β_2	+	+/-

第一节　主要作用于α受体的药物

去甲肾上腺素（noradrenaline，NA）

本品是去甲肾上腺素能神经末梢释放的主要神经递质，肾上腺髓质也有少量分泌。药用的去甲肾上腺素为人工合成品，见光易失效，在碱性溶液中迅速氧化，酸性溶液中较稳定，常用其重酒石酸盐。

【体内过程】 在肠内易被碱性肠液破坏，口服无效；皮下或肌内注射由于使血管强烈收缩，易致局部组织缺血坏死；一般采用静滴给药。外源性去甲肾上腺素不易透过血脑屏障，很少到达脑组织。大部分被神经末梢内囊泡摄取而贮存；其余被摄入非神经细胞内者，大多被 COMT 和 MAO 代谢而失活。作用短暂，仅能维持数分钟。

【药理作用】 NA 能选择性激动 α 受体，对 β_1 受体作用较弱，对 β_2 受体几乎无作用。

1. 血管　激动血管平滑肌上的 α_1 受体，使全身小动脉、小静脉（除冠脉外）均收缩。其中皮肤黏膜血管收缩最明显，其次为肾肠系膜、脑、肺、肝脏和骨骼肌血管。而冠脉扩张，为心肌的代谢产物腺苷增加所致。

2. 心脏　激动心脏 β_1 受体，使心肌收缩力增强、心率加快、传导加速、心输出量增加。但在整体情况下，心率由于血压升高而反射性减慢，又由于强烈缩血管作用，使外周阻力增高，故心输出量可不明显增加，当剂量过大或静脉注射过快时，可引起心律失常，但较肾上腺素少见。

3. 血压　小剂量使心脏兴奋，收缩压升高，舒张压升高不明显，脉压增大。大剂量收缩血管作用强烈，故收缩压、舒张压均升高，脉压减小。α 受体阻断药可拮抗去甲肾上腺素的升压作用。

【临床应用】

1. 休克　用于神经源性休克早期以及药物中毒引起的低血压，用小剂量静脉滴注维持收缩压，以保持心、脑、肾等重要脏器的血液供应。如长时间或大剂量应用，由于强烈缩血管作用反而使组织缺血缺氧，加重微循环障碍。另外，心脏收缩力增加后，一旦血液供应不足可造成心肌缺血。现主张合用 α_1 受体拮抗药酚妥拉明以拮抗 NA 的缩血管作用。

2. 上消化道出血　将 NA 稀释后口服，能收缩食道和胃黏膜血管，产生止血效果。

【不良反应及禁忌证】

1. 局部组织缺血坏死 NA静脉滴注时间过长、浓度过高或药物外漏，可引起局部皮肤苍白、疼痛，甚至缺血坏死。应停止或更换注射部位，进行局部热敷，并用普鲁卡因或α受体阻断药如酚妥拉明作局部浸润注射，使血管扩张。

2. 急性肾功能衰竭 用药时间过长或剂量过大，可使肾血管强烈收缩，肾血流减少以致严重缺血，产生急性肾功能衰竭、尿少、无尿和肾实质损伤，故用药期间尿量应保持在每小时25ml以上。

高血压、动脉硬化、器质性心脏病、少尿、无尿患者及孕妇禁用。

间羟胺（metaraminol，阿拉明）

本品可被肾上腺素能神经末梢摄取，直接激动α受体，对β_1受体作用弱；同时还能促进肾上腺素能神经末梢释放递质NA，间接地发挥作用。基本作用与NA相似，不易被MAO破坏，作用较温和持久，对肾血管收缩作用弱，较少引起急性肾衰竭。

本品使用方便，除静注外也可肌注。故临床作为NA代用品用于休克早期及低血压的治疗。短时间内连续使用，可因囊泡内递质减少而效应逐渐减弱，产生快速耐受性。

去氧肾上腺素（phenylephrine，新福林）和甲氧胺（methoxamine，甲氧明）

两者均为人工合成的拟肾上腺素药，主要激动α_1受体，使血管收缩，血压升高。由于升压反射性引起心率减慢，故均可用于治疗阵发性室上性心动过速。去氧肾上腺素还能兴奋瞳孔括约肌上的α_1受体，使瞳孔扩大，其作用较阿托品弱，起效快而持续时间短，一般不升高眼内压（老年人可能升高眼内压，仍要注意），不引起调节麻痹，临床常作为扩瞳药用于眼底检查。

第二节 主要作用于α、β受体的药物

肾上腺素（adrenaline，AD）

肾上腺素是肾上腺髓质分泌的主要激素，药用肾上腺素由动物肾上腺提取或人工合成。其化学性质不稳定，见光易氧化分解，故应密闭、避光贮存。

【体内过程】 口服易被碱性肠液和肝脏破坏，故口服无效。皮下注射因局部血管收缩而延缓吸收，作用可维持1小时左右，为临床常用的给药途径。肌注吸收快，仅维持10～30分钟。静注立即生效，仅维持数分钟。吸收后大部分被去

甲肾上腺素能神经末梢突触前膜摄入末梢内，然后被贮存。未摄取部分迅速被血液和组织中的 COMT 和 MAO 破坏。

【药理作用】肾上腺素对 α、β 受体都有强大的激动作用，产生 α 型和 β 型作用。

1. 心脏 激动心脏 β_1 受体，使心肌收缩力增强、心率加快、传导加速、心输出量增多。同时，又能扩张冠脉，改善心肌的血液供应，起效快，为一强效心脏兴奋药。其不利之处是使心肌代谢加快、心肌耗氧量增加。由于能明显提高心肌的兴奋性和自律性，故剂量过大或静脉注射过快时易致心律失常，甚至引起心室颤动。

2. 血管 激动血管平滑肌上的 α_1、β_2 受体。与 α_1 受体结合，使 α_1 受体占优势的皮肤黏膜、肾及肠系膜血管显著收缩；与 β_2 受体结合，使 β_2 受体分布占优势的冠状血管和骨骼肌血管扩张。治疗量肾上腺素对脑及肺血管作用微弱。肾上腺素可使血流重新分布。

3. 血压 对血压的影响与剂量密切相关。不同剂量的肾上腺素均能兴奋心脏 β_1 受体，使心输出量增加，收缩压升高。β_2 受体对小剂量肾上腺素更敏感，使骨骼肌血管扩张的作用抵消或超过对皮肤黏膜血管的收缩作用，故舒张压不变或下降，脉压加大。大剂量肾上腺素使 α_1 受体占优势的皮肤、黏膜、内脏血管强烈收缩，超过对骨骼肌血管的扩张，外周阻力明显升高，收缩压和舒张压均升高。如事先给予 α 受体阻断药（酚妥拉明等），肾上腺素的升压作用可被翻转为降压效应。

4. 平滑肌 肾上腺素对平滑肌的作用主要取决于器官组织肾上腺素受体的类型。肾上腺素激动支气管平滑肌上的 β_2 受体，使支气管平滑肌舒张，尤其处于痉挛状态时作用更明显；肾上腺素收缩支气管黏膜血管，降低毛细血管的通透性，有利于消除支气管黏膜水肿。肾上腺素能作用于胃肠平滑肌 α、β_1 受体，使胃肠平滑肌松弛，蠕动频率及振幅下降。也可松弛膀胱逼尿肌，减缓排尿感，使尿易潴留于膀胱中。

5. 代谢 肾上腺素能促进机体代谢，显著增加组织耗氧量。如促进肝糖原分解，降低外周组织对葡萄糖摄取，使血糖升高；加速脂肪分解，使血中游离脂肪酸增加等。

【临床应用】

1. 心脏骤停 对于溺水、麻醉、手术意外、药物中毒、急性传染病、房室传导阻滞等引起的心脏骤停，在进行心脏按摩、人工呼吸和纠正酸中毒等措施的同时，可首选肾上腺素心室内注射，具有兴奋心脏作用。

2. 过敏性休克 输液或青霉素等药物引起的过敏性休克主要是由于小血管

扩张、毛细血管通透性增加，导致血压下降，同时伴有支气管痉挛和黏膜水肿，出现呼吸困难等症状。肾上腺素能激动α、β受体，兴奋心脏、收缩血管、升高血压、解除支气管平滑肌痉挛、消除黏膜水肿、缓解呼吸困难，从而迅速而有效地解除过敏性休克的临床症状，是治疗过敏性休克的首选药。

3. 支气管哮喘 肾上腺素激动支气管平滑肌上的 β_2 受体，舒张支气管作用迅速而强大；同时激动支气管平滑肌黏膜血管上的α受体，使血管收缩，黏膜水肿消除。常用于控制支气管哮喘急性发作。

4. 局部应用 与局麻药合用，可使注射部位血管收缩，延缓药物的吸收，延长作用时间，减少局麻药吸收中毒的发生。也可将浸有肾上腺素溶液（0.1%）的纱布或棉球填塞出血处，治疗鼻黏膜和齿龈出血。

【不良反应及禁忌证】治疗量一般有烦躁、心悸、出汗、面色苍白、头痛等反应，停药后可自行消除。大剂量或静滴过快，可引起血压骤升，诱发脑溢血，亦可引起心律失常等严重不良反应。

器质性心脏病、高血压、冠心病、甲状腺功能亢进和糖尿病等患者禁用。

多巴胺（dopamine，DA）

多巴胺是去甲肾上腺素合成的前体，药用的为人工合成品。

【药理作用】多巴胺主要激动α、β受体和外周DA受体。

1. 心脏 激动心脏 β_1 受体，并促使去甲肾上腺素能神经末梢释放去甲肾上腺素，使心肌收缩力加强、心率加快、心输出量增加，上述作用和诱发心律失常作用均较肾上腺素弱。

2. 血管和血压 小剂量主要激动血管的DA受体，使肾、肠系膜、冠状血管扩张。较高浓度能激动心脏 β_1 受体，使心肌收缩力增强、心输出量增加、收缩压升高、舒张压不变或轻度升高，使脉压加大。大剂量则激动 α_1 受体，导致血管收缩，总外周阻力增加，血压升高。

3. 肾脏 治疗量多巴胺可激动肾血管上的DA受体，舒张肾血管，使肾血流量和肾小球滤过率增加，有利于减少收缩血管引起肾衰竭的风险。同时多巴胺还能抑制肾小管对钠的重吸收，通过排钠而达利尿作用。但大剂量时可使肾血管明显收缩。

【临床应用】

1. 抗休克 用于治疗各种休克，尤其适用于心肌收缩无力、尿少或尿闭的休克患者。

2. 充血性心力衰竭 尤其适用于强心苷或利尿药无效的难治性心衰病人。

3. 急性肾功能衰竭 与利尿药合用治疗急性肾衰，可增加尿量，改善肾功能。

【不良反应】治疗量较轻，偶见恶心呕吐。但大剂量可出现心动过速及诱发心律失常等反应。减慢滴速或停药，上述反应可消失。

麻黄碱（ephedrine）

本品是从中药麻黄中提取的生物碱，现已人工合成，药用品为其左旋体和消旋体。

【体内过程】麻黄碱性质稳定，口服吸收完全，可透过血脑屏障。作用较弱而持久，一次给药可维持3~6小时。

【药理作用】本品作用除直接激动α和β受体外，还促进去甲肾上腺素能神经释放递质NA而间接发挥作用。

1. 心血管 兴奋心脏，使心肌收缩力增强、心输出量增加。但在整体情况下由于血压升高，反射性地兴奋迷走神经，故心率变化不大。可使皮肤黏膜、内脏血管收缩，但冠脉、脑血管和骨骼肌血流量增加，升压作用缓慢而持久。

2. 支气管平滑肌 松弛支气管平滑肌，作用较弱、起效慢、持续时间较长。

3. 中枢作用 具有较显著的中枢兴奋作用，引起兴奋、不安、失眠等。

4. 快速耐受性 短期内反复应用，作用可逐渐减弱。停药后可以恢复。

【临床应用】临床用于治疗轻症哮喘和预防哮喘发作，治疗鼻黏膜充血引起的鼻塞，防治硬膜外和蛛网膜下腔麻醉所引起的低血压、荨麻疹等某些变态反应疾病。

【不良反应】若剂量过大或敏感者可引起震颤、焦虑、失眠、心悸和血压升高等，为了避免失眠，不宜在晚饭后服用。

第三节 主要作用于β受体的药物

异丙肾上腺素（isoprenaline）

异丙肾上腺素为人工合成品，药用其盐酸盐。

【体内过程】口服无效；气雾剂吸入或注射给药均易吸收；舌下给药可经口腔黏膜吸收。主要在肝及其他组织中被COMT代谢，较少被MAO代谢，作用持续时间较肾上腺素略长。

【药理作用】主要激动β受体，对β_1、β_2受体作用很强，对α受体几无作用。

1. 心脏 激动心脏β_1受体，使心肌收缩力增强、心率加快、传导加速、心输出量增加。也可引起心律失常，但较肾上腺素少见。

2. 血管和血压 激动血管平滑肌β_2受体，使血管舒张，其中骨骼肌血管明显舒张，肾和肠系膜血管舒张作用较弱，对冠状血管也有舒张作用。治疗量时兴奋心脏、扩张血管使收缩压升高而舒张压降低，脉压加大。大剂量使静脉血管强烈舒张，因回心血量减少，心输出量减少，故收缩压和舒张压均降低。

3. 支气管 异丙肾上腺素激动 β_2 受体，松弛支气管平滑肌，作用较肾上腺素略强；并有抑制组胺等过敏递质释放的作用，但对支气管黏膜血管无收缩作用，故消除支气管黏膜水肿不如肾上腺素。

4. 代谢 能增加糖原和脂肪分解，增加组织耗氧量。

【临床应用】

1. 支气管哮喘 气雾剂吸入及舌下给药控制急性发作，疗效快而强，可持续1小时左右。

2. 心脏骤停 异丙肾上腺素0.2～1mg心室内注射，可兴奋心脏，对停搏心脏有强大起搏作用。适合心室自身节律缓慢，窦房结功能衰竭并发心脏骤停者。优点是较少诱发心室纤颤。

3. 房室传导阻滞 利用其兴奋心脏、加快传导作用，可治疗Ⅱ、Ⅲ度房室传导阻滞。

4. 休克 在补足血容量的基础上，对低心输出量、高外周阻力型休克有一定疗效，但因心率和心肌耗氧量明显增加，对休克不利，现临床少用。

【不良反应及禁忌证】 常见心悸、头晕、皮肤潮红，过量易致心律失常，甚至心室颤动。冠心病、心肌炎、甲状腺功能亢进症、糖尿病患者禁用。

多巴酚丁胺（dobutamine）

多巴酚丁胺为人工合成品，其化学结构和药动学与多巴胺相似。口服无效，常静滴给药。选择性激动 β_1 受体，兴奋心脏，促进房室传导，使心肌收缩力增强、心输出量增加，有较强正性肌力作用。其特点是较少增加心肌耗氧量，对心率影响小。临床主要用于治疗心肌梗死并发心力衰竭。用药期间可引起血压升高、头痛、气短等不良反应，偶见心律失常，心房纤颤患者禁用。

小结

肾上腺素受体激动药能激动肾上腺素受体，产生肾上腺素样作用。根据药物对受体的选择性不同，可分为：①α受体激动药；②α、β受体激动药；③β受体激动药三大类。α受体激动药去甲肾上腺素、间羟胺、去氧肾上腺素等主要激动α受体，产生心脏兴奋、血管收缩、血压升高等作用；α、β受体激动药肾上腺素、多巴胺、麻黄碱等可激动α、β受体，产生心脏兴奋、血管收缩、血压升高等作用，其中肾上腺素、麻黄碱尚可扩张支气管，治疗支气管哮喘；β受体激动药异丙肾上腺素主要激动β受体，对β_1、β_2受体间的选择性很低，产生心脏兴奋、加速房室传导、支气管平滑肌扩张等作用。多巴酚丁胺选择性激动β_1受体，使心脏兴奋，主要用于治疗心肌梗死并发心力衰竭。

思 考 题

1. 简述肾上腺素的药理作用及其临床应用。
2. 比较去甲肾上腺素、肾上腺素、异丙肾上腺素的作用有何异同？
3. 局麻药注射液中加微量肾上腺素的意义是什么？
4. 治疗支气管哮喘的药物有哪些？各有何特点？

第九章 抗肾上腺素药

抗肾上腺素药又称肾上腺素受体阻断药，能阻断肾上腺素受体，从而拮抗去甲肾上腺素能神经递质或肾上腺素受体激动药的作用。根据其对受体的选择性不同，可分为α受体阻断药和β受体阻断药。

第一节 α受体阻断药

α受体阻断药能与α受体激动药竞争α受体，拮抗其对α受体的激动作用，对β受体基本无效。α受体阻断药与肾上腺素合用时，选择性地阻断与血管收缩有关的α受体，使肾上腺素的血管收缩作用被消除，而其血管舒张作用得以充分发挥，导致肾上腺素的升压作用翻转为降压作用。对于主要激动α受体的去甲肾上腺素，产生拮抗作用。对于主要激动β受体的异丙肾上腺素则无影响(图9-1)。

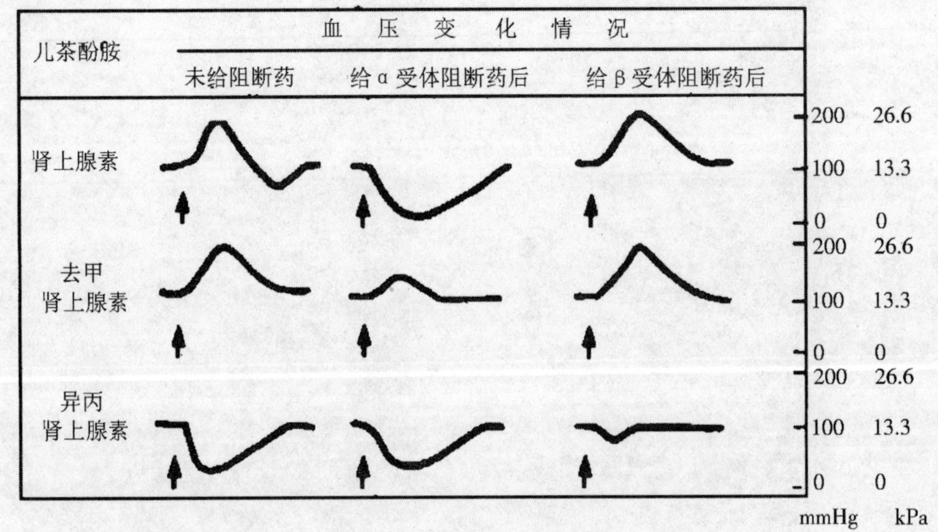

图9-1 给予肾上腺素受体阻断药后儿茶酚胺类对犬血压的影响

酚妥拉明（phentolamine，利其丁）

酚妥拉明与儿茶酚胺类竞争阻断 α 受体，对 α_1、α_2 受体亲和力相似，为竞争性 α 受体阻断药。

【体内过程】与受体结合力弱，容易解离，且代谢和排泄快，故作用时间短。口服吸收慢，作用持续 3～6 小时；注射给药易吸收，作用持续 30～50 分钟。大多以无活性代谢物形式从尿中排泄。

【药理作用】

1. 血管 通过拮抗血管平滑肌 α_1 受体和直接舒张血管平滑肌，使血管扩张，血压下降。

2. 心脏 兴奋心脏的原因部分是阻断 α_1 受体，使血管扩张，外周阻力降低，血压下降，反射性兴奋交感神经，引起心肌收缩力增强、心率加快；部分是阻断突触前膜 α_2 受体，促进递质 NA 释放，激动心脏 β_1 受体的结果。

3. 拟胆碱作用和组胺样作用 能使胃肠平滑肌兴奋，胃酸分泌增加，出现呕吐、腹泻、胃酸过多等症状。

【临床应用】

1. 外周血管痉挛性疾病 利用扩血管作用可治疗血栓闭塞性脉管炎、雷诺病（肢端动脉痉挛）及冻伤后遗症。

2. NA 外漏所致局部血管痉挛及组织坏死 用酚妥拉明稀释后局部浸润注射。

3. 抗休克 在补足血容量的前提下，本药有兴奋心脏，增加心输出量，扩张血管，降低外周阻力，改善微循环等作用。适用于感染性、心源性和神经源性休克。临床常与 NA 合用，以防血管过度扩张，并保留其激动 β_1 受体作用，加强心肌收缩力，增加心输出量。

4. 急性心肌梗死和顽固性心力衰竭 本药使小动脉扩张，外周阻力降低，减轻心脏后负荷，增加心输出量；又通过扩张小静脉，使回心血量减少，减轻心脏前负荷，改善心力衰竭。但不能代替强心苷，仅用作辅助药。

5. 肾上腺嗜铬细胞瘤 用于本病的鉴别诊断、其突发的高血压危象以及术前准备，能使嗜铬细胞瘤所致的高血压下降。

【不良反应】常见体位性低血压，以及呕吐、腹痛、腹泻、胃酸过多等胃肠道反应。静脉注射有时可致心率加快、心律失常和心绞痛，故需缓慢注射或滴注。

冠心病、胃炎及胃十二指肠溃疡患者慎用，严重动脉硬化和肾功能不全患者禁用。

酚苄明（phenoxybenzamine）

本品在体内经转化后，以共价键与 α 受体结合，为长效非竞争性 α 受体阻断药。具有起效慢、作用强大持久的特点。临床用于治疗外周血管痉挛性疾病，效果优于酚妥拉明，亦可用于嗜铬细胞瘤不宜手术者或转移性嗜铬细胞瘤的长期治疗。主要不良反应是体位性低血压，以及心动过速、鼻塞、口干和嗜睡等。

莫西赛利（moxisylyte）

本品可阻断外周血管 α 受体，使血管扩张。对脑血管有一定的选择性，可增加脑血流量，但不影响血压。还能增加脑组织代谢，稳定血小板膜而拮抗血栓的形成。可用于脑血管及外周血管痉挛性疾病，改善脑梗死或脑出血后遗症的各种症状。

第二节 β受体阻断药

β 受体阻断药是一类能与 β 受体结合，竞争性拮抗去甲肾上腺素递质和儿茶酚胺对 β 受体激动作用的药物。根据其对受体的选择性不同，可分为：非选择性 β 受体阻断药，选择性 β 受体阻断药，α、β 受体阻断药三类。本类药物中有些除具有 β 受体阻断作用外，还具有一定的内在拟交感活性作用，因此上述药物又可分为有内在拟交感活性药和无内在拟交感活性药两类。其分类及药效特性比较见表 9-1。

表 9-1　常用 β 受体阻断药分类及药效特性比较

类别和代表药	选择性	内在拟交感活性	膜稳定作用
1 类：β_1、β_2 受体阻断药			
1A 类：无部分激动活性类			
普萘洛尔（propranolol，心得安）	-	-	+
噻吗洛尔（timolol，噻吗心安）	-	-	-
纳多洛尔（nadolol，羟萘心安）	-	-	-
1B 类：有部分激动活性类			
吲哚洛尔（pindolol，心得静）	-	++	+
阿普洛尔（alprenolol，心得舒）	-	+	+
2 类：β_1 受体阻断药			
2A 类：无部分激动活性类			
阿替洛尔（atenolol，氨酰心安）	+	-	-
美托洛尔（metoprolol，美多心安）	+	-	-

（续表）

类别和代表药	选择性	内在拟交感活性	膜稳定作用
2B 类：有部分激动活性类			
普拉洛尔（practolol，心得宁）	+	+	−
醋丁洛尔（acebutolol，醋丁酰心安）	±	+	+
3 类：α、β 受体阻断药			
拉贝洛尔（labetalol，柳胺苄心定）		±	±

【药理作用】

1. β 受体阻断作用

（1）心血管系统：通过阻断心脏 β_1 受体，使心肌收缩力减弱、心率和传导减慢、心输出量减少、心肌耗氧量减少。本类药物对正常人血压影响不明显，而对高血压患者具有明显的降压作用。其降压机制与多系统 β 受体被阻断有关。

（2）支气管：阻断支气管平滑肌细胞膜上 β_2 受体，使支气管平滑肌收缩，呼吸道阻力增加。此作用对健康人影响小，但对哮喘患者可诱发或加重哮喘，甚至危及生命。

（3）肾脏：阻断肾小球旁器细胞的 β_1 受体，使肾素释放减少，血管紧张素生成减少，血管扩张，可致血压降低。

（4）代谢：阻断 β 受体，可拮抗儿茶酚胺和拟肾上腺素类药物引起的脂肪分解、升高血糖作用。

（5）其他：能阻断去甲肾上腺素能神经末梢突触前膜 β_2 受体，使 NA 释放减少。能阻断中枢 β 受体，使中枢兴奋性神经元活性降低，外周交感张力降低。

2. 内在拟交感活性　有些 β 受体阻断药如吲哚洛尔、阿普洛尔等与 β 受体结合后，既有阻断 β 受体的作用，又有不同程度的受体激动效应，称内在拟交感活性。通常内在拟交感活性作用较弱，可被 β 受体阻断作用所掩盖。

3. 膜稳定作用　某些 β 受体拮抗药可降低细胞膜对离子的通透性，称为膜稳定作用。因其所需浓度高于临床有效血药浓度的 50～100 倍，故临床意义甚微。

【临床应用】

1. 心律失常　对各种原因所致心律失常有效，尤其对窦性心动过速疗效好。

2. 心绞痛和心肌梗死　对心绞痛有良好疗效，与硝酸酯类合用产生协同作用，并互相抵消其副作用。心肌梗死患者久用（2 年以上）能缩小心肌梗死范围，可降低复发率和猝死率。

3. 高血压　可单独或与其他抗高血压药配伍使用，治疗高血压。

4. 其他　普萘洛尔常作为甲亢的辅助用药，可缓解激动不安、心动过速等症状，并能降低基础代谢率。噻吗洛尔减少房水生成，降低眼内压，可用于治疗开角型青光眼。

【不良反应】常见有乏力、失眠、多梦及胃肠道症状（如恶心、呕吐、轻泻等）。若使用不当可致心力衰竭、肺水肿、房室传导阻滞、心脏停搏、诱发或加剧支气管哮喘等严重不良反应。偶见皮疹、肢体发冷、间歇性跛行。长期用药突然停药，可产生“反跳现象”，常使原有病情加重，故停药时应逐渐减量。

心功能不全、严重低血压、窦性心动过缓、房室传导阻滞、支气管哮喘及外周血管痉挛性疾病等禁用。

一、非选择性β受体阻断药

普萘洛尔（propranolol）

普萘洛尔口服易吸收，首关消除率60%～70%，生物利用度仅为30%。易通过血脑屏障和胎盘屏障，也可经乳汁分泌，主要经肾排泄。口服相同剂量的不同个体，血浆高峰浓度相差可达25倍，因此临床用药需从小剂量开始，逐渐增加到适当剂量。

具有较强的β受体阻断作用，对β_1和β_2受体的选择性很低，无内在拟交感活性。用药后心率减慢、心肌收缩力减弱、心输出量减少、心肌耗氧量下降。可用于治疗心律失常、心绞痛、高血压、甲状腺功能亢进症等。

纳多洛尔（nadolol）

本品作用比普萘洛尔强6倍，无膜稳定性和内在拟交感活性，其特点是作用持续时间长，可增加肾血流量，肾功能不全者可选此药。但其$t_{1/2}$长，易导致体内蓄积，应注意调整剂量。

噻吗洛尔（timolol）

本品是已知作用最强的β受体阻断药。作用和普萘洛尔相似，无膜稳定性和内在拟交感活性。可减少房水生成，降低眼内压，疗效较好，现逐渐成为治疗青光眼的主要药物。也可口服用于治疗高血压、心绞痛、心肌梗死、偏头痛等。

吲哚洛尔（pindolol）

本品具有较强的内在拟交感活性和较弱的膜稳定作用。特点是吸收迅速完全，生物利用度85%～90%，$t_{1/2}$4小时，对心脏抑制作用和对支气管平滑肌收缩作用较弱；增加药物剂量或体内儿茶酚胺处于低水平状态时，可产生心率加快和心排出量增加等作用。用途和普萘洛尔相似。

二、选择性β受体阻断药

阿替洛尔（atenolol）

本品对β_1受体有选择性作用，无内在拟交感活性和膜稳定作用。其特点是对血管和支气管平滑肌的收缩作用较弱，故增加呼吸道阻力作用较轻，但哮喘患者仍需慎用。用途和普萘洛尔相似。

三、α、β受体阻断药

拉贝洛尔（labetalol）

拉贝洛尔对α、β受体皆有阻断作用，并具有较弱的内在拟交感活性和膜稳定作用，阻断β受体的作用较阻断α受体的作用强。可使血管扩张，肾血流量增加。多用于中度和重度高血压、心绞痛，静注可用于高血压危象。

小 结

抗肾上腺素药能阻断肾上腺素受体从而拮抗去甲肾上腺素能神经递质或肾上腺素受体激动药的作用。根据其对受体的选择性不同，可分为α受体阻断药和β受体阻断药两大类。α受体阻断药酚妥拉明、酚苄明等可选择性地阻断α受体，使血管扩张，血压下降，还可使肾上腺素的升压作用翻转为降压作用。主要用于外周血管痉挛性疾病、休克等。β受体阻断药根据其对受体的选择性不同，可分为：非选择性β受体阻断药，选择性β受体阻断药，α、β受体阻断药三类。本类药物中有些除具有β受体阻断作用外，还具有一定的内在拟交感活性。主要用于治疗心律失常、心绞痛、高血压和心肌梗死等。

思 考 题

1. 何谓“肾上腺素的翻转作用”？
2. 为何不用酚妥拉明治疗高血压？
3. β受体阻断药的药理作用及临床应用有哪些？

第十章 麻醉药

麻醉是指机体或机体的某一部分暂时失去对外界刺激反应性的一种状态。能够引起麻醉状态的药物称为麻醉药。按麻醉药作用范围，将其分为全身麻醉药和局部麻醉药两类。

第一节 全身麻醉药

全身麻醉药简称全麻药，是一类能广泛抑制中枢神经系统功能，导致暂时意识、感觉、运动和大部分反射消失及骨骼肌不同程度松弛，以利于施行外科手术的药物。

【作用及机制】全麻药对中枢神经系统有广泛抑制作用，在低浓度时首先抑制脑干网状结构，使其介导的觉醒反应消失；随着血浆药物浓度的增加，大脑皮质及皮质下中枢由上而下，脊髓由下而上受到抑制。在中毒剂量时，全麻药能抑制延髓呼吸中枢和心血管运动中枢，最终中枢麻痹而死亡。

全麻药的作用机制目前尚未完全阐明。一般认为，全麻药脂溶性较高，能进入神经细胞膜脂质层，通过干扰其分子排列，改变钠通道的结构和功能，抑制神经细胞除极或影响其递质的释放而阻滞钠通道，导致神经冲动传导障碍，而出现全身麻醉作用。

研究资料证明，绝大多数全身麻醉药都可以与 GABA（γ-氨基丁酸）受体上的特殊位点相结合，提高 GABA 受体对 GABA 的敏感性，从而增加 Cl^- 通道开放，引起神经细胞膜产生超极化而发生广泛的中枢抑制作用。

【麻醉分期】全身麻醉是中枢神经系统各部位逐渐受到抑制的连续过程，用药后意识、感觉、呼吸、血压、瞳孔及骨骼肌紧张度发生规律性变化。为了便于判断和掌握麻醉深度，临床上常以乙醚吸入麻醉时的体征变化作为全身麻醉的分期标准。

第一期镇痛期：用药开始到意识完全消失。此期大脑皮质被抑制，痛觉消失。只宜做小手术。

第二期兴奋期：从意识消失到眼睑反射消失。此期皮质下中枢和运动中枢失去大脑皮层的控制和调节。病人出现血压、心率不稳定，呼吸不规则和各种放射亢进等兴奋现象。不能做任何手术或检查。第一期和第二期合称为诱导期。

第三期外科麻醉期：病人进入安静状态，呼吸规则，血压平稳。此期是麻醉的理想深度，可进行绝大部分手术，故称为外科麻醉期。根据临床需要，外科麻醉期分为四级：第一级特征为兴奋转为安静、呼吸规则，可进行腹部以外的手术；第二级特征为眼球固定，呼吸、血压正常，肌肉松弛，可进行大多数手术；第三级特征为胸式呼吸减弱，腹式呼吸明显，肌肉极度松弛，是临床应用的最深麻醉，只在必要时短期内应用，不可继续加深；第四级特征为血压明显下降，呼吸微弱，为中毒先兆，应立即减量或停药。

第四期麻醉中毒期：瞳孔极度散大，血压已测不到，呼吸、心跳完全停止，临床严禁麻醉到此深度。若发生应立即停止麻醉和手术，进行人工呼吸、心脏复苏术等抢救措施。

一、吸入麻醉药

吸入麻醉药是一类挥发性气体或液体，经肺泡扩散而吸收入血，通过血脑屏障进入中枢神经系统发挥作用。最早用于临床的吸入麻醉药是乙醚，因其具有易燃易爆、诱导与苏醒缓慢、刺激性大等缺点，现已很少应用。

氟烷（halothane）

本品为无色透明具有芳香味的挥发性液体，不燃不爆。

【作用特点】

1. 麻醉作用较快且强，对呼吸道黏膜无刺激性。
2. 诱导期短，停药后苏醒快。
3. 随麻醉加深，对呼吸和循环有直接抑制作用，临床只作浅麻醉。
4. 镇痛、肌松作用不强。能抑制子宫平滑肌和升高血压，临产妇及颅内高压患者禁用。
5. 能增加肾上腺素和去甲肾上腺素对心肌的作用，禁与儿茶酚胺类药物合用。因有肝脏毒性，故肝病患者禁用。

恩氟烷（enflurane）

恩氟烷麻醉诱导平稳、迅速和舒适，苏醒快，肌肉松弛良好，不增加心肌对儿茶酚胺的敏感性。反复使用对肝脏无明显副作用，偶见恶心、呕吐。是目前较为常用的吸入麻醉药。

氧化亚氮（nitrous oxide）

氧化亚氮又名笑气，为无色、味甜、无刺激性的液态气体，性质稳定，不燃不爆。镇痛作用强，苏醒较快，对呼吸和肝肾功能无不良影响。但对心肌有轻度抑制作用。临床主要用于诱导麻醉或与其他全身麻醉药配伍使用。

二、静脉麻醉药

静脉麻醉药是由静脉给药的非挥发性全麻药。与吸入麻醉药相比，其用法简便，作用迅速；但麻醉分期不明显，消除较慢，麻醉深度不易控制。

硫喷妥钠（pentothal sodium）

硫喷妥钠属超短效巴比妥类药物，为淡黄色粉末，易溶于水。水溶液在室温下不稳定，故应临用前配制。

【药理作用及应用】硫喷妥钠具有高度脂溶性，作用快而强，无兴奋期。但此药在体内迅速再分布，从脑组织转运到肌肉和脂肪等组织，故作用维持时间短暂。分次静脉注射或静脉滴注可延长麻醉时间。适用于短时间小手术的全麻、诱导麻醉、基础麻醉，此外，还可用于抗惊厥。

【不良反应及注意事项】

1. 静脉注射过快或剂量过大易致呼吸抑制和低血压，休克未纠正前及心力衰竭患者禁用。肝功能不全、低血压、支气管哮喘和新生儿慎用。不宜与吗啡合用。

2. 浅麻醉时可出现咳嗽及喉头和支气管痉挛，支气管哮喘病人禁用。在麻醉前注射阿托品 0.5mg 可预防。

氯胺酮（ketamine，凯他明）

氯胺酮其盐酸盐为白色结晶粉末，易溶于水。

【药理作用及应用】麻醉作用快，静脉注射约 1 分钟起效，维持 10 分钟左右，重复给药能延长麻醉时间。镇痛作用良好，安全范围大，毒性小，对呼吸仅有轻微和短暂的抑制，苏醒慢，噩梦增多。

氯胺酮为中枢兴奋性氨基酸递质 NMDA（N－甲基门冬氨酸）受体的特异性阻断药，能阻断痛觉冲动向丘脑和新皮质传导，兴奋脑干及边缘系统，引起痛觉完全消失，意识模糊，但并未完全消失，如入梦境，对环境变化无反应，呈木僵状态，此种感觉和意识的分离状态称为“分离麻醉”。

氯胺酮麻醉时对体表镇痛作用明显，临床适用于不需肌松的小手术、烧伤清创、骨折脱臼复位、诊断性检查及低血压病人的诱导麻醉。氯胺酮能扩张支气管，是哮喘病人麻醉的首选药。

【不良反应及注意事项】

1. 一般不良反应为恶心、呕吐、流涎、幻觉、谵妄和噩梦等。可兴奋心血管系统，导致心率增加，血压升高，脑血流量增加，颅内压升高。高血压、颅内高压和心脏病患者禁用。

2. 氯胺酮能增强肌张力，可出现眼球震颤、眼内压升高，对需要肌肉松弛的手术应加用肌松药。青光眼患者禁用。

羟丁酸钠（sodium hydroxybutyrate，γ－羟基丁酸钠）

本品为白色结晶粉末，极易溶于水。

起效较慢，静脉注射3～5分钟发挥作用，维持2小时。主要作用于大脑皮层和边缘系统，引起与自然睡眠相似的昏睡。它对脊髓和丘脑传导系统无抑制作用，故不能镇痛。临床适用于诱导和维持麻醉，尤其是体弱病人。

毒性小，但全麻作用弱，不宜单独使用。注射过快或剂量过大，可出现锥体外系症状，如手臂、面部肌肉出现不自主颤动，甚至痉挛。必要时可用硫喷妥钠控制，术前宜用巴比妥类或哌替啶预防。促进钾离子进入细胞内，可导致低钾血症。酸中毒、严重心律失常、高血压及癫痫病患者禁用。

三、复合麻醉

复合麻醉是指为克服单一麻醉药的不足，提高麻醉安全程度，增强麻醉效果所采取的联合用药方法。常用的复合麻醉方法如下：

（一）麻醉前给药

麻醉前给药是指病人在进入手术室前应用药物，以消除病人紧张、恐惧、不安，减少麻醉药用量，增强麻醉效果，防止不良反应。如术前使用巴比妥类或地西泮、氯丙嗪、吗啡、哌替啶、阿托品及东莨菪碱等。

（二）基础麻醉

基础麻醉是指在术前给予硫喷妥钠或水合氯醛等药物，使病人进入浅麻醉状态或深睡状态，在此基础上再吸入乙醚或氟烷进行全麻。此法主要用于难合作的小儿及精神过度紧张的病人。

（三）诱导麻醉

诱导麻醉是指应用作用迅速的硫喷妥钠或氧化亚氮，使病人很快进入外科麻醉期，以缩短乙醚等药物的诱导期，减少兴奋期各种症状出现，此后再吸入氟烷等维持麻醉作用。

（四）低温麻醉

低温麻醉是指在麻醉时配合物理降温应用氯丙嗪，使体温降至28℃～30℃，从而降低心、脑等重要器官的耗氧量，以利于进行需截止血流的心脏直视手术等。

（五）神经安定镇痛术

神经安定镇痛术是指应用氟哌利多及芬太尼以50∶1制成的合剂进行静脉注射，用药后患者意识朦胧，自主动作停止，疼痛消失，适用于外科清创、植皮、切痂，脓肿引流，疝修补手术等。

（六）控制性降压

控制性降压是指用短时作用的血管扩张药硝普钠或钙拮抗药硝苯地平，使血压适度下降，同时抬高手术部位，以减少出血，用于止血较为困难的颅脑手术。

（七）合用肌松药

是指在全身麻醉药使用的同时注射适量的琥珀酰胆碱类，以满足手术时肌肉松弛的需要。

使用全麻药的原则是：以手术的大小和病人对药物的敏感性以及最佳麻醉深度来决定用药剂量，麻醉过程中应严密观察病人的体温、脉搏、呼吸、血压和麻醉深度。

第二节　局部麻醉药

局部麻醉药又称局麻药，是指能在用药的局部（神经末梢或神经干）可逆性地阻断神经冲动的产生和传导，在意识清醒的状况下引起感觉消失的药物。局麻药作用消失后，神经功能即恢复正常。

一、局部麻醉药的作用及其机制

（一）作用

1. 局部作用　局麻药对任何神经元都有阻断作用，但不同类型的神经纤维对局麻药的敏感性不同，其敏感性与神经纤维的直径成反比。痛觉最先消失，感觉次之，运动神经最后被麻醉。

2. 吸收作用 局麻药吸收后可产生下列作用：

（1）抑制中枢：由于局麻药脂溶性高，经血液吸收易进入中枢产生抑制作用。中毒时先出现皮下中枢脱抑制的兴奋症状，如烦躁不安、震颤、抽搐、惊厥，最终延髓抑制，导致呼吸衰竭。

（2）抑制心脏：可使心肌收缩力减弱，传导减慢，甚至心脏骤停。

（3）扩张血管：通过抑制交感神经而致血管扩张，普鲁卡因尚可直接扩张血管，加速局麻药吸收并增加中毒机会。

通常在局麻药液中加入适量的肾上腺素以收缩血管，延缓局麻药的吸收，延长作用时间，预防中毒。

（二）作用机制

局麻药有相似的基本结构，即亲脂性芳香环、亲水性烷胺基和中间连接三部分。其以亲脂性碱基形式穿透神经细胞膜，在膜内侧与钠通道闸门边磷脂分子的磷酸基相连接，从而阻断电压门控性 Na^+ 通道，Na^+ 内流受阻，神经细胞膜不能去极化，产生局麻作用。

二、局部麻醉药的应用方法

（一）表面麻醉

表面麻醉是将穿透力强的局麻药液，滴、喷或涂在黏膜表面，使黏膜下神经末梢麻醉的一种方法，又称黏膜麻醉。适用于口、眼、鼻、喉及尿道的小手术或检查。常用丁卡因、利多卡因等。

（二）浸润麻醉

浸润麻醉是将局麻药液注入手术区域的皮内、皮下或深部组织，使局部神经末梢被药液浸润而麻醉。此法适用于浅表小手术，常选用毒性较小的普鲁卡因、利多卡因。

（三）传导麻醉

传导麻醉是将局麻药液注射到神经干或神经丛周围，阻滞其冲动传导，使该神经所分布的区域麻醉，又称阻滞麻醉或神经干麻醉。多用于四肢、口腔、会阴及盆腔手术。常用普鲁卡因、利多卡因。

（四）蛛网膜下腔麻醉

蛛网膜下腔麻醉是将局麻药注入腰椎蛛网膜下腔（3～4 或 4～5 腰椎间隙），麻醉该部位的脊神经根，简称腰麻（图 10－1）。腰麻时病人的体位和药液的比重可影响麻醉作用部位。应增加药液比重，避免药物上升扩散入颅腔，危及呼吸中枢而发生意外。适用于下腹、下肢手术，常用普鲁卡因、丁卡因。

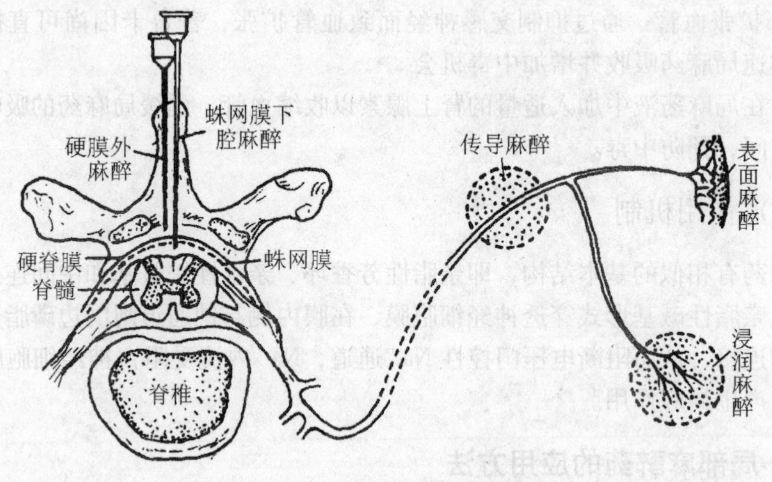

图 10－1　常见局麻药给药途径

（五）硬膜外麻醉

硬膜外麻醉是将局麻药液注入硬脊膜外腔，药液沿着神经鞘扩散，阻滞通过硬脊膜外腔穿出椎间孔的脊神经根的传导，使该处神经所分布的区域麻醉。硬膜外腔终止于枕骨大孔，不与颅腔相通，药液不扩散至脑组织，无腰麻时的头痛和脑膜刺激现象，但麻醉用量较大（为腰麻的 5～10 倍），其麻醉范围广，适用于胸、腹部手术。常用普鲁卡因。腰麻和硬膜外麻醉又称为椎管内麻醉（图 10－1）。

腰麻和硬膜外麻醉可抑制胸腰段交感神经，使麻醉区域血管扩张，导致血压下降，常用麻黄碱预防和治疗。

三、常用的局部麻醉药

普鲁卡因（procaine，奴佛卡因）

普鲁卡因系酯类化合物，属于短效局麻药。水溶液不稳定，宜避光保存，久贮药液变黄，药效降低。

【药理作用及应用】

1. 局部麻醉 本品毒性小，注射给药起效快（1~3分钟），维持30~45分钟。对黏膜穿透力较弱，一般不用于表面麻醉。临床广泛用于浸润、传导、腰麻和硬膜外麻醉。

2. 局部封闭 用0.25%~0.5%的普鲁卡因溶液注入损伤或炎症的病灶区域，可以减少病灶对中枢神经系统的影响，缓解症状。

【不良反应及注意事项】

1. 过敏反应 少数病人用药后可发生皮疹、哮喘甚至休克。因此，用药前必须询问过敏史，并做皮肤敏感试验，过敏体质者应改用其他局麻药。

2. 毒性反应 大剂量或静注过速可引起中枢神经和心血管反应，表现为先兴奋（烦躁不安、抽搐惊厥）后抑制（昏迷、呼吸抑制等），血压降低，甚至心脏骤停。惊厥可用地西泮对抗，血压过低可输液或用升压药纠正，并维持呼吸和循环功能。

3. 本品能减弱磺胺类药的抗菌效力，增强强心苷类药的作用及毒性。因此，禁与磺胺类和强心苷类药合用。

丁卡因（tetracaine，地卡因）

丁卡因为酯类化合物，属于长效局麻药。对皮肤、黏膜穿透力强，起效缓慢，作用可维持2~3小时。其局麻强度、毒性均比普鲁卡因大10倍左右。主要用于表面麻醉，亦可用于传导麻醉和椎管内麻醉，但须严格控制剂量。不宜用于浸润麻醉，以免吸收中毒。

利多卡因（lidocaine，赛罗卡因）

利多卡因系酰胺类化合物，属于中效局麻药。起效快，穿透力强，水溶液稳定，局麻强度、持续时间及毒性均介于普鲁卡因和丁卡因之间，可广泛用于各种局麻。但弥散较广，腰麻时不易控制麻醉平面，应慎用。变态反应罕见，与酯类局麻药之间无交叉过敏。利多卡因静脉注射还可用于抗心律失常。

布比卡因（bupivacaine，麻卡因）

布比卡因为酰胺类化合物，属于长效、强效局麻药。其水溶液稳定，常用于浸润麻醉、传导麻醉和椎管内麻醉。因穿透力较弱，不适用于表面麻醉。心脏毒性较强，且复苏困难，应注意。

罗哌卡因（ropivacaien）

罗哌卡因与布比卡因类似，阻断痛觉的作用较强，作用时间短，对心肌毒性小，收缩血管作用明显。临床适用于硬膜外、臂丛阻滞和浸润麻醉，以及产科手术麻醉。

依替卡因（etidocaine）

依替卡因为酰胺类局麻药，是利多卡因的衍生物，作用时间较布比卡因长，起效迅速，对运动神经阻滞作用较感觉神经显著。临床适用于浸润麻醉、阻滞麻醉、硬膜外麻醉，一次用量可达300mg。

小 结

全身麻醉药广泛抑制中枢神经系统，而利于施行外科各种手术，其最佳麻醉深度为三期二级。麻醉过深将导致延髓麻痹，应立即停药并进行相应抢救措施。为满足外科麻醉要求，常采用复合麻醉方法。

局部麻醉药低浓度抑制感觉神经细胞膜电压门控性 Na^+ 通道开放，从而使感觉神经冲动的产生和传导阻断，高浓度则对中枢神经系统产生麻醉作用。局麻药应用方法有表面麻醉、浸润麻醉、传导麻醉、蛛网膜下腔麻醉、硬膜外麻醉。普鲁卡因可致过敏，用药前应常规皮试，阳性者改用利多卡因；丁卡因毒性大、穿透力强，宜做表面麻醉；利多卡因对心脏传导系统有影响，Ⅱ、Ⅲ度房室传导阻滞者应禁用；局麻药使用应避免超过极量而致中毒的发生。

思考题

1. 简述全身麻醉药的作用机制。
2. 为什么氯胺酮在使用中会出现“分离麻醉”现象？其表现是什么？
3. 复合麻醉意义何在？常用的复合麻醉方法有哪些？
4. 普鲁卡因在使用时应注意什么？
5. 局麻药的应用方法有哪些？

第十一章　镇静催眠与抗惊厥药

镇静药是指能使兴奋不安和焦虑者恢复安静情绪的药物，催眠药是指能引起近似生理性睡眠的药物。镇静药和催眠药没有本质区别，只有量的差异，小剂量镇静、抗焦虑，中等剂量催眠，大剂量抗惊厥、麻醉，甚至麻痹延髓，引起呼吸抑制、循环衰竭而死亡。镇静催眠药主要有苯二氮䓬类、巴比妥类及其他类。抗惊厥药除苯二氮䓬类、巴比妥类外，还有硫酸镁等。

第一节　镇静催眠药

一、苯二氮䓬类

苯二氮䓬类（benzodiazepines，BZ）药物的化学结构为1，4－苯并二氮䓬。目前临床应用的有20多种，除具有镇静、催眠作用外，尚有较好的抗焦虑作用。安全范围大，故临床应用广泛。

地西泮（diazepam，安定）

【体内过程】地西泮脂溶性高，口服吸收快而完全，血浆蛋白结合率可达99%。本药主要经肝代谢，代谢产物去甲地西泮和奥沙西泮与母体活性相似，因此 $t_{1/2}$ 达44小时。肌注吸收缓慢，且不规则。静注可迅速分布于脑组织，随后再分布于脂肪和肌肉组织，中枢抑制作用出现快，维持时间短。地西泮代谢产物最终与葡萄醛酸结合为无活性产物经肾排出。

【药理作用及应用】

1. 抗焦虑　地西泮小于镇静剂量即能显著改善焦虑病人的不安、恐惧、忧虑、激动及失眠等症状，可能与选择性抑制大脑边缘系统有关，是治疗焦虑症的首选药。也可用于伴有焦虑的抑郁症等。

2. 镇静催眠　常用量呈现镇静催眠作用，明显缩短入睡时间，延长睡眠持续时间，减少觉醒次数，产生近似于生理状态的睡眠。对快波睡眠（FWS）影响小，停药后反跳性 FWS 延长较巴比妥类轻。安全范围大，加大剂量不产生麻醉作用，临床用于镇静催眠已取代巴比妥类药。地西泮镇静作用迅速而确实，且可产生暂时性记忆缺失，用于麻醉前给药、心脏电击复律和内窥镜检查前给药优于吗啡和氯丙嗪。

3. 中枢性肌肉松弛　在不影响正常活动的情况下松弛肌肉，降低骨骼肌张力。肌松作用的产生乃由于本药能抑制脊髓多突触反射和中间神经元的传递。临床用于脑血管意外，脊髓损伤引起的肌强直、腰肌劳损，关节疾病引起的肌肉痉挛。

4. 抗惊厥和抗癫痫　具有强大抗惊厥作用，常用于治疗破伤风、子痫、小儿高热惊厥和药物中毒性惊厥，也能阻止癫痫病灶异常放电的扩散，是治疗癫痫持续状态的首选药物。对于其他类型癫痫宜选用硝西泮、氯硝西泮。

5. 其他作用　地西泮能增强麻醉药作用，并有一定抗室性心律失常的作用。亦可用于治疗酒精依赖戒断综合征，可解除震颤或幻觉性谵妄症状。

苯二氮䓬类药物作用比较见表 11－1。

表 11－1　苯二氮䓬类药物作用比较表

分类	药　物	显效时间（分钟）	$t_{1/2}$（小时）	主要用途
长效	地西泮（diazepam）	60	30～60	焦虑症、惊厥、镇静催眠
	氟西泮（flurazepam）	60	50～100	各种失眠症
	氯氮䓬（chlordiazepoxide）	240	20～24	焦虑症、失眠症、癫痫
	硝西泮（nitrazepam）	120	21～25	催眠、抗癫痫
	氯硝西泮（clonazepam）	60～120	22～38	癫痫持续状态、儿童癫痫小发作
中效	劳拉西泮（lorazepam）	120	10～18	焦虑症、失眠症
	奥沙西泮（oxazepam）	240	5～10	焦虑症、失眠症、癫痫辅助治疗
	艾司唑仑（estazolam）	120	17	焦虑、紧张、失眠、癫痫大发作
	阿普唑仑（alprazolam）	30～60	10～12	各种失眠症、癫痫
短效	三唑仑（triazolam）	30～60	2～4	顽固性失眠、忧郁、恐惧、癫痫大发作

【作用机制】中枢神经系统存在 GABA 受体，是 Cl^- 通道的门控受体，调控 Cl^- 通道的开放频率。Cl^- 通道由 5 个亚单位构成，其中有 GABA、苯二氮䓬类、巴比妥类等结合位点。苯二氮䓬类与 GABA 受体结合后，易化 GABA 受体，促进 GABA 诱导的 Cl^- 内流，使神经细胞出现超极化而产生突触后抑制效应。产生

抗焦虑、镇静、催眠、抗惊厥、抗癫痫及中枢性肌肉松弛作用。

【不良反应及注意事项】治疗量常见的副作用有嗜睡、乏力、头昏，大剂量偶有共济失调。连续用药可产生耐受性，久用骤停出现戒断症状，表现为失眠、焦虑、噩梦等，发生率较巴比妥类药物低。过量可致运动失调、语言不清、昏迷及呼吸抑制。可用苯二氮䓬受体阻断药氟马西尼（flumazenil）治疗。

因可导致新生儿肌张力软弱及婴儿嗜睡，故6个月以下婴儿禁用，孕妇、哺乳妇禁用。驾驶员和机械操作人员、青光眼、重症肌无力者禁用。饮酒或加服中枢抑制药易产生中毒。

氯美扎酮（chlormezanone，芬那露）

氯美扎酮为弱抗焦虑药。具有安定及肌松作用。用于精神紧张、恐惧、焦虑性神经病；由焦虑和某些疾病引起的烦躁、失眠；配合镇痛药治疗骨痛、类风湿关节炎疼痛及背、颈、四肢酸痛等。副作用轻微，偶有眩晕、恶心等。儿童可减量应用。

二、巴比妥类

巴比妥类为巴比妥酸（丙二酰脲）的衍生物。按作用时间长短分为长效、中效、短效和超短效，各药作用特点见表11－2。

表11－2　巴比妥类药物分类及作用特点比较

分类	药　物	脂溶性	显效时间（分钟）	维持时间（小时）	消除方式	主要用途
长效	苯巴比妥（phenobarbital）	低	30～60	6～8	部分肝内代谢 部分原形肾排泄	抗惊厥、抗癫痫
中效	异戊巴比妥（amobarbital）	稍高	15～30	3～6	肝内代谢	镇静催眠
短效	司可巴比妥（secobarbital）	较高	10～15	2～3	肝内代谢	抗惊厥、镇静催眠
超短效	硫喷妥钠（pentothal sodium）	最高	立即	1/4	贮存于脂肪 最终肝内代谢	静脉麻醉

【体内过程】巴比妥类为一类弱酸性药物。口服或注射给药均易吸收，影响本类药物分布的主要因素是脂溶性和体液pH值。硫喷妥钠脂溶性高，易进入脑组织，作用出现快，因主要经肝脏代谢，故作用维持时间短；苯巴比妥脂溶性低，不易进入血脑屏障，作用出现慢，肝内代谢慢而少，部分原形经肾排泄，故作用维持时间长。当巴比妥类过量中毒时，可给予碳酸氢钠碱化尿液，增加解离型药物比例，使肾小管再吸收药量减少，肾排出增加。

【药理作用及应用】巴比妥类随剂量增加，其中枢抑制作用逐渐增强，依次表现为镇静、催眠、抗惊厥、抗癫痫和麻醉作用。

1. 镇静催眠 1/3催眠剂量产生缓解烦躁不安、焦虑的镇静作用，加大剂量可缩短FWS，引起非生理性睡眠，使入睡时间缩短和睡眠时间延长，久用停药出现反跳现象并伴多梦，目前已很少用于镇静催眠。

2. 抗惊厥、抗癫痫 较大剂量巴比妥类可用于破伤风、子痫、小儿高热、脑炎等引起的惊厥。苯巴比妥还具有抗癫痫作用。

3. 麻醉 硫喷妥钠用于诱导麻醉和静脉麻醉，其他巴比妥类可用于麻醉前给药。过量可抑制延髓呼吸和心血管运动中枢，引起呼吸麻痹甚至死亡。

【作用机制】巴比妥类抑制脑干网状结构上行激活系统，降低大脑皮层兴奋性，其作用机制是：增强GABA介导的Cl^-内流，通过延长Cl^-通道开放时间，增加Cl^-内流，产生抑制作用。

【不良反应及注意事项】

1. 用药次晨可出现眩晕、嗜睡等后遗效应。

2. 长期应用可产生耐受性、成瘾性。

3. 过量或静注过速易致急性中毒，表现为昏睡、昏迷、血压下降、反射消失而死于呼吸麻痹。应迅速采取抢救措施，应用呼吸中枢兴奋药和碳酸氢钠碱化尿液加速药物排泄。严重肺功能不全、支气管哮喘、颅脑损伤及过敏者禁用。肝、肾功能不全者慎用。

4. 苯巴比妥为肝药酶诱导剂，可加速华法林、氢化可的松、地塞米松、性激素、氯丙嗪、灰黄霉素、地高辛、洋地黄毒苷、苯妥英钠的代谢，使血药浓度降低，作用减弱。肝药酶抑制剂如氯霉素、异烟肼等，则延缓巴比妥类药物代谢，使其作用增强或导致中毒。

三、其他镇静催眠药

水合氯醛（chloral hydrate）

本品口服或灌肠均易吸收并迅速分布于脑及其他组织，发挥镇静催眠和抗惊厥作用。通过抑制脑干网状结构上行激活系统而出现近似于生理性睡眠。催眠作用出现快，因不缩短FWS而无后遗效应。临床用于顽固性失眠、子痫、破伤风和小儿高热惊厥。

本品对胃肠道有刺激性，可引起恶心、呕吐，消化性溃疡患者禁用。剂量过大可抑制心脏，心、肝、肾功能严重障碍者禁用。久用可产生耐受性及成瘾性。

唑吡坦（zolpidem）

本品为咪唑并吡啶类催眠药，作用类似苯二氮䓬，具有较强的镇静、催眠作用，抗惊厥、抗焦虑和肌肉松弛作用较弱。本品口服吸收好，食物可使药物吸收减慢。主要用于治疗短暂性、偶发性失眠症或慢性失眠的短期治疗。

第二节　抗惊厥药

惊厥是中枢神经系统兴奋过度的一种症状，表现为全身骨骼肌不自主地强烈收缩，临床常见于小儿高热、子痫、破伤风、癫痫大发作以及中枢兴奋药中毒等。应积极控制惊厥以避免意外出现，常用抗惊厥药包括前已叙述的地西泮、巴比妥类和水合氯醛等，本节只介绍硫酸镁。

硫酸镁（magnesium sulfate）

硫酸镁因给药途径不同而产生不同药理作用。外用热敷可消炎祛肿，口服或灌肠给药有利胆和泻下作用，注射硫酸镁可抑制外周神经和中枢神经系统，因此产生骨骼肌松弛而抗惊厥、血管平滑肌松弛使血压下降和中枢抑制镇静作用。Mg^{2+}参与多种酶活性调节，维持神经冲动传递和肌肉应激性。血中Mg^{2+}低于2～3.5mg/100ml时，神经及肌肉兴奋性升高而易发生惊厥，甚至引起感觉和意识丧失。

【药理作用及应用】

1. 抗惊厥　由于Mg^{2+}与Ca^{2+}均为二价，注射硫酸镁可特异性竞争Ca^{2+}结合部位，干扰ACh释放，使运动终板ACh去极化减少，从而拮抗Ca^{2+}的兴奋-收缩耦联作用，阻断神经肌肉接头的传递，导致骨骼肌松弛而发挥抗惊厥作用。主要用于高热、子痫、破伤风等惊厥的控制。

2. 利胆泻下　硫酸镁口服或十二指肠灌肠，直接刺激肠黏膜分泌缩胆囊素引起胆囊收缩，排出胆囊和胆道内的小结石和泥沙样结石。用于胆囊炎、胆石症及十二指肠引流检查。硫酸镁中硫酸根和镁离子在肠道难以吸收，形成肠内高渗抑制肠内水分吸收，增加肠腔容积，刺激肠道蠕动产生泻下作用。主要用于外科术前或结肠镜检查前排空肠内容物，辅助排出肠道寄生虫或肠内毒物。

3. 降血压　硫酸镁可拮抗血管平滑肌细胞Ca^{2+}内流，直接松弛血管平滑肌，使外周阻力下降，血压下降；同时Mg^{2+}抑制中枢神经系统，使心收缩力降低，心率减慢，心输出量减少，血压下降。注射硫酸镁可用于高血压危象。

【不良反应及注意事项】

1. 硫酸镁注射用药安全范围小，血镁过高可抑制延髓呼吸和心血管运动中枢，引起呼吸抑制、血压骤降和心跳骤停；抑制中枢神经系统引起感觉和意识丧失，应注意剂量和给药的速度。

2. 降压作用迅速而强大，仅用于高血压危象，不作为常规降压药使用。

3. 临床用于利胆导泻不要大剂量反复应用，易致电解质紊乱。

4. 反复连续注射可发生中毒，肌腱反射消失是呼吸抑制的先兆，若发生应立即停药并进行人工呼吸，缓慢注射氯化钙和葡萄糖酸钙进行抢救。

小 结

镇静催眠药小剂量抗焦虑、镇静；中等剂量催眠；大剂量抗惊厥和抗癫痫；更大剂量则引起呼吸中枢的抑制、麻痹，直至死亡。作用机制是增强 GABA 的抑制效应，抑制边缘系统和脑干网状结构上行激活系统产生近似于生理性睡眠。临床广泛用于各种失眠症治疗。长期应用可产生依赖性和成瘾性，应严格控制使用范围。硫酸镁具有抗惊厥、利胆泻下、降压作用，临床注射给药常用于惊厥的控制，以及高血压危象的降压。口服给药则用于胆囊和胆道疾病的治疗。若发生中毒可缓慢注射氯化钙和葡萄糖酸钙抢救。

思 考 题

1. 地西泮的作用及用途有哪些？
2. 巴比妥类大量致急性中毒有哪些症状？用何药抢救？
3. 镇静催眠药临床用药特点是什么？
4. 患者口服苯巴比妥 1500mg 引起急性中毒，请拟定抢救措施、用药方案。
5. 硫酸镁如何发挥抗惊厥作用？临床还可以用于哪些疾病的治疗，为什么？

第十二章 抗癫痫药和抗帕金森病药

第一节 抗癫痫药

癫痫是中枢神经系统的常见病，是由多种原因引起的大脑局部神经元异常高频放电，并向周围正常脑组织扩散，而产生大脑功能失调的临床综合征。其具有慢性病程，突然发作，反复发生的特点。临床表现为感觉、运动功能或意识障碍，以及脑电图的改变。根据脑电图及发作形式将癫痫分为不同类型（表12－1）。

表12－1 癫痫发作类型

分类	分型	主要特点
全身性发作	大发作（强直－阵挛性发作）	意识突然丧失，先全身肌肉强直性、后转为阵挛性抽搐，持续数分钟
	小发作（失神发作）	短暂性意识丧失，突然发生，迅速恢复，清醒后对发作无记忆，一日可发作数十至数百次，多见于儿童
	癫痫持续状态	大发作连续多次发作，或一次发作持续30分钟以上，患者持续昏迷
	肌阵挛发作	可遍及全身或限于机体某部分的突然、快速、短暂的肌肉收缩
部分性发作	精神运动性发作（复杂部分性发作）	冲动性精神异常，伴无意识动作如摇头、面肌抽动等，多见于成人
	局限性发作（单纯部分性发作）	无意识障碍，局部肢体运动或感觉异常，伴精神或自主神经症状

癫痫发病原因比较复杂，可能与脑瘤、产伤或脑伤后的瘢痕、感染、遗传等因素有关。病理研究发现，多数患者脑组织存在局部病灶。目前临床治疗主要以能减少或阻止癫痫发作的药物为主，既作用于病灶神经元抑制异常放电、又作用于病灶周围正常组织抑制放电的扩散，从而控制或降低发作频率。但现有的抗癫痫药物还不能彻底治愈疾病，需长期或终身治疗。

一、常用抗癫痫药

苯妥英钠（phenytoin sodium，大仑丁）

【**体内过程**】口服吸收缓慢而不规则（30% ~97%），血药浓度3~12小时达峰值。该药为强碱性（pH=10.4），刺激性大，故不宜肌内注射，癫痫持续状态可采用静脉给药。血浆蛋白结合率约90%，脂溶性高，易通过血脑屏障，中枢浓度较高。同时广泛分布于脂肪、肌肉等组织，故口服需经6~10天才能达稳态浓度。主要在肝脏代谢，经肾脏排泄，消除速率与血药浓度关系密切，血药浓度低于10μg/ml按一级动力学消除，$t_{1/2}$约6~24小时；如血药浓度高于10μg/ml，则按零级动力学消除，$t_{1/2}$约20~60小时。由于苯妥英钠治疗量个体差异大，用药期间应监测血药浓度，剂量个体化，以提高疗效，减少不良反应。

【**药理作用及应用**】

1. 抗癫痫　苯妥英钠用于癫痫大发作效果较好，小剂量即有抗癫痫作用，是治疗大发作和部分性发作的首选药，对于局限性发作、精神运动性发作也有一定疗效，静脉给药可控制癫痫持续状态，但对小发作无效。其特点是选择性高，无镇静催眠作用，不影响患者正常生活和工作。

苯妥英钠的抗癫痫作用与其稳定细胞膜作用有关，抑制Na^+和Ca^{2+}内流，稳定膜电位，阻止癫痫病灶异常放电的扩散而达治疗作用。

2. 治疗外周神经痛　如三叉神经痛，坐骨神经痛，舌咽神经痛等。其机制是通过稳定神经细胞膜，阻止神经元放电而止痛。

3. 抗心律失常　参见第二十章。

【**不良反应**】苯妥英钠治疗癫痫用药时间较长，安全范围小，不良反应较多。

1. 局部刺激　本药碱性强，口服刺激胃黏膜，可致食欲减退，恶心，呕吐，腹痛等。宜饭后服，以减轻胃肠道刺激。静脉注射易引起静脉炎。

2. 齿龈增生　常见于青少年，与胶原代谢改变引起结缔组织增生有关。停药6个月内可逐渐恢复正常，经常按摩牙龈可减轻或预防其发生。

3. 神经系统反应　反应程度与血药浓度呈正相关，血药浓度低于10μg/ml，能有效控制症状，且不良反应少见。血药浓度达20μg/ml后，每增加10μg/ml，依次出现眼球震颤、共济失调、精神错乱，乃至昏迷、死亡。

4. 造血系统反应　久用可致叶酸吸收代谢障碍，巨幼细胞性贫血，需补充甲酰四氢叶酸。重者可致再生障碍性贫血，应定期检查血象。

5. 过敏反应　其发生率在2%~5%，常见皮疹、瘙痒、粒细胞缺乏、血小板减少等。

6. 其他　早孕期间用药可致畸胎；成人可见低血钙、骨软化，儿童可见佝偻病；因本药有肝药酶诱导作用，促进维生素D分解代谢，造成钙丢失，用药期间应补钙；长期服药骤停可诱发癫痫，甚至发生癫痫持续状态；静脉注射速度过快或剂量过大有心脏毒性，可发生房室传导阻滞，血压降低；偶见男性乳房增大，女性多毛。

【药物相互作用】苯妥英钠为肝药酶诱导剂，能加快多种药物代谢使其疗效降低，如卡马西平、肾上腺皮质激素等；与异烟肼、氯霉素等肝药酶抑制剂伍用可升高苯妥英钠血药浓度，使疗效增强，配伍应用时应注意。

卡马西平（carbamazepine，酰胺咪嗪）

【体内过程】口服吸收缓慢而不规则，2～6小时达峰值，有效血药浓度4～10μg/ml，血浆蛋白结合率约80%；在肝中代谢为环氧化物，仍有较强抗癫痫活性，故$t_{1/2}$较长，约20小时。该药是肝药酶诱导剂，可加速自身代谢，长期用药半衰期缩短50%左右。

【药理作用及应用】卡马西平为广谱抗癫痫药。作用机制是抑制神经细胞膜对Na^+的通透性。除对小发作无效外，对其他各型癫痫都有治疗作用，能控制精神症状，对精神运动性发作尤为适合，是治疗精神运动性发作和大发作的首选药之一。治疗神经痛疗效优于苯妥英钠。卡马西平对精神症状控制力较强，对躁狂抑郁症有较好疗效。尚有抗利尿作用，用于尿崩症的治疗。

【不良反应】用药初期多见头昏、眩晕、恶心、呕吐、嗜睡、记忆力下降、共济失调等，1周后逐渐减轻，无需停药。偶见骨髓抑制、肝损害、严重的过敏反应（如剥脱性皮炎）。

苯巴比妥（phenobarbital，鲁米那）

苯巴比妥能抑制病灶异常放电，也能阻止异常放电的扩散。本药因疗效好、起效快、毒性小、广谱和价廉而广泛用于临床。主要用于大发作和癫痫持续状态，是治疗癫痫大发作的首选药之一。对局限性发作也有效，对小发作无效；因中枢抑制作用明显，亦有人不主张作为首选药。

不良反应有眩晕、嗜睡、共济失调等中枢抑制作用。

乙琥胺（ethosuximide）

乙琥胺仅对小发作有效，其他类型癫痫无效，是治疗小发作的首选药。其疗效虽不及丙戊酸钠、氯硝西泮，但不良反应较少，用药安全。

口服吸收迅速完全，较少与血浆蛋白结合；$t_{1/2}$儿童约30小时，经4～6天达稳态血药浓度，成人需时间更长，大部分在肝脏代谢失活，经肾脏排泄。

常见胃肠道反应，其次为中枢神经系统症状，偶见骨髓抑制。

丙戊酸钠（sodium valproate，抗癫灵）

为广谱抗癫痫药，对癫痫小发作疗效优于乙琥胺，对大发作疗效不及苯妥英钠、苯巴比妥，但由于严重的肝脏毒性，多药合用时特别易发生，尤以2岁以下幼儿发生率较高，限制了其临床应用。适用于大发作合并小发作或其他药物不能控制的顽固癫痫。

苯二氮䓬类

用于抗癫痫的主要有：地西泮（diazepam，安定）缓慢静脉注射，见效快，疗效安全可靠，是控制癫痫持续状态的首选药。氯硝西泮（clonazepam，氯硝安定）是广谱抗癫痫药，对癫痫小发作优于地西泮，静脉注射也可用于癫痫持续状态，对其他各型癫痫都有一定疗效，不良反应较轻，由于该药久用易产生耐受性，反跳现象明显，一般不作首选药。硝西泮（nitrazepam，硝基安定）主要用于癫痫小发作，特别是婴儿痉挛，以及肌阵挛性发作效好。

其他抗癫痫药见表12－2。

表12－2　其他抗癫痫药

药物	药理作用及应用	常见不良反应
扑米酮（primidone）	抗癫痫作用类似于苯妥英钠，其代谢产物苯巴比妥和苯乙基丙二酰胺仍有抗癫痫活性。作用与苯巴比妥相似	眩晕、嗜睡、共济失调等中枢抑制作用
氟桂利嗪（flunarizine）	强效 Ca^{2+} 拮抗剂，对各型癫痫均有不同程度的治疗作用，尤其对局限性发作、大发作效果较好	常见困倦和体重增加
抗癫灵（antiepilepsirin）	桂皮酰胺类，广谱抗癫痫药。对各型癫痫都有效，尤其对大发作效果明显	长期服用未见明显毒副作用
拉莫三嗪（lamotrigine）	新型抗癫痫药，机制类似于苯妥英钠、卡马西平，对各型癫痫都有治疗作用，与其他抗癫痫药合用，治疗难治性癫痫	眩晕、共济失调、恶心、呕吐等，合并用药时尤为普遍
托吡酯（topiramate）	新型抗癫痫药，用于局限性发作和大发作，特别是难治性癫痫的辅助治疗	常见中枢系统症状，有致畸报道
加巴喷丁（gabapentin）	新型广谱抗癫痫药，用于单纯部分性和复杂部分性发作	常见中枢系统症状，嗜睡、运动失调等
氯巴占（clobazam）	新型抗癫痫药，作用与地西泮相似。用于其他药无效的难治性癫痫	较轻，安全范围大

二、抗癫痫药临床应用原则

1. 对症选药　根据不同发病类型与药物的适应证正确选药，滥用药物是治疗失败的原因之一。

不同类型的癫痫所选用的治疗药物不同，可供选用的药物较多（见表12-3）。

表12-3　不同类型癫痫的药物选择

类型	首选药	其他可供选择药物
大发作	苯妥英钠、苯巴比妥	丙戊酸钠、氯硝基西泮
小发作	乙琥胺	硝西泮、丙戊酸钠、拉莫三嗪
精神运动性发作	卡马西平	苯巴比妥、苯妥英钠、拉莫三嗪
局限性发作	卡马西平	苯妥英钠、苯巴比妥
癫痫持续状态	地西泮	苯妥英钠、苯巴比妥

2. 剂量合适　由于多数抗癫痫药物的个体差异较大，因此应尽量做到剂量个体化，从小剂量开始，增加剂量不宜过急，可隔周一调，最好以血药浓度为临床指征来调节。

3. 用法得当　单一型发作最好先选用一种药物，混合型发作一开始就需联合用药。

4. 疗程适宜　一旦确定药物疗效肯定，就必须坚持长期用药，千万不可因暂时控制发作而随意停药。

5. 监测血药浓度　长期用药可致多方面的不良反应，治疗过程中应定期检查肝肾功能，治疗前先检查血、尿、肝、肾功能，疗程中定期复查，以控制不良反应的发生。

第二节　抗帕金森病药

帕金森病（Parkinson's disease，PD）又称震颤麻痹，是一种慢性进行性锥体外系功能障碍性疾病，以老年人多见。临床主要症状有：肌肉强直、静止震颤、运动迟缓和共济失调，严重者伴有知觉、记忆障碍和痴呆等症状。

帕金森病的发病机制与中枢神经递质多巴胺（DA）缺乏有关，主要病变部位在锥体外系黑质-纹状体多巴胺神经通路。黑质多巴胺能神经元发出上行纤维到达纹状体，对脊髓前角运动神经元产生抑制作用；尾核胆碱能神经元对脊髓前角运动神经元产生兴奋作用；二者相互制约保持平衡状态，共同调节运动功能。帕金森病患者因中枢神经系统发生退行性病变，黑质中DA合成减少，多巴胺能神经功能降低，胆碱能神经功能相对占优势，而出现脊髓前角运动神经元功能失衡，产生震颤麻痹、肌张力增高等症状群。

一、中枢拟多巴胺类药

（一）多巴胺前体药

左旋多巴（levodopa，L－dopa）

在体内左旋多巴是酪氨酸形成儿茶酚胺的中间产物，是多巴胺的前体物质；药用品为人工合成或从植物中提取。

【体内过程】 口服经小肠主动转运迅速吸收，0.5～2小时达峰值，$t_{1/2}$约1～3小时；口服吸收绝大部分被肝和肠黏膜等组织的多巴胺脱羧酶脱羧转变成多巴胺（DA），而DA难以通过血脑屏障。仅1%未被代谢的L－dopa可通过血脑屏障进入中枢，脱羧转变成DA发挥抗震颤麻痹作用。L－dopa在外周脱羧为DA，不仅疗效减低且易引起不良反应，如同时伍用外周多巴胺脱羧酶抑制剂，既可增加进入中枢神经系统L－dopa的量，又可减少外周DA不良反应。该药部分通过突触前膜摄取，进一步转变为去甲肾上腺素，另一部分被单胺氧化酶（MAO）、儿茶酚胺氧位甲基转移酶（COMT）代谢后，经肾脏排泄。

【药理作用及应用】 L－dopa在中枢转变成DA，补充纹状体内DA含量不足而发挥抗帕金森病作用。药物对轻症患者疗效好，对重症患者疗效差。完好的纹状体或轻症病人的多巴胺神经末梢对DA有摄取和贮存能力，外源DA补充后多巴胺神经元功能恢复，而变性坏死的神经纤维则不能恢复功能。

临床用于原发性以及其他原因引起的帕金森综合征均有效，但对抗精神病药如氯丙嗪引起的锥体外系不良反应无效，因该药阻断了多巴胺受体。L－dopa作用特点：①对轻症和年轻患者疗效好，重症和年老患者疗效差；②运动障碍、肌肉僵直见效早，对改善震颤作用不显著；③起效缓慢，2～3周起效，出现体征改善，6周～6个月达最大疗效，一年以上多数症状明显改善，其中小部分症状消失恢复正常。

【不良反应】

1. 消化道反应 用药初期80%的患者会出现恶心、呕吐、厌食，偶见消化道出血、穿孔。与DA兴奋延脑催吐化学感受区D_2受体有关，可餐后服药延缓吸收，或通过减少药物递增速度减轻反应；加用脱羧酶抑制剂（如卡比多巴）可大大减少L－dopa在外周转化为DA的量，是减轻反应最有效的方法。此外，用D_2受体阻断药多潘立酮能有效消除恶心呕吐。

2. 心血管反应 大约30%的人在用药早期会出现体位性低血压，但易产生耐受性，继续用药可自然减轻。部分患者可见心动过速，偶见心律失常，可用β受体阻断药对抗。

3. 长期用药后神经系统反应

（1）运动障碍：表现为不自主异常运动，或称异常运动舞蹈症，是长期充分剂量后最常见的不良反应。疗程 1 年以上者发生率在 80% 以上，表现为头面部的不自主运动，如张口、伸舌、眨眼、皱眉、头颈扭动等，也可累及躯干、肢体肌肉，表现似手舞足蹈，减少用量可克服。

（2）“开－关现象”：患者突然多动不安（开），随后又出现全身肌肉僵硬强直运动不能（关），两种现象交替出现，严重地妨碍正常生活。多见于用药 3～5 年后，发生率在 40%～80%。小量分次服用，并加用 D_2 受体激动剂溴隐亭，可获得较好改善。

4. 精神障碍 久用可诱发焦虑、失眠、幻觉、噩梦、躁狂抑郁、精神错乱等，发生率 10%～15%，多见于老年患者，可选用氯氮平治疗。

【药物相互作用】

1. 维生素 B_6 是脱羧酶的辅基，可增强 L－dopa 在外周脱羧成为 DA 的作用，使疗效降低，不良反应增加。

2. 抗精神病药吩噻嗪类和丁酰苯类均能阻断黑质－纹状体的多巴胺通路，引起药源性帕金森病，对抗 L－dopa 的疗效。

3. 抗抑郁药可引起体位性低血压，加重 L－dopa 的不良反应。

4. 利血平耗竭多巴胺，引起药源性帕金森病，抵消 L－dopa 疗效。

（二）左旋多巴增效药

卡比多巴（carbidopa，α－甲基多巴肼）

卡比多巴口服易吸收，不能透过血脑屏障，是外周较强的脱羧酶抑制剂。与 L－dopa 伍用，阻止 L－dopa 在外周转变为 DA，增加脑内 L－dopa 浓度，提高疗效，减少 L－dopa 75% 的用量，明显降低不良反应。

卡比多巴单用无效，临床用其复方制剂以卡比多巴与 L－dopa 以 1∶10 的比例配伍，称为信尼麦或心宁美（sinemet）；此药及其控释剂是治疗帕金森病的首选药。

苄丝肼（benserazide）

苄丝肼其作用机制、用途与卡比多巴相同，其复方制剂是苄丝肼与 L－dopa 以 1∶4 的比例配伍，称为美多巴（madopa），也是临床常用药物。

司来吉兰（selegiline）

司来吉兰是一种选择性单胺氧化酶 MAO－B 的抑制剂（MAO 分 A、B 两型，A 型分布于肠道，对肠内、血中的单胺类物质氧化脱胺进行解毒；而 B 型主要分布于中枢黑质－纹状体，降解该部位的DA）。司来吉兰小剂量（＜10mg）选择性抑制MAO－B，使脑内DA代谢减慢，增加纹状体DA的浓度，延长有效时间，而对MAO－A几无影响，不影响血压。与L－dopa合用能增强疗效，并减少外周不良反应。此外，还能消除长期使用L－dopa引起的“开－关现象”。

硝替卡硼（nitecapone）

本品为儿茶酚胺氧位甲基转移酶（COMT）的竞争抑制药，因不易透过血脑屏障，与卡比多巴合用，只抑制外周的COMT，可增加L－dopa的生物利用度，进一步减轻外周不良反应。新开发的同类药托卡硼（tocapone）和安托卡硼（entacapone），比L－dopa半衰期长，血药浓度稳定。

（三）多巴胺释放促进药

金刚烷胺（amantadine）

金刚烷胺能使DA从神经元贮存部位释放，并减少再摄取，表现DA激动作用。对肌肉强直、震颤、运动障碍都有明显作用，尤其对肌肉强直、运动不能疗效优于抗胆碱药，而抗震颤作用不及抗胆碱药。其特点是见效快，维持时间短，连用数天可获得最大疗效，1～2个月后疗效逐渐减退。与L－dopa有协同作用，但主张单独应用于轻中度强直、运动不能而震颤不明显的病人，以减少毒性反应。

（四）多巴胺受体激动剂

溴隐亭（bromocriptine，溴麦亭）

溴隐亭为中枢多巴胺受体激动剂，是一种半合成的麦角生物碱。口服大剂量能激动黑质－纹状体通路的D_2受体，表现抗帕金森病的作用，疗效与L－dopa相似，与L－dopa合用产生协同作用，可减少运动障碍。小剂量兴奋结节漏斗部D_2受体，抑制催乳素和生长素分泌，可用于产后停乳和肢端肥大症的治疗。$t_{1/2}$为3～8小时，不良反应与L－dopa相似。

培高利特（pergolide，硫丙麦角林）是D_1和D_2受体激动剂，与溴隐亭相比作用强而长，$t_{1/2}$为12～24小时，但有效作用时间为4～6小时。罗匹尼罗（ropinrole）和普拉克索（pramipexole）均是新型选择性D_2受体激动药，患者耐受性好，胃肠道反应小，可较快增加剂量，1周内达治疗浓度。临床作为帕金森病的早期治疗药物。

二、中枢胆碱受体阻断药

中枢胆碱受体阻断药，又称中枢抗胆碱药。当帕金森病患者脑内DA能神经功能降低时，中枢胆碱能神经兴奋性相对增加。中枢胆碱受体阻断药抑制 ACh 的兴奋作用，改善帕金森病患者的症状。阿托品、东莨菪碱因有外周抗胆碱作用，不良反应多，已少用。现多用中枢抗胆碱药，降低外周不良反应。

苯海索（benzhexol，安坦）

本品口服吸收好，易透过血脑屏障，选择性阻断中枢胆碱受体而减弱黑质-纹状体通路中 ACh 的作用，对帕金森病、脑炎、动脉硬化引起的震颤效果肯定，对继发性流涎有改善作用，单用对僵直、动作迟缓疗效差。其特点：①对早期轻症患者疗效较好，而晚期重症疗效差；②作用不及 L-dopa，但可作 L-dopa 辅助药，或其不能耐受者的选择；③对由抗精神病药氯丙嗪引起的锥体外系反应有效；④外周抗胆碱作用弱，仅为阿托品的 1/10～1/3，但应用安全。

丙环定（procyclidine，开马君）其作用和不良反应与苯海索相似。苯扎托品（benzatropine，苄托品）除有抗胆碱作用外，还具有抗组胺作用，轻度局麻作用，以及皮层抑制作用。其作用和不良反应类似于苯海索。东莨菪碱（scopolamine）对大脑皮层有明显抑制作用，对帕金森病患者可缓解其流涎、震颤、肌僵症状。从小剂量开始，逐渐增至适宜剂量。

小 结

帕金森病是中枢神经系统的慢性、退行性疾病。目前临床仍以药物治疗为主，而且只能对症治疗，尚不能改善帕金森病的病变过程。主要治疗药物是 L-dopa，辅以其他药物。一般两类药物合用可增强疗效，减少用量，降低不良反应。

思 考 题

1. 常用的抗癫痫药有哪些？各型癫痫的首选药是什么？
2. 苯妥英钠抗癫痫的作用机制是什么？
3. 左旋多巴（L-dopa）治疗帕金森病的作用机制、主要不良反应以及减少不良反应配伍用药的方法是什么？
4. 苯海索抗帕金森病的作用机制是什么？

第十三章 抗精神失常药

精神失常是由多种原因引起的主要表现为认知、情感、行为、意志等精神活动障碍的一类疾病。根据临床症状将其分为：精神分裂症、躁狂症、抑郁症、焦虑症。抗精神失常药有别于麻醉药与镇静催眠药，其在不明显影响意识的情况下，显著影响思维、情感、知觉等精神活动。根据其药理作用和临床适应证，抗精神失常药分为：抗精神病药、抗躁狂症药、抗抑郁症药和抗焦虑症药。

第一节 抗精神病药

精神分裂症是最常见的精神病，在我国占精神病院住院病人的50%以上。主要临床表现为思维、情感、行为之间互不协调，精神活动与现实相脱离，患者多有妄想、幻觉、行为紊乱以及理智丧失等症状。抗精神病药主要用于治疗精神分裂症和其他精神失常的躁狂症状，根据化学结构不同分为吩噻嗪类、硫杂蒽类、丁酰苯类及其他类。

精神分裂症发病原因复杂，目前得到广泛认可的发病机制与中枢多巴胺神经通路的多巴胺（DA）功能亢进密切相关。DA是中枢神经系统重要的神经递质，参与神经精神活动的调节，其功能紊乱可导致多种神经精神疾病。

中枢神经系统多巴胺神经通路主要有四条：

（1）中脑－边缘通路：与情绪和行为功能有关。

（2）中脑－皮质通路：与感觉、认知、理解、联想和推理能力有关。

（3）黑质－纹状体通路：与锥体外系运动功能有关。

（4）结节－漏斗通路：与多种内分泌功能有关。

中枢多巴胺受体可分为两种亚型 D_1 和 D_2，抗精神病药如吩噻嗪类的抗精神病作用，主要是通过阻断中脑－边缘通路和中脑－皮质通路的多巴胺 D_2 受体而实现的。

有些抗精神病药（如氯氮平、利培酮）的作用主要是通过阻断5－HT受体而实现的。氯丙嗪也可阻断与治疗作用有关的5－HT受体、中枢胆碱受体、肾上腺素受体和组胺受体。

一、吩噻嗪类

吩噻嗪类是由硫和氮连接两个苯环形成的三环化合物，其2、10位被不同基团取代则可得到各种吩噻嗪类抗精神病药物。

氯丙嗪（chlorpromazine，冬眠灵）

氯丙嗪是吩噻嗪类的代表药物，最早用于治疗精神分裂症，目前仍是临床最广泛应用的抗精神病基本药物。

【体内过程】口服易吸收，缓慢而不规则，胃内容物以及抗胆碱药明显延缓吸收，血浆蛋白结合率90%，药峰时间2～4小时；肌内注射吸收迅速，但刺激性大，宜深部肌内注射；本药脂溶性高，分布于全身，易透过血脑屏障，脑中浓度是血浆的10倍；主要经肝代谢，首关消除明显，经肾排泄，$t_{1/2}$为30小时。多蓄积于脂肪组织，不易排泄，长期用药者停药数周甚至半年，尿中仍可检出其代谢产物。随年龄增加以及肝肾功能的减退，消除率递减，且用药后个体差异大，血药浓度可相差10倍，因此应注意剂量个体化。

【药理作用】

1. 对中枢神经系统的作用

（1）神经安定作用：氯丙嗪有较强的镇静作用，能明显减少实验动物自发活动，减少攻击行为，明显抑制条件回避反应。正常人一次服用治疗剂量的氯丙嗪，即出现镇静、安定、表情淡漠、活动减少，对周围事物不感兴趣，在安静环境易诱导入睡，但可以被唤醒，醒后神志清醒，表现良好的觉醒反应。连续用药神经安定作用逐渐减弱，即产生了耐受性。此作用与阻断脑干网状上行激活系统外侧部的α受体有关。

（2）抗精神病作用：氯丙嗪的抗精神病作用主要是阻断了中脑－边缘系统通路和中脑－皮质通路的D_2受体，从而迅速控制精神病患者的兴奋躁动症状，连续用药后，能消除幻觉、妄想、行为障碍等精神分裂症状，使患者的理智恢复、情绪安定、生活自理。氯丙嗪主要用于治疗精神分裂症，对急性发作的效果明显，必须长期服药维持疗效；对躁狂症和其他精神病伴有的兴奋、躁动、幻觉和妄想等症状也有显著疗效。

（3）镇吐作用：小剂量氯丙嗪抑制延脑催吐化学感受区的D_2受体，大剂量直接抑制呕吐中枢，产生强大的镇吐作用。可用于放射病、癌症及药物等多种原因引起的呕吐，也可用于顽固性呃逆，但对晕动症刺激前庭引起的呕吐无效。

（4）对体温调节的影响：氯丙嗪对下丘脑体温调节中枢有强大的抑制作用，导致体温调节失灵，使体温随环境温度的改变而升降。配合物理降温，可使发热或正常体温下降。

(5) 增强中枢抑制药的作用：氯丙嗪可增强麻醉药、解热镇痛药、镇静催眠药、镇痛药等的作用，必须与这些药物合用时应酌情减量，以减少不良反应。

2. 对植物神经系统的影响 氯丙嗪阻断α受体，导致血管扩张、血压下降，可翻转肾上腺素的升压作用。连续用药有耐受性，不用于高血压治疗。阻断M受体，产生较弱的阿托品样作用。

3. 对内分泌系统的影响 氯丙嗪阻断结节－漏斗通路D_2受体，引起内分泌激素调节紊乱。如减少催乳素抑制因子释放，导致催乳素分泌，乳房肿大和泌乳；减少促性腺激素释放，使黄体生成素、卵泡刺激素分泌减少，出现闭经，排卵延迟；抑制促皮质激素（ACTH）释放，使肾上腺皮质激素减少；还可抑制垂体生长激素分泌，影响生长发育。

【临床应用】

1. 精神分裂症 氯丙嗪主要用于急慢性精神分裂症的治疗，安全有效，迅速控制病情，尤其是急性症状效果明显。能及时解除和减轻精神病患者躁动、兴奋、幻觉、妄想等症状，使病人思维、情感、行为趋于一致，生活自理。一般用药6周~6个月才能充分显效，只能消除症状不能根治，因此需要长期甚至终生服药，是临床治疗精神分裂症的首选药。

由于氯丙嗪有较强的神经安定作用，对躁狂症和其他精神病伴有的兴奋、躁动、幻觉和妄想等症状也有显著疗效。对抑郁症伴有兴奋躁动者，可小剂量对症处理。

2. 呕吐和呃逆 除对刺激前庭引起的晕动病呕吐无效外，氯丙嗪对多种疾病如放射病、癌症、胃肠炎、尿毒症等，以及药物如洋地黄、吗啡、四环素、化疗药等引起的呕吐都有强大的镇吐作用。对顽固性呃逆也有显著疗效。

3. 人工冬眠与低温麻醉 临床配合冰浴等物理降温，氯丙嗪可使体温降至28℃~32℃，使机体进入“冬眠状态”，可用于人工冬眠和低温麻醉。这时基础代谢减慢，对各种刺激的反应减弱，大脑、心脏等组织耐缺氧的能力提高，有利于一些危重疾病的安全过渡，为其他有效的对因治疗争取时间。临床将氯丙嗪与哌替啶、异丙嗪配伍组成冬眠合剂，用于严重创伤、高热惊厥、感染性休克、中毒性脑病、甲状腺危象、妊娠中毒症等危重疾病的辅助治疗。

【不良反应】

1. 一般不良反应 主要有中枢抑制症状如倦怠、嗜睡、乏力、淡漠等；外周M受体阻断症状如口干、便秘、尿潴留、视物模糊、眼压增高等；外周α受体的阻断症状如体位性低血压、心动过速、鼻塞等；一般不需停药，减少剂量或用药后卧床可降低体位性低血压的发生率。随着用药时间延长，部分反应可逐渐减轻。

2. 锥体外系反应　由氯丙嗪阻断黑质－纹状体通路的 D_2 受体，使纹状体中DA功能减弱，胆碱功能相对增强所引起，长期大量服用氯丙嗪发生率约在25%～30%。表现为：①帕金森综合征。动作缓慢、面容呆板、动作迟缓失调、静止性震颤、流涎、运动起始困难等。②静坐不能。表现坐立不安，烦躁徘徊。③急性肌张力障碍。表现面、颈、背部肌肉痉挛，口歪眼斜，强迫性张口、伸舌、斜颈，可伴有呼吸困难、吞咽障碍。常发生在服药的第一周，停药或减量后可消失，或用中枢抗胆碱药安坦治疗。

此外，长期大量服用氯丙嗪1年以上，还可引起迟发性运动障碍，表现为面部不自主有节律的刻板运动，如吸吮、咂嘴、舔舌等口舌腮三联症，肢体呈舞蹈样徐动症。老年患者多见，长期不消失。应用中枢抗胆碱药可使之加重，目前尚缺乏有效的治疗药物，若早期发现及时停药可恢复。

3. 心血管系统　体位性低血压较常见，注射给药后应静卧，以防体位突变导致血压下降。可用去甲肾上腺素等升压，禁用肾上腺素治疗，因氯丙嗪阻断α受体，可翻转肾上腺素的升压作用。

4. 过敏反应　常见皮疹、皮炎，偶发肝损害、粒细胞减少、再障，若出现上述反应应立即停药。

5. 急性中毒　一次性大量服用氯丙嗪（1～2g），可发生急性中毒，表现为昏迷、血压下降、心动过速、心电图异常等，应立即对症治疗。

其他吩噻嗪类药物

其他吩噻嗪类药物作用与氯丙嗪相似，但镇静作用、控制精神运动兴奋作用较弱。常用药物有氟奋乃静（fluphenazine）、三氟拉嗪（trifluoperazine）、奋乃静（perphenazine）、硫利达嗪（thioridazine，甲硫达嗪）等。吩噻嗪类药物作用比较见表13－1。

表13－1　常用吩噻嗪类抗精神病药物作用比较

药物	抗精神病作用	镇静作用	体位性低血压	镇吐作用	锥体外系反应	对内分泌影响	粒细胞减少
氯丙嗪	＋＋	＋＋	＋＋＋	＋＋	＋＋	＋	＋
硫利达嗪	＋＋	＋＋＋	＋＋	＋/－	＋	＋	＋
奋乃静	＋＋	＋＋	＋	＋＋＋	＋＋＋	＋	＋
氟奋乃静	＋＋＋	＋	＋	＋＋＋	＋＋＋	＋	＋
三氟拉嗪	＋＋＋	＋	＋	＋＋＋	＋＋＋	＋＋	＋

注：＋＋＋强；＋＋中；＋弱；＋/－可疑

二、硫杂蒽类

硫杂蒽类基本结构与吩噻嗪类药物相似，因此药理作用与吩噻嗪类也相似。

泰尔登（tardan，氯普噻吨）

泰尔登是硫杂蒽类的代表药。其特点为：抗精神分裂作用（如抗幻觉、妄想等）不及氯丙嗪强。但镇静作用较强，并有调整情绪、抗抑郁和抗焦虑作用。外周α受体阻断及M受体阻断作用较弱，因此不良反应轻，锥体外系反应也较少。适用于伴有强迫症状或有焦虑抑郁情绪的精神分裂症、神经官能症、更年期抑郁症的治疗。

同类药物还有氯哌噻吨（clopenthixol）、氟哌噻吨（flupenthixol，三氟噻吨），与氯丙嗪相比，抗精神病作用强，起效较快，不良反应相似。

三、丁酰苯类

氟哌啶醇（haloperidol）

氟哌啶醇是该类的代表药物，其化学结构与吩噻嗪类完全不同，但能选择性阻断 D_2 受体，产生与氯丙嗪相似但更强的药理作用。其特点为：抗精神分裂作用强，对控制兴奋、躁狂、幻觉、妄想等症状效果显著，镇吐作用强大。可用于急、慢性精神分裂症，也可用于药物性精神病、器质性精神病、躁狂状态、精神发育迟缓、儿童行为障碍（孤独、多动症）。血浆半衰期长，一次服药可维持3天。锥体外系反应明显，常见静坐不能、急性肌张力障碍，发生率高达80%。

同类药物还有氟哌利多（droperidol，氟哌啶），其特点为：作用维持时间短，约6小时。临床上常与镇痛药芬太尼配伍用于神经安定镇痛术。病人处于精神恍惚、痛觉消失的特殊麻醉状态，可进行小手术、严重烧伤的清创和换药、内窥镜检查等。匹莫齐特（pimozide）为氟哌利多的双氟苯衍生物，有较好的抗幻觉、抗妄想作用，临床上用于治疗精神分裂症、躁狂症等。其镇静、降压、抗胆碱等副作用较弱，而锥体外系反应则较强，易引起室性心律失常和心电图异常。故对伴有心脏病的患者禁用。

四、其他抗精神病药

五氟利多（penfluridol）

五氟利多为一长效抗精神分裂症药，一次服药有效血药浓度可维持1周。抗精神病作用强，与氟哌啶醇作用相似，几无镇静作用。对控制幻觉、妄想等阳性症状作用明显，对急、慢性精神分裂症均有效，尤其对慢性精神分裂症疗效的维持和巩固较好。

舒必利（sulpiride）

本品能选择性阻断中脑边缘系统的 D_2 受体，对幻觉妄想型、紧张型精神分裂症效果好，奏效快。其特点是明显减轻幻觉、妄想，并可改善及活跃情绪，故也可用于抑郁症的治疗。小剂量即抑制延脑催吐化学感受区的 D_2 受体，止吐作用是氯丙嗪的 166 倍。对黑质 - 纹状体通路的 D_2 受体亲和力低，故锥体外系反应轻微，其他不良反应也较少。同类药物的瑞莫必利（remoxipride），适用于急、慢性精神分裂症和以幻觉、妄想、思维混乱为主要症状的其他精神病。

氯氮平（clozapine）

氯氮平属二苯氧氮平类，为新型抗精神病药物。抗精神病作用强，对氯丙嗪以及其他药物无效者仍有治疗作用，且对急、慢性患者均有效。见效快，多在用药 1 周内产生效应。锥体外系反应轻，不影响内分泌是其最大的优点。临床主要用于其他抗精神病药物无效或锥体外系反应过强者。一般不良反应主要有外周 M 受体的阻断作用、α 受体阻断作用，严重者有粒细胞减少甚至缺乏，用药期间应定期监测血象。

奥兰扎平（olanzapine，奥氮平）

奥兰扎平为第二代新型非典型性抗精神病药物，已在美国上市。其结构与氯氮平相似，保留了氯氮平较强的抗精神病作用，并有抗抑郁作用。去除了抗胆碱作用，减轻了粒细胞减少的不良反应，锥体外系反应轻微。

利培酮（risperidone，维思通）

利培酮为第二代非典型性抗精神病药物。为 D_2 受体、5 - HT 受体的混合阻断剂，有良好的抗精神病作用。其特点是：可控制幻觉、妄想、思维障碍以及情感淡漠、反应迟钝等症状，且对认知功能障碍和继发性抑郁、焦虑有治疗作用。适用于急、慢性精神分裂症及伴有情感症状如焦虑、抑郁等患者。短期应用副作用小，锥体外系反应少见。目前已成为一线治疗药物。

第二节　抗躁狂症药和抗抑郁症药

躁狂症和抑郁症均属于情感性精神障碍，可单独反复发作，也可在同一病人两症交替发作，称躁狂抑郁症。躁狂症表现为情绪高涨，联想敏捷，活动过度，言语不能自制，易激怒；抑郁症表现为情感活动过度低落，常有少言寡语、回避交往、自卑、自责、自残，甚至有自杀倾向。

一、抗躁狂症药

前述氯丙嗪、氟哌啶醇等抗精神失常药临床抗躁狂症效果好、作用快；抗癫痫药卡马西平、丙戊酸钠和钙离子拮抗药维拉帕米等都有一定的抗躁狂症作用；目前临床常用的抗躁狂症药还有碳酸锂。

碳酸锂（lithium carbonate）

碳酸锂早在上世纪40年代就发现对躁狂症有效，但因严重不良反应而限制了临床广泛应用，目前通过监测血药浓度来控制不良反应的发生，该药仍为抗躁狂症的主要药物。

【体内过程】 口服吸收快而完全，血药浓度2～4小时达峰值；吸收后不与血浆蛋白结合，在全身体液中广泛分布，逐渐转移到细胞内，碳酸锂透过血脑屏障缓慢，因此显效缓慢，每天一次给药，3～5天可达稳态浓度。$t_{1/2}$为24小时，原形从肾脏排泄，其中80%在近曲小管与Na^+竞争重吸收，故增加钠盐摄入可促进碳酸锂的排泄，反之，低钠状态或肾小球滤过减少可导致锂盐蓄积中毒。

【药理作用及应用】 治疗量碳酸锂对正常人精神和行为几乎没有影响，对躁狂症则有明显疗效，能稳定情绪，使言语行为恢复正常，尤其对轻症和急性发作者效果明显，有效率为80%。碳酸锂能抑制脑内神经元NA和DA释放，增加再摄取，从而抑制NA激活的腺苷酸环化酶，使cAMP含量减少，产生抗躁狂作用。临床主要用于躁狂症，对轻症单用有效并有预防作用；对精神失常的兴奋躁动与抗精神分裂症药合用有协同作用，可减少用量，降低不良反应；对躁狂抑郁症也有效，尚有一定的预防和治疗作用。

【不良反应及注意事项】 碳酸锂安全范围窄，不良反应较多。

1. 一般反应 用药初期常见胃肠道反应如恶心、呕吐、腹泻，疲乏无力，肌肉震颤，口干，多尿等。常在用药2～3周后逐渐消失，不需停药。

2. 毒性反应 锂盐的安全范围窄，血药浓度超过2 mmol/L即会出现中毒症状，主要表现为中枢神经系统症状，如共济失调、反射亢进、谵妄、视听幻觉，严重可出现意识障碍、惊厥、昏迷、二便失禁甚至死亡，无特效解毒药。锂盐治疗指数低，在用药期间每天监测血药浓度，血药浓度一旦超过1.6 mmol/L立即停药。适当补充生理盐水，以促进锂盐排出，必要时作肾透析治疗。孕妇、儿童禁用，老年人慎用。

二、抗抑郁症药

抑郁症发病原因不很清楚，研究认为抑郁症与脑内NA、5－HT、DA等单胺类递质的减少有关，因此目前临床治疗药物多可促进突触传递功能。主要药物有：三环类抗抑郁症药，单胺氧化酶抑制剂，新型的抗抑郁症的药物等。

丙米嗪（imipramine，米帕明）

丙米嗪是三环类抗抑郁症药的代表药，该类药物的化学结构都以三环为核心，故称为“三环类”。

【体内过程】 口服吸收好，个体差异大，血药浓度 2～8 小时达峰值，$t_{1/2}$ 为 10～20 小时。90% 以上与血浆蛋白结合，吸收后在体内广泛分布，其中以脑、肝、肾、心脏等实质脏器分布最多。肝脏代谢产物地昔帕明能抑制 NA 的摄取，具有同样抗抑郁作用。丙米嗪 50% 经肝肠循环，代谢产物与葡萄糖醛酸结合，经肾排出体外。

【药理作用及应用】 丙米嗪抗抑郁症作用是通过稳定细胞膜，非选择性抑制中枢神经末梢对已释放单胺类物质 NA、5－HT 的再摄取，使突触间隙递质浓度增高，促进 NA 和 5－HT 与受体的结合而实现的。连续服用能使抑郁症患者精神振奋、思维敏捷、情绪高涨、言语增多、缓解焦虑、改善睡眠，表现出明显的抗抑郁作用，对各种抑郁状态均有效，是当前治疗抑郁症的首选药。但起效慢，需 2～3周，且需长期服药。而正常人服用后则表现镇静、困倦、嗜睡，连续用药后思维能力下降，注意力不集中。

丙米嗪适用于各种抑郁症的治疗。对内源性抑郁症、更年期抑郁症疗效较好，反应性抑郁症次之，而精神分裂症的抑郁症效果较差。

【不良反应】

1. 抗胆碱作用　治疗剂量即可阻断 M 受体，表现阿托品样的症状，但较轻，如口干、视物模糊、眼压增高、尿潴留、便秘等。因此青光眼、前列腺肥大患者禁用。

2. 心血管反应　治疗剂量即有轻微降压作用，可引起体位性低血压；还可引起窦性心动过速、心律失常，有心血管疾病者慎用。

3. 中枢神经系统反应　可引起反射亢进、肌肉颤动、共济失调、兴奋躁狂、诱发癫痫，中毒时可见高热惊厥。剂量过大时尤易发生。

同类药物还有地昔帕明（desipramine，去甲丙米嗪），为 NA 再摄取抑制药；阿米替林（amitriptyline）抑制 5－HT 的再摄取；多塞平（doxepin，多虑平）与丙米嗪同属非选择性单胺再摄取抑制药。它们在结构上与吩噻嗪类药物有其相关性。

氟西汀（fluoxetine，百忧解）

氟西汀是抑制 5－HT 再摄取的高效选择性药物，而对 NA 受体、ACh 受体等几乎没有亲和力。抗抑郁症作用与三环类相似，还可用于强迫症、贪食症等。口服吸收好，$t_{1/2}$48～72 小时，肝脏代谢产物去甲氟西汀仍有活性，不良反应轻，安全范围大，而且见效快。肝病患者 $t_{1/2}$ 延长，心血管疾病、糖尿病患者应慎用。

三、抗焦虑症药

焦虑是一种恐惧紧张的情绪，是多种精神病的常见症状。轻度焦虑不需药物治疗，而严重的焦虑称为焦虑症，是一种以急性焦虑反复发作为特征的神经症，除表现不同程度的紧张、忧虑、恐惧、不安、失眠等精神症状外，尚伴有躯体症状，如头昏、头痛、肌肉酸痛、手颤抖、心悸、出冷汗、消化不良等自主神经功能紊乱。

临床目前常用的抗焦虑药有苯二氮䓬类中的地西泮、奥沙西泮、劳拉西泮，抗抑郁药以及阿普唑仑、巴比妥类等镇静催眠药。除此之外，还有 5－HT 受体部分激动剂丁螺环酮（buspirone），可作用于 5－HT 能神经元突触前膜的 5－HT 受体，抑制 5－HT 的释放而产生抗焦虑作用。不良反应少，无显著镇静催眠作用。

小结

抗精神失常药中抗精神病常用药物有吩噻嗪类，氯丙嗪是其代表，对精神分裂症、躁狂症、躁狂抑郁症中的躁狂状态有显著疗效，不易产生耐受，还有降温、镇吐、安定催眠等多种药理作用。新型药物如奥兰扎平、利培酮，对精神分裂症疗效好，对锥体外系不良反应轻微，其他不良反应也少。除抗精神分裂症药物氯丙嗪、氟哌啶醇抗躁狂疗效好、作用快以外，碳酸锂抗躁狂症作用肯定，但不良反应多且重，治疗指数低。三环类抗抑郁症药如丙米嗪等抗抑郁作用较强，对各种抑郁症都有效。抗焦虑症药主要应用苯二氮䓬类药物。

思考题

1. 氯丙嗪对中枢神经系统的作用有哪些？有哪些重要不良反应？处理对策是什么？

2. 氯丙嗪过量或中毒所致血压下降，为什么不能用肾上腺素治疗？

3. 抗精神失常药中常用抗精神分裂症、抗躁狂症药物有哪些？抗抑郁症药物有哪些？

第十四章　镇痛药

疼痛是许多疾病的常见症状，是机体受到伤害性刺激产生的一种防御性反应，是伤害性刺激通过传入神经将冲动传至中枢，经大脑皮质综合分析产生的一种感觉。剧烈疼痛不仅给患者带来痛苦和紧张不安，而且还会导致生理功能的紊乱，引起失眠，甚至诱发休克而危及生命。镇痛药不仅能解除病痛，防止休克的发生，同时还可缓解疼痛引起的紧张、不安情绪。但疼痛的部位及性质是诊断疾病的重要依据，未确诊前不宜轻易使用镇痛药，以免掩盖病情，延误疾病的诊断及治疗。

镇痛药是一类主要作用于中枢神经系统，在意识清醒的情况下能选择性消除或缓解疼痛而不影响其他感觉的药物。但绝大多数镇痛药反复应用后易成瘾，产生身体依赖性，故又称成瘾性镇痛药。本类药物属麻醉药品管理范畴，应按照国务院颁布的《麻醉药品管理办法》严格管理和使用。

目前，临床应用的镇痛药可分为阿片生物碱类镇痛药、人工合成镇痛药及其他镇痛药三类。

第一节　阿片生物碱类

阿片（opium）是罂粟科植物罂粟未成熟蒴果浆汁的干燥物，含有 20 多种生物碱；根据化学结构不同，分为菲类和异喹啉类。菲类以吗啡为代表，具有镇痛、镇咳作用；异喹啉类以罂粟碱为代表，具有松弛平滑肌、舒张血管的作用。

吗啡（morphine）

【体内过程】本品口服吸收快，但首关消除明显，生物利用度低，故常采用皮下或肌注，作用维持 4 ~ 5 小时。游离型吗啡迅速分布于全身，以肺、肝、肾等组织浓度最高，大约 1/3 与血浆蛋白结合。本品脂溶性低，仅有少量透过血脑屏障，但足以发挥药理作用。吗啡也可通过胎盘进入胎儿体内。主要在肝内与葡萄糖醛酸结合或脱甲基成为去甲吗啡，绝大多数经肾排泄，少量经胆汁及乳汁排泄，$t_{1/2}$为 2 ~ 3 小时。

【药理作用】吗啡主要作用于中枢神经系统、心血管系统及胃肠道平滑肌。

1. 中枢神经系统

(1) 镇痛、镇静：吗啡具有强大的镇痛作用，对各种疼痛均有效，其中对慢性持续性钝痛效果强于间断性锐痛。皮下注射 5～10mg 能明显消除或减轻疼痛。本品选择性高，在镇痛时意识清醒，其他感觉如：触、视、听觉等不受影响，镇痛作用可持续 4～5 小时。同时吗啡具有明显的镇静作用，能消除疼痛引起的紧张、焦虑和恐惧等情绪反应，提高机体对疼痛的耐受性。患者在安静环境中易入睡，但睡眠浅易唤醒，部分病人可产生欣快感，这也是患者反复追求用药而导致成瘾的原因之一。

(2) 镇咳：吗啡可抑制咳嗽中枢，产生强大的镇咳作用，对各种剧烈咳嗽均有良好的疗效，但容易成瘾，临床常用可待因替代。

(3) 抑制呼吸：吗啡对呼吸中枢有很强的选择性抑制作用，治疗量即可抑制呼吸中枢，使呼吸频率减慢，肺潮气量降低、每分通气量减少。随着剂量增加，呼吸抑制作用加深，中毒剂量时呼吸极度抑制，呼吸频率可减少至每分钟 3～4 次，这与吗啡降低呼吸中枢对 CO_2 的敏感性及抑制呼吸调节中枢有关。呼吸抑制是吗啡中毒致死的主要原因。

(4) 其他：吗啡具有催吐作用，这与刺激延髓催吐化学感受区（CTZ）DA 受体有关，可用氯丙嗪和纳洛酮对抗；吗啡可与中脑盖前核阿片受体结合，兴奋动眼神经缩瞳核，引起瞳孔极度缩小，针尖样瞳孔为吗啡中毒的明显特征。

2. 心血管系统　治疗量吗啡对心率、节律及心肌收缩力无影响，但能扩张血管，引起体位性低血压。这是吗啡激动阿片受体，抑制血管运动中枢，降低中枢交感张力和促进组胺释放，使外周血管扩张所致。另外，吗啡抑制呼吸，使 CO_2 蓄积，引起脑血管扩张，颅内压升高，故颅内高压者禁用。

3. 平滑肌

(1) 胃肠道平滑肌：吗啡能提高胃肠道平滑肌及其括约肌张力，使胃排空延缓，肠推进性蠕动减弱；抑制胃、肠、胰液及胆汁的分泌，延迟食物消化；抑制中枢作用使便意迟钝，因此肠内容物推进受阻，导致便秘。

(2) 胆道平滑肌：治疗量吗啡可使胆道平滑肌和奥狄括约肌痉挛性收缩，胆汁排空受阻，胆囊内压上升，引起腹部不适，甚至诱发胆绞痛。

(3) 其他：吗啡可提高输尿管平滑肌和膀胱括约肌张力，引起排尿困难，导致尿潴留；大剂量吗啡收缩支气管平滑肌，诱发或加重哮喘，可能与其促进柱状细胞组胺的释放有关；还可对抗催产素对子宫的兴奋作用，使产程延长，故产妇禁用。

【作用机制】镇痛药吗啡激动中枢神经系统的阿片受体，产生中枢性镇痛作用。在生理情况下，体内存在着由内阿片肽（脑啡肽）和阿片受体等组成的

“抗痛系统”，维持正常痛阈。镇痛药吗啡等与痛觉感受神经末梢突触前膜上的阿片受体结合，兴奋该受体，使兴奋性神经递质P物质释放减少；同时与突触后膜上的阿片受体结合，使突触后膜超极化，最终干扰痛觉冲动的传导，产生中枢性镇痛作用（图14－1）。

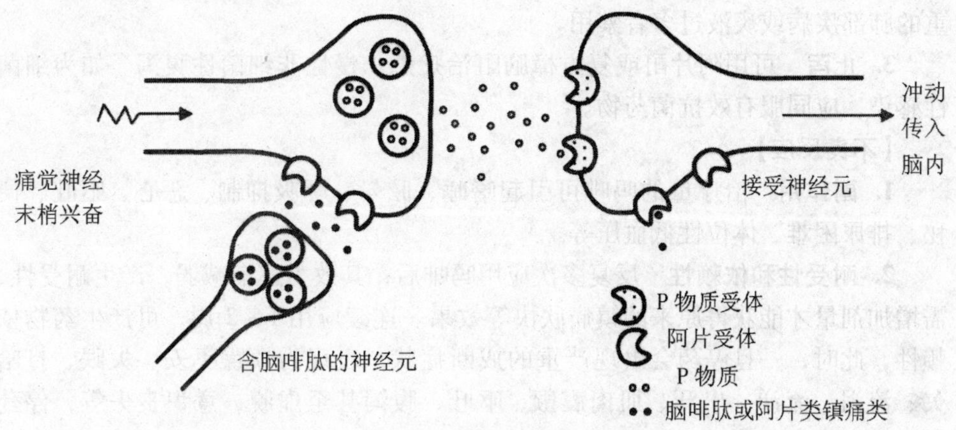

图14－1　含脑啡肽的神经元和吗啡类镇痛药作用示意图

在中枢神经系统内，阿片受体有μ、κ、δ、σ四种亚型，激动不同部位的阿片受体，产生不同的作用。在丘脑内侧、脊髓罗氏胶质区、脑室和导水管周围的阿片受体与痛刺激的传入、痛觉的整合及感受有关；边缘系统与蓝板核的阿片受体和情绪、精神活动有关；中脑盖前核的阿片受体与缩瞳有关；延脑孤束核的阿片受体和镇咳、呼吸抑制、外周交感活性降低、胃液分泌有关；脑干极后区、孤束核、迷走神经背核和肠肌中的阿片受体则与吗啡对肠胃活动的影响有关。

【临床应用】

1. 急性锐痛　吗啡对锐痛、钝痛和内脏绞痛均有效，但连续应用易成瘾，故主要用于其他镇痛药无效时的急性锐痛，如严重创伤、骨折、烧伤和癌症晚期锐痛等。也可用于血压正常的心肌梗死引起的剧烈疼痛，除缓解疼痛及减轻焦虑外，其扩张血管作用可减轻患者心脏负荷。对内脏平滑肌痉挛所致的胆绞痛、肾绞痛宜用哌替啶合用阿托品治疗。对于癌症止痛可遵照三级止痛原则：先选用以阿司匹林为主的解热镇痛抗炎药，若无效可选用较弱的阿片类药物，如可待因、曲马朵等，最后使用强效阿片类药物，如吗啡、哌替啶、美沙酮等。剂量应个体化，多选择口服用药，并按时定量给药，必要时可加辅助药如解痉药等。

2. 心源性哮喘　由于急性左心衰竭而突发急性肺水肿，引起肺换气功能障碍，使CO_2潴留，刺激呼吸中枢，引起急促浅表的呼吸，称心源性哮喘。除采用速效强心苷、氨茶碱和吸氧外，静脉注射吗啡可迅速缓解患者的气促和窒息感，促进肺水肿的吸收，产生良好疗效。其机制是：①扩张外周血管，降低外周阻力，减少回心血量，减轻心脏前、后负荷，有利于消除肺水肿；②降低呼吸中枢对CO_2的敏感性，减弱过度反射性呼吸兴奋，使急促浅表的呼吸得以缓解；③镇静作用可消除患者的焦虑、恐惧情绪，减少耗氧量。但伴有昏迷、休克、严重的肺部疾病或痰液过多者禁用。

3. 止泻 可用阿片酊或复方樟脑酊治疗急、慢性非细菌性腹泻。如为细菌性感染，应同服有效抗菌药物。

【不良反应】

1. 副作用 治疗量的吗啡可引起嗜睡、眩晕、呼吸抑制、恶心、呕吐、便秘、排尿困难、体位性低血压等。

2. 耐受性和依赖性 反复多次应用吗啡后，其效力逐渐减弱，产生耐受性，需增加剂量才能获得原来的镇痛欣快等效果。连续应用1～2周，可产生药物依赖性，此时，一旦停药会出现严重的戒断症状，表现为烦躁不安、失眠、打哈欠、流泪、流涕、出汗、肌肉震颤、呕吐、腹泻甚至虚脱、意识丧失等，停药36～48小时最严重，经过5～10日逐渐消退，随后出现可持续6个月的迟发性戒断症状，如血压下降、体温升高、心率减慢、自主神经功能失调及感觉异常。同时伴有衰弱、无力、孤独、失落感及工作效率下降等自觉感受。成瘾者为了减轻痛苦并获得应用吗啡的欣快感，常不择手段获取此类药物，称强迫性觅药行为，可造成极大的社会危害，故需严格按照国家《麻醉药品管理办法》来使用此类药品，控制用药指征、用量和疗程，防止成瘾。

3. 急性中毒 用量过大可致急性中毒，表现为昏迷、瞳孔极度缩小呈针尖样、呼吸深度抑制三大特征，还常伴有发绀、尿少、体温及血压下降、甚至休克等，最终可因呼吸麻痹而死亡。需立即人工呼吸、适量吸氧、静脉注射阿片受体阻断药及呼吸中枢兴奋药尼可刹米等抢救。

【禁忌证】

1. 诊断未明的急性腹痛禁用。

2. 因吗啡能通过胎盘或乳汁进入胎儿或婴儿体内而抑制呼吸，同时能对抗缩宫素对子宫的兴奋作用而延长产程，分娩止痛和哺乳妇止痛禁用；新生儿和早产儿禁用。

3. 由于吗啡抑制呼吸中枢及咳嗽反射，释放组胺收缩支气管，诱发或加重哮喘，支气管哮喘和肺心病患者禁用。

4. 因吗啡可扩张脑血管，升高颅内压，故颅脑损伤致颅内压增高的患者禁用；肝功能严重减退的患者禁用。

【药物相互作用】 吗啡能加强其他中枢抑制药的中枢抑制作用，应尽量避免合用；吗啡也不宜与阿片受体部分激动药如喷他佐辛合用，以免镇痛作用相互拮抗，并诱发戒断症状。

可待因（codeine，甲基吗啡）

本品口服易吸收，本身并无药理活性，在体内约有10%脱甲基后转变为吗啡产生作用。$t_{1/2}$为3～4小时。其特点是：镇痛作用约为吗啡的1/12～1/10，持续时间4～5小时；镇咳作用为吗啡的1/4；镇静作用不明显，成瘾性、抑制呼吸等作用均较吗啡弱；临床主要用于中等程度的疼痛及无痰的剧烈干咳。

第二节　人工合成镇痛药

一、阿片受体激动药

吗啡有很强的镇痛作用，但易产生呼吸抑制和成瘾性，限制了它的广泛应用。因此，人工合成了一些镇痛作用较强、依赖性较轻的吗啡代用品如哌替啶、芬太尼、美沙酮等。

哌替啶（pethidine，度冷丁）

【体内过程】本品口服易吸收，生物利用度为52%；皮下或肌注吸收迅速、起效快，故临床常注射给药。大部分在肝代谢为哌替啶酸和去甲哌替啶，后者有中枢兴奋作用，其中毒时发生惊厥与此相关。主要自肾排泄，少量自乳汁排泄。哌替啶 $t_{1/2}$约3小时，血浆蛋白结合率约60%。

【药理作用】

1. 镇痛、镇静　哌替啶可激动中枢阿片受体产生镇痛、镇静作用，镇痛作用约为吗啡的1/10，注射后10分钟奏效，持续时间为2～4小时，少数患者出现欣快感。

2. 抑制呼吸　与吗啡在等效镇痛剂量（哌替啶100mg相当于吗啡10mg）时，呼吸抑制相等，但持续时间较短。

3. 心血管系统　可引起体位性低血压；对心脏有正性肌力作用；抑制血管运动中枢及促进组胺释放，引起血管扩张。

4. 兴奋平滑肌　哌替啶对内脏平滑肌的作用与吗啡相似，但较弱、持续时间短，不引起便秘；兴奋胆道括约肌，升高胆内压，但比吗啡作用弱；治疗量对支气管平滑肌无影响；不对抗缩宫素对子宫的兴奋作用，不延长产程。

【临床应用】

1. 各种剧烈疼痛 临床取代吗啡用于各种剧烈疼痛，如创伤性疼痛、术后疼痛、内脏绞痛和晚期癌痛等。胆绞痛、肾绞痛需合用阿托品。可用于分娩止痛，但临产前4小时内不宜使用。

2. 心源性哮喘 可替代吗啡用于心源性哮喘的辅助治疗。

3. 麻醉前给药 改善患者术前紧张、焦虑、恐惧等情绪，减少麻醉药用量和缩短诱导期。

4. 人工冬眠 哌替啶可与氯丙嗪、异丙嗪组成冬眠合剂，用于人工冬眠疗法。但对年老体弱者、婴幼儿及呼吸功能不全者不宜加入哌替啶，以免抑制呼吸。

【不良反应】治疗量可引起眩晕、出汗、恶心、呕吐、心悸和体位性低血压。连用1周可产生耐受性，连用2周可产生药物依赖性，均较吗啡轻，仍需控制使用。急性中毒可出现昏迷、呼吸抑制、肌肉痉挛、反射亢进和类似阿托品的中毒症状，如瞳孔散大、心率加快、震颤甚至惊厥等，除应用阿片受体阻断剂外，还可合用抗惊厥药抢救。禁忌证与吗啡相似。

【药物相互作用】本药与单胺氧化酶抑制剂（MAOI）合用可引起高热、多汗、惊厥、昏迷甚至死亡；氯丙嗪、异丙嗪、三环类抗抑郁药可加重哌替啶的呼吸抑制作用；与巴比妥类合用时，也使催眠及呼吸抑制作用增强。

芬太尼（fentanyl）

芬太尼为短效、强效镇痛药。其镇痛作用强，为吗啡的100倍；起效快，作用时间短，肌注后15分钟显效，持续1~2小时。主要用于各种剧痛、静脉复合麻醉、神经安定镇痛术和麻醉前给药，常与氟哌利多组成“氟芬合剂”，用于神经安定镇痛。不良反应有眩晕、恶心、呕吐和胆绞痛，耐受性和药物依赖性发生较慢。禁用于支气管哮喘、脑部肿瘤、颅脑损伤致昏迷者及2岁以下小儿。

美沙酮（methadone，美散酮）

本品为强效镇痛药。口服和注射同样有效，口服生物利用度高；镇痛作用强度和持续时间与吗啡相当。镇静、欣快、抑制呼吸和引起便秘均较吗啡轻。耐受性和药物依赖性发生较慢，戒断症状轻。适用于创伤、手术和晚期癌症等所致的剧痛，也用于缓解吗啡或毒品海洛因的戒断症状。禁用于呼吸功能不全者、婴幼儿及临产妇。

布桂嗪（bucinnazine，强痛定）

本品为一类精神药品。镇痛作用强度为吗啡的1/3，可持续3~6小时，对皮肤黏膜和运动器官的疼痛效果明显，对内脏疼痛效果差。临床上常用于偏头痛、三叉神经痛、炎症性和外伤性疼痛、痛经及癌症疼痛，偶有恶心、头晕、困倦等神经系统反应，停药后可消失。个别患者出现身体依赖性，宜慎用。

曲马朵（tramadol，曲马多）

本品为阿片受体激动药。镇痛作用强度为吗啡的1/3，镇咳效力为可待因的1/2，治疗剂量不抑制呼吸，不产生便秘，也不影响心血管功能。适用于中、重度急慢性疼痛，如手术、创伤、分娩和晚期肿瘤疼痛等。长期应用也可产生耐受性和依赖性，可见眩晕、恶心、口干等，心、肝、肾功能不全、孕妇、哺乳期妇女应慎用。

二、阿片受体部分激动药

本类药物小剂量或单独应用时可激动某些阿片受体，大剂量或与阿片受体激动药合用时又可阻断阿片受体，常用的有喷他佐辛、丁丙诺啡等。

喷他佐辛（pentazocine，镇痛新）

【体内过程】 口服和注射均易吸收，但口服首关消除显著，肝脏破坏80%以上，生物利用度低。肌内注射0.25～1小时达峰值。$t_{1/2}$为4～5小时，可通过胎盘屏障，主要在肝中代谢，代谢速率个体差异较大，这可能是它镇痛作用个体差异大的原因。大多以代谢物的形式、少量以原形经肾脏排泄。

【药理作用】 喷他佐辛为阿片受体部分激动药。镇痛作用强度为吗啡的1/3，常用量为30mg，呼吸抑制作用为吗啡的1/2。对胃肠道平滑肌作用和胆道平滑肌的兴奋作用较吗啡弱，不引起便秘，胆道内压力升高不明显。心血管作用和吗啡不同，大剂量可升高血压，加快心率，这与喷他佐辛能提高血浆中的肾上腺素和去甲肾上腺素水平有关；不易产生药物依赖性，已列入非麻醉药品管理范畴。

【临床应用】 主要用于各种慢性疼痛，也用于术后和产科止痛。对剧痛的止痛效果不如吗啡，口服可减少不良反应的发生。

【不良反应】 常见嗜睡、眩晕、出汗、轻微头痛等。偶可引起焦虑、噩梦、幻觉，甚至惊厥等。大剂量可引起血压升高、心率加快等，剂量过大可致呼吸抑制，可采用纳洛酮对抗。反复使用仍有产生依赖性的倾向。

布托啡诺（butorphanol）

本品为阿片受体部分激动药。首关消除明显，生物利用度低，肌内注射吸收迅速而完全，作用持续4～6小时。镇痛作用和呼吸抑制作用为吗啡的3.5～7倍。可增加外周血管阻力及肺血管阻力。主要用于中、重度疼痛，如术后、外伤、癌症疼痛、胆绞痛和肾绞痛等。常见不良反应有镇静、乏力和出汗，长期应用可产生依赖性。

丁丙诺啡（buprenorphine，叔丁啡）

本品为阿片受体部分激动药。口服吸收良好，但起效慢，维持时间较长，达6~8小时，舌下给药与肌内注射同样有效。镇痛作用强，为吗啡的25倍，药物依赖性较吗啡弱。主要用于中、重度疼痛，如创伤、癌症、胆绞痛、肾绞痛和心肌梗死止痛，也用于辅助麻醉和阿片类成瘾的脱毒治疗。常见不良反应有嗜睡、恶心、呕吐、出汗及眩晕等，应按麻醉药品管理有关规定使用。

纳布啡（nalbuphine，纳丁啡）

本品为阿片受体部分激动药。口服首关消除明显，生物利用度低，常注射给药。镇痛作用和持续时间似吗啡，或稍弱，呼吸抑制作用较轻。主要用于中、重度疼痛，如创伤、癌症和心肌梗死止痛等。不良反应有嗜睡、恶心、呕吐、多汗、口干及眩晕等。纳布啡可诱发戒断症状。对头部损伤和呼吸功能紊乱者禁用，年老体弱、6岁以下儿童、孕妇及哺乳期妇女慎用。

第三节　其他类镇痛药

本类镇痛药的作用机制和阿片受体无关，镇痛作用较弱，不抑制呼吸，无药物依赖性，故又称为非依赖性镇痛药，常用的有颅痛定。

颅痛定（rotundine，罗通定）

本品口服吸收良好，镇痛作用强度介于中枢性镇痛药与解热镇痛药之间，并具有镇静催眠作用，其镇痛作用与脑内阿片受体无关。对慢性持续性钝痛效果好，对创伤或术后痛效果差。临床用于治疗胃肠和肝胆系统疾病所致的钝痛，亦可用于一般性头痛、脑震荡后头痛、痛经、分娩痛和疼痛性失眠。治疗量不抑制呼吸，也无药物依赖性，大剂量可抑制呼吸。常用镇痛药作用特点比较见表14－1。

表14－1　常用镇痛药作用特点比较

药物	镇痛强度	作用维持时间（h）	镇静	镇咳	呼吸抑制	成瘾性
吗啡	+++	4~5	+++	+++	+++	+++
可待因	+	4~6	+	++	+	+
哌替啶	++	2~4	++	－	+	++
芬太尼	+++	1~2	++	－	++	+
美沙酮	+++	4~6以上	++	++	+~++	+

（续表）

药物	镇痛强度	作用维持时间（h）	镇静	镇咳	呼吸抑制	成瘾性
喷他佐辛	++	2~3	+	−	±	±
颅痛定	+	2~5	++	−	±	−

注："+"，"−"表示作用强弱

【附】阿片受体拮抗药

本类药物化学结构与吗啡相似，与阿片受体有很强的亲和力，却几乎无内在活性，竞争阿片受体，阻断吗啡所有的作用，故称为阿片受体阻断药。常用药物有纳洛酮和纳曲酮。

纳洛酮（naloxone）

纳洛酮的化学结构与吗啡相似，能选择性与阿片受体结合，本身无明显药理活性。口服易吸收，首关消除明显，故常采用静脉给药。正常人注射12mg后，不出现任何症状；但吗啡中毒者，注射小剂量（0.4~0.8mg）即能迅速翻转吗啡的作用，可在1~2分钟内解除吗啡中毒症状，使血压回升，呼吸频率增加，使昏迷者苏醒；对吗啡类产生依赖性者，可迅速诱发戒断症状。临床主要用于：抢救吗啡类药物中毒，诊断阿片类药物依赖性，试用于昏迷、休克的治疗，用于乙醇中毒的解救。不良反应少，大剂量偶见轻度烦躁不安。

纳曲酮（naltrexone）

本品化学结构与纳洛酮相似，但生物利用度高达50%~60%，作用强度是纳洛酮的2倍，作用持续时间长达24小时以上。主要用于对阿片类药物或海洛因等毒品产生依赖性的患者，可显著降低其复吸率。

小　结

镇痛药主要通过激动丘脑、脑室、导水管周围灰质及罗氏脊髓胶质区的阿片受体，产生强大的镇痛作用。临床常用于消除或缓解因严重创伤、手术、烧伤等引起的急性锐痛和晚期癌症的持续性疼痛。吗啡是阿片生物碱类麻醉性镇痛药的代表，其镇痛作用强，抑制呼吸明显，药物依赖性突出，临床多以哌替啶代替吗啡。大剂量应用本类药物产生急性中毒，可用阿片受体阻断剂纳洛酮解救。本类药物的最大危害是药物依赖性，必须按照有关的麻醉药品管理规定正确使用和保管。颅痛定为非麻醉性镇痛药，主要用于胃肠和肝胆系统疾病所致的慢性钝痛。

思 考 题

1. 简述吗啡的主要药理作用和作用机制。
2. 哌替啶治疗心源性哮喘的药理学基础是什么？
3. 比较吗啡和哌替啶的药理作用、临床应用及不良反应。
4. 为什么吗啡可用于心源性哮喘而禁用于支气管哮喘？

第十五章　解热镇痛抗炎药

解热镇痛抗炎药是一类具有解热、镇痛，大多数还有抗炎、抗风湿作用的药物。由于其化学结构不含甾环，有别于糖皮质激素（甾体抗炎药），故又称非甾体抗炎药。阿司匹林是本类药物的代表，故此类药物也称为阿司匹林类药物。本类药物的共同作用基础是抑制体内前列腺素（prostaglandin，PG）的生物合成（图 15-1）。

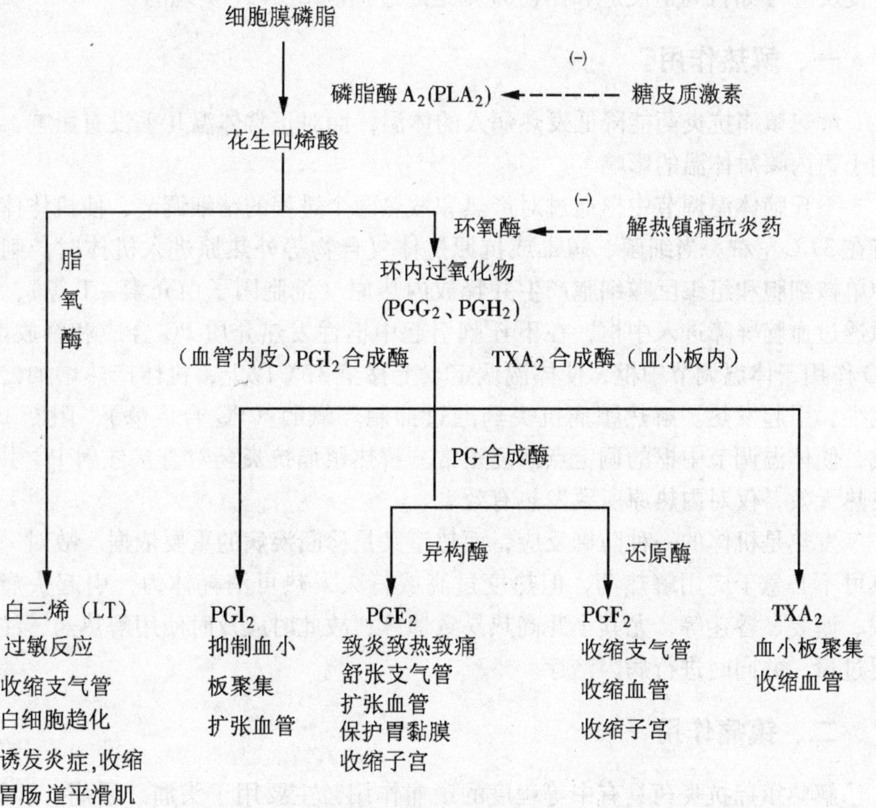

图 15-1　前列腺素的生物合成

第一节　解热镇痛抗炎药的基本作用

前列腺素是体内生物活性物质，可参与多种生理、病理过程，如炎症、发热、疼痛、凝血、胃酸分泌和平滑肌的舒张及收缩等。解热镇痛抗炎药通过抑制环氧酶（COX，PG 合成酶）而抑制 PG 的生物合成。环氧酶有 COX-1 和 COX-2 两种同工酶。COX-1 为结构型，主要存在于血管、胃、肾等组织中，参与调节外周血管阻力、调节血小板聚集、保护胃黏膜及调节肾血流量的分布。COX-2 为诱导型，多种损伤因子及细胞因子可诱导其表达，参与炎症、发热、疼痛等病理过程。非甾体抗炎药的解热、镇痛、抗炎、抗风湿与其抑制 COX-2 有关；而不良反应（如胃肠道反应和出血）则是通过抑制 COX-1 实现的。

一、解热作用

解热镇痛抗炎药能降低发热病人的体温，而对正常体温几乎没有影响，这有别于氯丙嗪对体温的影响。

下丘脑体温调节中枢通过对产热和散热两个过程的精细调节，使机体体温维持在 37℃左右。当细菌、病毒或抗原抗体复合物等外热原进入机体时，刺激血中单核细胞和组织巨噬细胞产生并释放内热原（细胞因子白介素 -1 等），内热原透过血脑屏障进入中枢，在下丘脑引起中枢性发热介质 PG 合成和释放增加，PG 作用于体温调节中枢，使体温调定点上移至 37℃以上，机体产热增加，散热减少，引起发热。解热镇痛抗炎药通过抑制环氧酶（PG 合成酶），阻断 PG 合成，使体温调节中枢的调定点恢复正常。解热镇痛抗炎药对直接注射 PG 引起的发热无效，仅对内热原所致发热有效。

发热是机体的一种防御反应，而热型又是诊断疾病的重要依据。故对一般发热可不必急于应用解热药，但热度过高或持久发热可消耗体力，引起头痛、失眠、谵妄、昏迷等，尤其小儿高热易致惊厥，故此时应及时使用解热药，注意不要过量，并同时进行病因治疗。

二、镇痛作用

解热镇痛抗炎药具有中等程度的镇痛作用，主要用于头痛、牙痛、神经痛、肌肉痛、关节痛、月经痛等慢性钝痛，对严重创伤性剧痛和内脏平滑肌绞痛无效。长期应用一般不产生耐受性和依赖性，也不抑制呼吸。

当组织发炎或损伤时，局部产生并释放某些致痛、致炎物质，如缓激肽、

PG和组胺等，作用于痛觉感受器，产生疼痛。PG除有致痛作用外，还能提高痛觉感受器对缓激肽等致痛物质的敏感性，对疼痛产生增敏放大作用。解热镇痛抗炎药通过抑制外周或中枢PG的合成，降低PG对痛觉感受器的刺激，从而减轻疼痛。

三、抗炎、抗风湿作用

除苯胺类（非那西丁和对乙酰氨基酚）外，大多数解热镇痛抗炎药都具有抗炎、抗风湿作用。主要用于风湿热、风湿性关节炎和类风湿性关节炎的对症治疗，不能根除病因，也不能完全阻止炎症的发展和并发症的发生。

PG是参与炎症反应的重要活性物质，可使局部血管扩张，毛细血管通透性和白细胞的趋化性增加，引起局部充血、水肿和疼痛；还可协同和增强其他致炎物质如缓激肽、组胺等的致炎作用。解热镇痛抗炎药能抑制炎症反应时PG合成，使炎症减轻，有效缓解炎症的红、肿、热、痛等症状。

第二节 常用解热镇痛抗炎药

解热镇痛抗炎药按其化学结构不同，可分为水杨酸类、苯胺类、吡唑酮类及其他有机酸类。

一、水杨酸类

水杨酸类药物包括阿司匹林和水杨酸钠，后者刺激性大，仅作外用，临床常用阿司匹林。

阿司匹林（aspirin，乙酰水杨酸）

【体内过程】阿司匹林口服后小部分在胃、大部分在小肠吸收，约1～2小时血药浓度达峰值。吸收后迅速被胃黏膜、血浆、红细胞和肝脏中的酯酶水解成乙酸和水杨酸，后者以盐的形式存在。水杨酸盐与血浆蛋白结合率为80%～90%，游离型水杨酸盐可分布于全身组织包括关节腔、脑脊液、乳汁，也可通过胎盘屏障进入胎儿体内。主要经肝脏代谢，$t_{1/2}$为2～3小时，但肝脏的代谢能力有限。当阿司匹林口服剂量小于1g时，按一级动力学消除，$t_{1/2}$约为2～3小时；若用量大于1g，则按零级动力学消除，$t_{1/2}$延长为15～30小时。大部分以代谢物形式而少部分以水杨酸盐形式经肾脏随尿液排出。尿液pH值可影响水杨酸盐的排泄速度，尿液呈碱性时，水杨酸盐解离增多，重吸收减少，排出增多；尿液呈酸性则相反，排出明显减少。故当阿司匹林严重中毒时，可碱化尿液加速其排泄。

【药理作用及应用】

1. 解热镇痛 阿司匹林有较强的解热、镇痛作用，常与其他药物组成复方制剂，用于感冒发热、头痛、牙痛、神经痛、肌肉痛、关节痛、月经痛等慢性钝痛，也是治疗癌症疼痛的代表性药物。

2. 抗炎、抗风湿 抗风湿疗效与剂量成正相关，阿司匹林每日口服3～5g，接近最大耐受量，产生较强的抗炎、抗风湿作用。急性风湿热疗效迅速可靠，可使患者于用药后24～48小时内退热，关节红肿和疼痛明显缓解，血沉减慢，故可作为急性风湿热的鉴别诊断依据。对类风湿性关节炎可迅速镇痛，消退关节炎症，减轻关节损伤，目前仍为治疗风湿性关节炎和类风湿性关节炎的首选药。

3. 抑制血小板聚集，防止血栓形成 血小板受到各种聚集诱导剂刺激时，磷脂酶活化，血小板膜磷脂在磷脂酶作用下生成花生四烯酸，后者在环氧酶（COX）作用下，生成不稳定的环内过氧化物（PGG_2、PGH_2），进而在血栓素A_2合成酶作用下生成血栓素A_2。它有很强的血小板聚集和收缩血管作用，促进血栓形成。阿司匹林的作用与剂量和组织敏感性有关，小剂量（50～100mg）即可抑制血小板中的PG合成酶，使TXA_2生成减少，从而抑制血小板聚集，防止血栓形成。大剂量（>300mg/d）抑制动脉壁中的PG合成酶，减少前列环素（PGI_2，是TXA_2的生理性拮抗剂）合成，促进血栓形成。因此，小剂量阿司匹林用于治疗缺血性心脏病如稳定型、不稳定型心绞痛及进展型心肌梗死，可降低病死率和再梗死率；亦用于血栓性疾病如脑血栓、血管成形术和旁路移植术等的预防。

4. 其他 阿司匹林少量自胆道排出，可降低胆道内pH值，促使胆道括约肌松弛，有利于胆道蛔虫排出，可治疗胆道蛔虫病。大剂量阿司匹林可促进尿酸排泄，也可用于急性痛风的治疗。

【不良反应】短期应用不良反应较轻，大剂量长期应用不良反应多且较重。

1. 胃肠道反应 为最常见的不良反应。表现为上腹不适、恶心、呕吐；长期大剂量抗风湿应用时，可诱发或加重胃溃疡，甚至引起无痛性胃出血。原因可能与直接刺激局部胃黏膜细胞，较大剂量刺激延髓催吐化学感受区（CTZ）及抑制胃壁组织COX－1生成前列腺素（如PGE_2）有关。采用饭后服药、服用肠溶片、同服抗酸药可减轻或避免上述反应；合用PGE_1的衍生物米索前列醇可减少溃疡的发生率，胃溃疡患者慎用或禁用。

2. 凝血功能障碍 治疗量抑制血小板聚集，使出血时间延长。大剂量（5g/d以上）或长期服用，可抑制凝血酶原的形成，引起低凝血酶原血症，可用维生素K预防。严重肝功能损害、低凝血酶原血症、血友病、维生素K缺乏、产妇和孕妇等禁用，术前1周也应停用阿司匹林。

3. 水杨酸反应 当阿司匹林用量过大（5g/d）时，可出现头痛、眩晕、恶心、呕吐、耳鸣、视力及听力减退等，统称为水杨酸反应。严重者可出现高热、过度呼吸、酸碱平衡失调、甚至精神错乱、谵妄而危及生命。一旦发生应立即停药，并静脉滴注碳酸氢钠溶液以碱化尿液，加速水杨酸盐的排泄。

4. 过敏反应 少数病人可出现荨麻疹、血管神经性水肿及过敏性休克。某些哮喘患者服用阿司匹林或其他解热镇痛抗炎药后可诱发哮喘，称为"阿司匹林哮喘"，严重者可引起死亡。"阿司匹林哮喘"是由于阿司匹林抑制PG合成酶，使PG合成受阻，而导致脂氧酶促进途径的白三烯合成增多，当白三烯等内源性支气管收缩物质占优势时，可引起支气管痉挛，诱发哮喘。糖皮质激素雾化吸入有效，肾上腺素仅部分对抗。哮喘、慢性荨麻疹和鼻息肉患者禁用本品。

5. 瑞夷综合征（Reye's syndrome） 青少年病毒性感染（如流感、流行性腮腺炎、水痘等）服用阿司匹林，偶可引起急性肝脂肪变性-脑病综合征（瑞夷综合征）。表现短暂发热、惊厥或频繁呕吐、颅内压升高、昏迷、一过性肝功能异常等，尤以肝衰竭合并脑病最为严重，此症虽少见，但预后较差。故青少年病毒性感染应慎用或禁用。

【药物相互作用】 阿司匹林与香豆素类抗凝血药、磺酰脲类降血糖药等竞争血浆蛋白结合位点，增强这些药物的作用和毒性。与甲氨蝶呤、青霉素、呋塞米等药物合用，减少后者自肾小管分泌，造成蓄积性中毒。

其他水杨酸类解热镇痛抗炎药见表15-1。

表15-1 其他水杨酸类解热镇痛抗炎药

药名	作用特点	临床应用
赖氨匹林（aspirin-dllysine）	作用和阿司匹林相似。易溶于水，可肌内注射或静脉注射	适用于感冒发热、呼吸道感染等引起的发热和关节痛、神经痛、术后痛等
精氨匹林（arginine aspirin）	作用和阿司匹林相似。易溶于水，可肌内注射，宜用于儿童	适用于发热、头痛、神经痛等慢性钝痛和风湿、类风湿性关节炎等引起的发热和疼痛

二、苯胺类

包括非那西丁和对乙酰氨基酚，前者毒性较大，已不再单独使用，临床常用对乙酰氨基酚。

对乙酰氨基酚（acetaminophen，扑热息痛）

【体内过程】 本品口服易吸收，0.5～1小时血药浓度达峰值，$t_{1/2}$为2～3小时。95%在肝内与葡萄糖醛酸或硫酸结合后经肾排泄，5%经羟化转化为对肝脏有毒性的代谢产物，其中对氨基苯乙醚的羟化物可引起高铁血红蛋白血症和溶血性贫血。

【药理作用及应用】 对乙酰氨基酚抑制中枢 PG 合成酶作用强，抑制外周 PG 合成酶作用弱（这可能是 COX-1、COX-2 两种同工酶的敏感性不同所致），故解热镇痛作用与阿司匹林相似，几乎无抗炎、抗风湿作用。起效缓慢而作用持久，常用于感冒发热、头痛、牙痛、神经痛、肌肉痛和消化性溃疡、阿司匹林哮喘等阿司匹林不能耐受或过敏的病人。

【不良反应】 治疗量不良反应较少，常见恶心、呕吐，但较轻；偶见药热、皮疹等过敏反应；长期大剂量使用可致肾毒性，如肾乳头坏死和慢性间质性肾炎等；过量中毒可引起肝坏死。

三、吡唑酮类

保泰松（phenylbutazone）和羟基保泰松（oxyphenbutazone）

保泰松抗炎、抗风湿作用强，而解热镇痛作用较弱，主要用于风湿性关节炎、类风湿性关节炎和强直性脊椎炎的治疗，对急性进展期疗效好。较大剂量可促进尿酸的排泄，用于治疗急性痛风。不良反应较多，已少用。常见胃肠道反应、过敏反应，久用可出现水钠潴留，偶见甲状腺肿大和黏液性水肿，大剂量可引起肝、肾损害，溃疡病、高血压、心、肝、肾功能不全者禁用。

羟基保泰松是保泰松的活性代谢产物，不促进尿酸的排泄，其他作用、临床应用和不良反应与保泰松相似。

非普拉宗（feprazone）

非普拉宗为保泰松的衍生物，疗效较保泰松好，不良反应比保泰松少。

四、其他有机酸类

包括乙酸类、丙酸类、烯酸类，新型抗炎药尼美舒利、塞来西布、罗非西布也在此介绍。

吲哚美辛（indometacin，消炎痛）

吲哚美辛为人工合成的吲哚衍生物。

【体内过程】 口服吸收迅速且完全，3 小时血药浓度达峰值，90%与血浆蛋白结合。主要在肝代谢，$t_{1/2}$ 为 2~3 小时，代谢物经尿、胆汁、粪便排泄，少部分以原形从尿中排出。

【药理作用】 吲哚美辛是最强的 COX 抑制剂之一，对 COX-1 和 COX-2 均有强大的抑制作用。具有较强的抗炎、抗风湿和解热镇痛作用，抗炎作用较阿司匹林强10～40倍，解热作用与阿司匹林相似，对炎性疼痛有明显的镇痛作用。

【临床应用】因不良反应多，临床主要用于其他药物不能耐受或疗效不明显的急性风湿性关节炎、类风湿性关节炎、强直性脊柱炎和骨关节炎；也用于滑囊炎和腱鞘炎；对恶性肿瘤引起的发热和其他难以控制的发热常有效。

【不良反应】治疗量不良反应发生率为30%～50%，约20%患者必须停药，不良反应与剂量过大有关。

胃肠道反应，表现为食欲减退、恶心、腹痛、腹泻、诱发或加重溃疡甚至出血，也可引起急性胰腺炎；中枢神经系统反应有头痛、眩晕，偶有精神失常；引起粒细胞减少、血小板减少、甚至再生障碍性贫血等造血系统反应；常见皮疹，严重者诱发哮喘等过敏反应。

溃疡病、精神病史、癫痫病史、帕金森病、骨髓造血功能不良、阿司匹林哮喘、孕妇和儿童等禁用。

舒林酸（sulindac）

舒林酸是吲哚乙酸类衍生物，其作用、临床应用和吲哚美辛相似，强度不如吲哚美辛，但比阿司匹林强；$t_{1/2}$为16～18小时；其优点是作用持续时间长、不良反应少。

双氯芬酸（diclofenac，双氯灭痛）

本品为邻氨基苯乙酸类衍生物。口服易吸收，首关消除明显，生物利用度约为50%，蛋白结合率为99%，经肝代谢，$t_{1/2}$为1～2小时。可抑制PG合成而发挥解热镇痛和抗炎、抗风湿作用。抗炎作用比吲哚美辛强2～2.5倍，较阿司匹林强26～50倍。主要用于风湿性关节炎、类风湿性关节炎、骨关节炎、滑囊炎、手术后疼痛等。由于抑制COX－2强于COX－1，还抑制花生四烯酸代谢过程中的脂氧酶而减少白三烯生成，故胃肠道反应、过敏反应轻，偶见肝功能异常、白细胞减少。

布洛芬（ibuprofen，异丁苯丙酸）

布洛芬是第一个用于临床的丙酸类非甾体抗炎药。其特点是：口服吸收迅速，蛋白结合率约99%，缓慢进入滑膜腔，保持较高浓度；具有明显抗炎和解热镇痛作用；主要用于治疗风湿性关节炎、类风湿性关节炎、骨关节炎、滑囊炎等；长期大量服用亦可引起胃肠道反应，病人易于耐受；偶见视力模糊和中毒性弱视。

萘普生（naproxen，消痛灵）

萘普生为苯基丙酸衍生物。口服吸收迅速完全，$t_{1/2}$为12～15小时，具有较强的抗炎和解热镇痛作用，与吲哚美辛相当。主要用于风湿性关节炎、类风湿性关节炎、强直性脊柱炎、痛风、痛经、运动系统的慢性疾病和手术后疼痛等。长期服用，耐受性好，但连用不得超过 5 天。中枢神经系统表现嗜睡、头痛、眩晕、出汗，偶见胃肠道反应。

吡罗昔康（piroxicam，炎痛喜康）和美洛昔康（meloxicam）

吡罗昔康和美洛昔康均为烯醇酸类衍生物。吡罗昔康为强效、长效抗炎镇痛药。口服吸收完全，有明显的肝肠循环，抑制 COX 效力与吲哚美辛相似，对风湿性和类风湿性关节炎的疗效与萘普生、吲哚美辛相当。主要优点是 $t_{1/2}$ 长达 35～45小时，每日口服一次即可维持药效，用量小。不良反应轻，患者耐受性良好，大剂量或长期服用可致消化道溃疡和出血。

美洛昔康为选择性 COX－2 抑制药，抗炎作用强，不良反应少，主要用于风湿性关节炎、类风湿性关节炎。

尼美舒利（nimesulide）

本品为一新型选择性 COX－2 抑制药。抗炎作用强，生物利用度高，不良反应少。常用于风湿性关节炎、类风湿性关节炎、骨关节炎、肩周炎、腰腿痛、牙痛和痛经的治疗。胃肠道反应少而轻微。

塞来昔布（celecoxib，西乐葆）

塞来昔布为选择性 COX－2 抑制药，其抑制 COX－2 的作用比 COX－1 高 375 倍，治疗剂量对人体内的 COX－1 无明显影响，也不影响 TXA_2 的合成，但可抑制 PGI_2 的合成。具有抗炎和解热镇痛作用，口服易吸收，但食物可减少吸收，主要经肝代谢，血浆半衰期为 11 小时。主要用于风湿性关节炎、类风湿性关节炎、骨关节炎等的治疗。胃肠道反应较其他非选择性非甾体抗炎药低，但仍可能引起水肿、多尿及肾损害。

【附】抗痛风药

痛风是体内嘌呤代谢紊乱所引起的疾病，其病理基础是高尿酸血症。当尿酸生成过多或排泄障碍时可引起高尿酸血症，并可导致尿酸盐沉积在关节、肾脏和结缔组织，常可引起关节畸形、肾脏病变和并发肾结石。急性发作时尿酸盐微结晶沉积于关节而引起粒细胞局部浸润和炎症反应；如治疗不及时，则可发展为慢性痛风性关节炎或肾脏病变。急性痛风的治疗在于迅速缓解急性关节炎的症状和纠正高尿酸血症等，慢性痛风的治疗主要是降低血中尿酸浓度。

抗痛风药是一类能抑制尿酸生成或促进尿酸排泄，减轻痛风炎症的药物。常用药物可分为抑制尿酸生成药、促进尿酸排泄药和抑制痛风炎症药三类。

一、抑制尿酸生成药

别嘌醇（allopurinol，别嘌呤醇）

【体内过程】别嘌醇是次黄嘌呤的异构体。口服容易吸收，0.5～1 小时血药浓度达峰值，$t_{1/2}$为 2～3 小时，主要经肝代谢，其代谢产物 70% 为有活性的别黄嘌呤，$t_{1/2}$为 18～30 小时。

【药理作用】

1. 在体内黄嘌呤和次黄嘌呤可被黄嘌呤氧化酶催化生成尿酸。别嘌醇能和黄嘌呤和次黄嘌呤竞争黄嘌呤氧化酶，阻止黄嘌呤和次黄嘌呤氧化生成尿酸，从而降低血中尿酸的浓度。

2. 别嘌醇可经黄嘌呤氧化酶催化降解为别黄嘌呤，后者可非竞争性抑制黄嘌呤氧化酶，且在组织中停留时间长，使尿酸合成受阻，血中尿酸浓度降低。

【临床应用】预防噻嗪类利尿药、肿瘤化疗或放疗等引起的高尿酸血症。治疗慢性痛风，尤其适用于痛风性肾病患者。

【不良反应】较少，一般能很好耐受。偶见皮疹、胃肠道反应、氨基转氨酶升高及白细胞减少等。

二、促进尿酸排泄药

丙磺舒（probenecid，羧苯磺胺）

丙磺舒口服吸收完全，大部分经近曲小管主动分泌，可竞争性抑制肾小管对有机酸的转运和对尿酸的再吸收，从而增加尿酸的排泄，降低血浆中的尿酸浓度，并减少尿酸盐在组织中的沉积。因无镇痛和抗炎作用，所以不适用于急性痛风。主要治疗慢性痛风和与痛风有关的高尿酸血症。另外，丙磺舒在肾小管与青霉素竞争同一分泌机制，从而减慢青霉素的排泄，提高其血浆药物浓度。治疗量不良反应少，可见胃肠道反应及过敏反应。

苯溴马隆（benbromarone）

本品作用与丙磺舒相似，抑制肾小管对尿酸的再吸收，促进尿酸的排泄，从而降低血浆中的尿酸浓度。主要治疗慢性痛风、特发性高尿酸血症、继发性高尿酸血症。不良反应有恶心、腹泻、粒细胞减少等。

三、抑制痛风炎症药

秋水仙碱（colchicine）

本品口服易吸收，从胆汁分泌而形成肝肠循环。可抑制痛风急性发作时的粒细胞浸润，从而减少尿酸盐微结晶沉积，产生选择性抗炎、镇痛作用。用药后12小时可使关节红、肿、热、痛等症状消退。但对一般性疼痛和其他类型关节炎无效，既不促进尿酸排泄，也不影响血浆中的尿酸浓度。不良反应较多，最常见的是恶心、呕吐、腹泻，胃肠道反应是严重中毒的前驱症状，一旦出现应立即停药。急性中毒时出现咽部灼痛、血性腹泻、血尿、少尿、休克等。本药可抑制骨髓造血功能，引起粒细胞减少、血小板减少和再生障碍性贫血。

小 结

解热镇痛抗炎药是一类具有解热、镇痛，大多数还有抗炎、抗风湿作用的药物。其作用机制是抑制体内前列腺素的生物合成。按其化学结构可分为水杨酸类、苯胺类、吡唑酮类及其他有机酸类。阿司匹林是最具有代表性的药物，临床主要用于感冒发热、头痛、牙痛、神经痛、肌肉痛、关节痛、月经痛等慢性钝痛和风湿性关节炎、类风湿性关节炎等疾病的对症治疗；不良反应以胃肠道反应多见。苯胺类的对乙酰氨基酚无抗炎、抗风湿作用。吡唑酮类的保泰松和羟基保泰松由于不良反应较多，现已少用。其他有机酸类的舒林酸、双氯芬酸、布洛芬、萘普生、吡罗昔康、美洛昔康临床应用较多。

别嘌醇可抑制嘌呤代谢，减少尿酸生成，用于慢性痛风。秋水仙碱通过抑制粒细胞功能对急性痛风非常有效，但不良反应发生率高；丙磺舒不适用于急性痛风；非甾体抗炎药对急性痛风也有效，且不良反应较秋水仙碱少，临床常用的药物有吲哚美辛、布洛芬、吡罗昔康等。

思 考 题

1. 试述解热镇痛抗炎药的基本药理作用。
2. 阿司匹林与氯丙嗪对体温的影响有何不同？
3. 比较解热镇痛药与镇痛药在镇痛方面异同点。
4. 不同剂量的阿司匹林临床应用有何不同？
5. 阿司匹林的不良反应有哪些？使用时应注意哪些事项？

第十六章　中枢兴奋药

中枢兴奋药是指能提高中枢神经系统功能的药物。临床主要用于抢救药物中毒或危重疾病所致的中枢性呼吸抑制或呼吸衰竭。根据其作用部位不同，可分为两类：主要兴奋大脑皮层的药物，如咖啡因等；主要兴奋延脑呼吸中枢的药物，又称呼吸中枢兴奋药，如尼可刹米、洛贝林、二甲弗林等。

中枢兴奋药随着剂量的增加，不仅作用增强，而且范围扩大，选择性相应降低；中毒剂量引起中枢神经系统广泛而强烈的兴奋，导致惊厥，持续惊厥将转入抑制，甚至死亡。因此，使用该类药物必须严格掌握剂量及适应证，并密切观察患者的反应。

第一节　主要兴奋大脑皮层的药物

咖啡因（caffeine）

咖啡因是从茶叶或咖啡豆中提取的生物碱，属黄嘌呤类，现已人工合成。由于咖啡因溶解度低，故常制成苯甲酸钠咖啡因用于临床。

【药理作用】

1. 兴奋中枢神经　小剂量（50～200mg）咖啡因即可选择性兴奋大脑皮层，振奋精神、活跃思维、消除睡意、减轻疲劳、提高工作效率；较大剂量（250～500mg）则直接兴奋延脑呼吸中枢和血管运动中枢，使呼吸中枢对 CO_2 的敏感性增加，呼吸加深加快，使血管收缩，血压升高，当呼吸中枢受抑制时尤其明显。中毒剂量（>800mg）则引起中枢神经系统广泛兴奋，甚至导致惊厥。

2. 作用于心肌和平滑肌　咖啡因抑制磷酸二酯酶，使心肌和平滑肌细胞内cAMP水平升高，从而增加心肌收缩力，使心率加快，心输出量增加，以及直接松弛血管平滑肌，扩张血管，降低外周阻力，增加冠脉流量。也可舒张支气管及胆道平滑肌，作用较弱。但其收缩脑血管，减少其搏动，缓解头痛症状。

3. 其他　增加胃酸和胃蛋白酶分泌；增加肾小球滤过率，减少肾小管对 Na^+ 的再吸收，发挥利尿作用。

【临床应用】 主要用于解除中枢抑制状态，如严重传染病及中枢抑制药中毒所导致的昏睡和呼吸、循环抑制的抢救。与解热镇痛药如阿司匹林配伍，治疗一般性头痛。与麦角胺配伍，治疗偏头痛。亦常用于消除睡意、减轻疲劳、振奋精神。

【不良反应】 安全范围大，不良反应少。常见胃部不适、恶心、呕吐等刺激症状，并增加胃酸分泌，故胃溃疡患者慎用。较大剂量可引起激动、不安、失眠、头痛、心悸等。中毒剂量可兴奋脊髓，导致惊厥，故婴幼儿高热宜选择不含咖啡因的复方解热制剂。

哌醋甲酯（methylphenidate，利他林）

【药理作用】 哌醋甲酯为人工合成的苯丙胺类衍生物，其药理作用特点是：中枢兴奋作用温和，可改善精神活动，解除轻度中枢抑制和疲乏感；大剂量能兴奋延髓呼吸中枢，甚至导致惊厥。作用机制是促进中枢递质多巴胺和去甲肾上腺素的释放，并抑制其再摄取，增加突触部位的递质含量。

【临床应用】 因可兴奋大脑皮层使之易被尿意唤醒，用于小儿遗尿症。儿童多动综合征是由于脑干网状结构上行激活系统内多巴胺、去甲肾上腺素、5-羟色胺（5-HT）等神经递质中某一种神经递质缺乏所致，哌醋甲酯可促使这类神经递质的释放，从而使患儿的多动症状得到有效控制。也可用于中枢抑制药如巴比妥类过量所致的昏迷及呼吸抑制。

【不良反应】 治疗量不良反应较少，偶见失眠、焦虑、心悸等；大剂量可引起血压升高而致头痛、眩晕等；长期应用可产生耐受性，并影响儿童生长发育。癫痫和高血压患者禁用。

匹莫林（pemoline）

本品为新型中枢兴奋药，其作用与哌醋甲酯相似，但作用持续时间长，每日服药一次。临床主要用于治疗儿童多动综合征、轻度抑郁症和发作性睡病。常见失眠，偶见头晕、头痛等。

甲氯芬酯（meclofenoxate，氯酯醒）

甲氯芬酯主要兴奋大脑皮层，促进脑细胞代谢，增加葡萄糖的利用，对中枢抑制状态有兴奋作用，可使受抑制的中枢神经功能恢复。临床主要用于颅脑外伤后昏迷、阿尔茨海默病、脑动脉硬化和中毒所致的意识障碍、新生儿缺氧、儿童精神迟钝和遗尿症等的治疗。

胞磷胆碱（citicoline，胞二磷胆碱）

本品为卵磷脂合成的辅酶，能增加脑血流量，改善脑细胞代谢，促进脑功能的恢复及苏醒。临床主要用于急性颅脑外伤和脑手术所致的意识障碍。

第二节 呼吸中枢兴奋药

尼可刹米（nikethamide，可拉明）

本品为烟酰胺类衍生物，现已人工合成。

【药理作用】直接兴奋延髓呼吸中枢，也可通过刺激颈动脉体和主动脉体化学感受器，反射性兴奋呼吸中枢，并提高呼吸中枢对 CO_2 的敏感性，使呼吸频率加快、幅度加深，通气量增加，呼吸功能改善。对大脑皮层和血管运动中枢兴奋作用较弱。该药作用温和，安全范围较大，但作用短暂，一次静脉注射仅维持5～10分钟，故常采用静脉间歇给药。

【临床应用】主要用于各种原因引起的中枢性呼吸抑制，慢性阻塞性肺部疾病引起的肺性脑病；对各种中枢抑制药如吗啡等过量引起的呼吸抑制和肺心病引起的呼吸衰竭疗效较好，对巴比妥类药物中毒效果较差。

【不良反应】安全范围较大，治疗量不良反应较少；大剂量时可引起血压升高、心悸、出汗、恶心、呕吐、咳嗽、肌震颤、肌强直等；剂量过大或反复应用可致惊厥。

二甲弗林（dimefline，回苏灵）

本品为人工合成的中枢兴奋药。其特点是：直接兴奋延髓呼吸中枢，使呼吸加深加快，肺换气量增加，血中 CO_2 分压降低，并提高动脉血氧饱和度；作用较尼可刹米强、快，持续时间短。临床用于各种原因引起的中枢性呼吸抑制，尤其对肺性脑病有较好的苏醒作用。安全范围小，可见恶心、呕吐等，过量可致肌肉抽搐和惊厥，小儿尤易发生。

山梗菜碱（lobeline，洛贝林）

山梗菜碱是从山梗科植物山梗菜中提取的生物碱。

【药理作用】治疗量对呼吸中枢无直接兴奋作用，而是通过刺激颈动脉体和主动脉体化学感受器，反射性兴奋呼吸中枢，使呼吸加深加快。其作用短暂，仅维持数分钟，但安全范围较大，对脊髓影响小，不易发生惊厥。

【临床应用】主要用于新生儿窒息、小儿感染性疾病引起的呼吸衰竭、一氧化碳中毒引起的窒息、吸入麻醉药或其他中枢抑制药引起的呼吸衰竭的抢救。

【不良反应】安全范围较大，大剂量时可兴奋迷走中枢，引起心动过缓、传导阻滞。剂量过大时，可兴奋交感神经节和肾上腺髓质，导致心动过速，严重者可致惊厥。

多沙普仑（doxapram，吗乙苯吡酮）

本品是人工合成的新型呼吸中枢兴奋药，治疗量通过刺激颈动脉体和主动脉体化学感受器，反射性兴奋呼吸中枢，增加剂量可直接兴奋呼吸中枢，使呼吸加深加快。其作用强、起效快、维持时间短，是目前较理想的呼吸兴奋药。临床主要用于治疗麻醉药或中枢抑制药引起的呼吸抑制、急性肺通气功能不全。安全范围大，过量可致惊厥和心律失常。

小结

中枢兴奋药是一类提高中枢神经系统功能的药物。主要用于不同原因引起的呼吸抑制和呼吸衰竭的抢救。咖啡因主要兴奋大脑皮层；尼可刹米、二甲弗林、山梗菜碱等主要兴奋呼吸中枢。此类药物的选择性不高，安全范围小，兴奋呼吸中枢与致惊厥剂量之间的距离小，易致惊厥。因此，应严格掌握剂量和给药间隔时间，注意适应证（限于短时就能纠正的呼吸衰竭）。

思考题

1. 叙述咖啡因的量效关系。
2. 比较咖啡因、尼可刹米、二甲弗林、山梗菜碱、多沙普仑对呼吸中枢的影响。
3. 使用中枢兴奋药应注意哪些事项？

第十七章　抗高血压药

高血压是常见病，其发病率在成人大约为15%～20%，我国高血压患者已逾1亿人。根据近年世界卫生组织建议，成人收缩压≥18.7kPa（140mmHg）或舒张压≥12.0kPa（90mmHg）者可定为高血压。绝大部分高血压病因不明，称为原发性高血压或高血压病，约占高血压患者的90%～95%；少数高血压病因明确，称为继发性高血压或症状性高血压，约占5%～10%。高血压在持续进展过程中可累及心、脑、肾、血管等靶器官，其损害的程度与血压水平成正相关。

高血压病治疗的目的，一是降低血压，使之降至正常或接近正常；二是防止或减少心、脑、肾的并发症，从而降低病死率和病残率。抗高血压药是一类能降低血压、减轻靶器官损害、防止并发症出现的药物。经过多年临床实践证实，本类药物在控制血压、改善症状、减少并发症、提高病人生活质量、延长病人寿命等方面起到了很大作用。若能坚持终生用药，同时配合低盐饮食、控制体重、改变生活方式等非药物治疗措施，则可取得更好的效果。

第一节　抗高血压药分类

血压形成的基本因素是心输出量、外周血管阻力和循环血量。血压的生理调节机制极为复杂，但主要的调控系统是交感神经系统、肾素-血管紧张素-醛固酮系统和血管内皮松弛因子-收缩因子系统等。抗高血压药就是通过影响某个血压调控系统，降低外周血管阻力，减少心排血量或减少循环血量而发挥降压效应。

抗高血压药根据作用部位和作用机制，可分成以下几类：

1. 利尿药　如氢氯噻嗪等。

2. 钙通道阻滞药　如硝苯地平等。

3. 肾素-血管紧张素-醛固酮系统抑制药

（1）血管紧张素转化酶抑制药：如卡托普利等。

（2）血管紧张素Ⅱ（AT）受体阻断药：如氯沙坦等。

（3）肾素抑制药：如雷米克林等。

4. 交感神经抑制药

（1）中枢性降压药：如可乐定等。

（2）神经节阻断药：如咪噻芬等。

（3）去甲肾上腺素能神经末梢阻滞药：如利血平等。

（4）肾上腺素受体阻断药：α_1 受体阻断药如哌唑嗪等，β 受体阻断药如普萘洛尔等。

5. 血管扩张药 如肼屈嗪、硝普钠等。

6. 钾通道开放药 如米诺地尔、二氮嗪等。

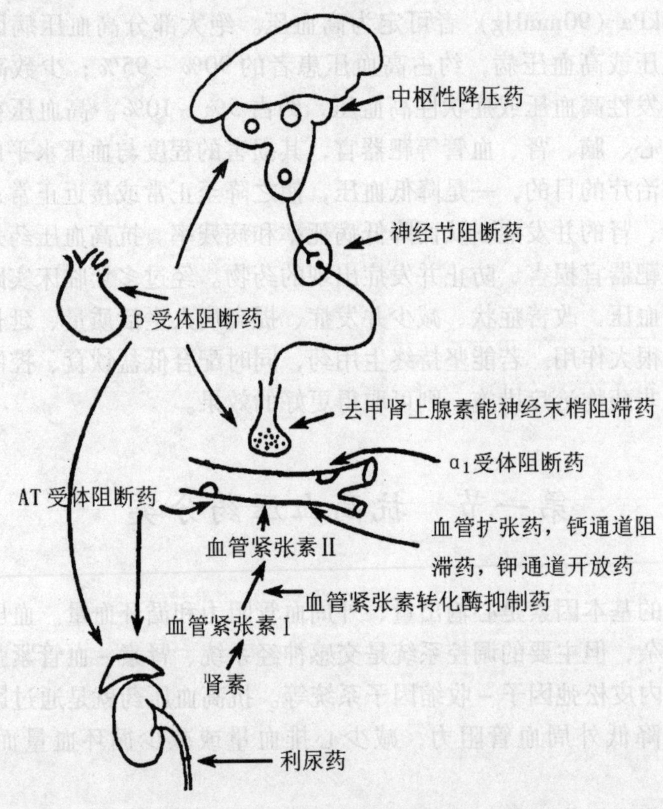

图 17－1 抗高血压药物作用部位示意图

目前，国内外广泛应用或称为第一线抗高血压的药物是利尿药、钙通道阻滞药、β 受体阻断药和血管紧张素转化酶抑制药等四大类。血管紧张素Ⅱ受体阻断药是近几年发展的新药，临床应用时间尚短，但具有许多优点，故临床应用逐渐增多。其他抗高血压药，如中枢性降压药和血管扩张药等，较少单独应用，称为第二线抗高血压药。

第二节　第一线抗高血压药物

一、利尿药

常用于抗高血压的利尿药为噻嗪类，可单用，也可与其他药合用。

氢氯噻嗪（hydrochlorothiazide，双氢克尿塞）

【药理作用及作用机制】氢氯噻嗪能产生缓慢、温和、持久的降压作用，单用降压作用较弱，效果出现较慢，常在用药后2~4周见效。能增强其他抗高血压药的降压作用。用药初期的降压作用是由于排钠利尿引起体内水、钠负平衡，使有效血容量减少而降压；长期用药血容量恢复正常，此时的降压作用主要是由于外周阻力降低所致。其可能机制是：排钠造成血管平滑肌细胞内缺 Na^+，而细胞内缺 Na^+ 可减少 Na^+-Ca^{2+} 交换，进而降低细胞内 Ca^{2+} 含量，导致外周血管张力降低，血压持续降低。

【临床应用】单独使用是治疗轻度高血压的首选药，尤其适用于治疗老年收缩期高血压；与其他降压药合用可治疗中、重度高血压。

【不良反应及注意事项】小剂量应用无明显不良反应，但长期应用后可引起低血钾、高血糖、高血脂、高尿酸血症等。故用药时应注意防治电解质紊乱；肝肾功能减退者和糖尿病、痛风患者慎用。

二、钙通道阻滞药

钙通道阻滞药是一类选择性阻滞细胞外 Ca^{2+} 经电压依赖性钙通道流入细胞内的药物。本类药物可使平滑肌细胞内 Ca^{2+} 缺乏，小动脉扩张，外周阻力下降，血压降低。

临床用于抗高血压的钙通道阻滞药主要是二氢吡啶类药物，有硝苯地平、尼群地平、氨氯地平等。近年来迅速发展的第二代钙通道阻滞药也多来源于二氢吡啶类。

硝苯地平（nifedipine）

【药理作用】硝苯地平对血管有较高的选择性，能迅速扩张外周小动脉，降低外周阻力，产生快而强的降压作用，对血压正常者作用不明显。口服吸收良好，10分钟后起效，舌下含服2~3分钟起效，降压作用维持6~8小时。

【临床应用】对各种类型的高血压均有降压作用，亦适用于合并心绞痛、肾脏疾病、高脂血症及恶性高血压患者。与利尿药、β受体阻断药合用能增强降压效果。曾有本品短效制剂可能加重心肌缺血的报道，故建议用硝苯地平缓释剂或控释剂，其起效缓慢，降压平稳，维持时间长达12～24小时，治疗效果优于普通制剂。

【不良反应及注意事项】 不良反应一般较轻，初服者常见颜面潮红、眩晕、头痛、心悸、低血压、皮疹、踝部水肿等；长期应用可致水、钠潴留，合用利尿药可纠正；与β受体阻断药合用可减轻心悸，但可能产生过度降压；低血压患者慎用，肝肾功能不良者应减量，过敏者、孕妇禁用。

氨氯地平（amlodipine）

氨氯地平作用与硝苯地平相似，但对血管的选择性更强，对心率、房室结传导及心肌收缩力均无明显影响。降压作用较硝苯地平缓慢、平稳、持久，每天服药一次，即能持续降压24小时，是目前治疗高血压的常用药物。与噻嗪类利尿药、β受体阻断药及血管紧张素转化酶抑制剂等合用疗效更好。用于轻、中度高血压，单用不适用于重度高血压及高血压急症。

尼群地平（nitrendipine）

尼群地平对血管平滑肌选择性高，对冠状动脉的选择作用更佳，能舒张冠脉，增加冠脉流量，对缺血心肌有保护作用。可降低总外周阻力，使血压下降。用于各种类型的高血压，尤其是高血压合并冠心病或慢性心功能不全者。本药与地高辛合用可提高地高辛的血药浓度，应减量使用地高辛。

三、β受体阻断药

普萘洛尔（propranolol，心得安）

【药理作用】 普萘洛尔为非选择性β受体阻断药，对β_1和β_2具有相同的亲和力。具有中等强度降压作用。口服给药1～2周达高峰，停药后仍维持降压1～2周，作用缓慢、持久。长期用药不易产生耐受性，不引起直立性低血压，无水钠潴留。

【作用机制】 可通过多种机制产生降压作用：①阻断心脏β_1受体，减慢心率，降低心肌收缩力，减少心排血量；②阻断肾小球旁细胞β_1受体，抑制肾素分泌；③阻断去甲肾上腺素能神经末梢突触前膜的β_2受体，抑制其正反馈作用，减少去甲肾上腺素释放；④阻断中枢下丘脑、延髓等部位的β受体，抑制兴奋性神经元，使外周交感神经末梢释放的去甲肾上腺素减少。

【临床应用】 广泛用于治疗各种程度的高血压，对伴有肾素和心排血量偏高、心动过速、心绞痛、脑血管病的高血压疗效较好。可作为抗高血压的首选药单独应用，也可与其他抗高血压药合用。普萘洛尔的用量个体差异大，长期用药应从小剂量开始，以后逐渐递增，但每天用量不宜超过300mg。

【不良反应及注意事项】用药早期可见乏力、眩晕、失眠、肌肉痛等，继续用药可逐渐消失；长期用药，特别是60岁以上的老年人或氮质血症患者可出现心动过缓、低血压、晕厥、房室传导阻滞、诱发或加重心力衰竭、诱发或加重哮喘等，应予注意。突然停药可产生反跳现象，应逐渐减量再停药。

阿替洛尔（atenolol）

本品降压机制与普萘洛尔相同，但对心脏的β_1受体有较高的选择性，而对血管及支气管的β_2受体影响较小。无内在拟交感活性。口服用于治疗各种程度高血压，降压作用较持久，每日服用一次即可。

拉贝洛尔（labetalol）

拉贝洛尔为α、β受体阻断药，对α_1和β受体均有竞争性阻断作用，其中阻断β受体的作用较阻断α_1受体的作用强5~10倍。本品降压作用温和，适用于治疗各种程度的高血压，静注或静滴可治疗高血压危象。

四、血管紧张素转化酶抑制药

肾素-血管紧张素-醛固酮系统（RAAS）在高血压的发病中起着重要的作用。RAAS根据所在部位的不同可分为两类：一类存在于循环血液中，称为循环RAAS；另一类存在于心血管、脑、肾等组织中，称为组织RAAS。在血浆和组织中的血管紧张素转化酶（ACE）的作用下，血管紧张素Ⅰ（AngⅠ）转变为血管紧张素Ⅱ（AngⅡ）。AngⅡ具有很高的生物活性，血浆中的AngⅡ能激动循环系统的血管紧张素受体（AT_1），通过收缩外周阻力血管和促进醛固酮分泌，参与升高血压的调节；组织中的AngⅡ能激动局部组织的血管紧张素受体，通过收缩外周阻力血管，更直接地参与升高血压的调节。

血管紧张素转化酶抑制药（ACEI）可抑制血管紧张素转化酶的活性，从而抑制AngⅡ的生成，促使血管扩张，逆转心血管重构，具有良好的降压效果。临床常用的ACEI有卡托普利、依那普利等。

卡托普利（captopril，巯甲丙脯酸）

【药理作用】卡托普利为ACEI的代表药。具有轻至中等强度的降压作用，起效快，作用短暂，不易引起直立性低血压及水钠潴留，无耐受性。对正常血压也有降压作用。长期应用尚能减轻或逆转高血压所致的心血管壁增厚和心肌肥厚，保护靶器官。

【作用机制】

1. 抑制血管紧张素转化酶 本药能选择性抑制血管紧张素转化酶的活性，使血管紧张素Ⅱ生成减少，导致阻力血管及容量血管舒张而降低血压，并减轻或逆转血管和心室重构。

2. 减少缓激肽的降解 缓激肽具有舒张血管的作用。激肽酶Ⅱ是水解缓激肽的酶，与血管紧张素转化酶是同一物质。ACEI 可抑制激肽酶Ⅱ，使缓激肽因降解减少而增多。本药抑制血管紧张素转化酶，一方面使血管紧张素Ⅱ生成减少，另一方面使缓激肽增多，二者协同舒张血管而降低血压（图 17－2）。

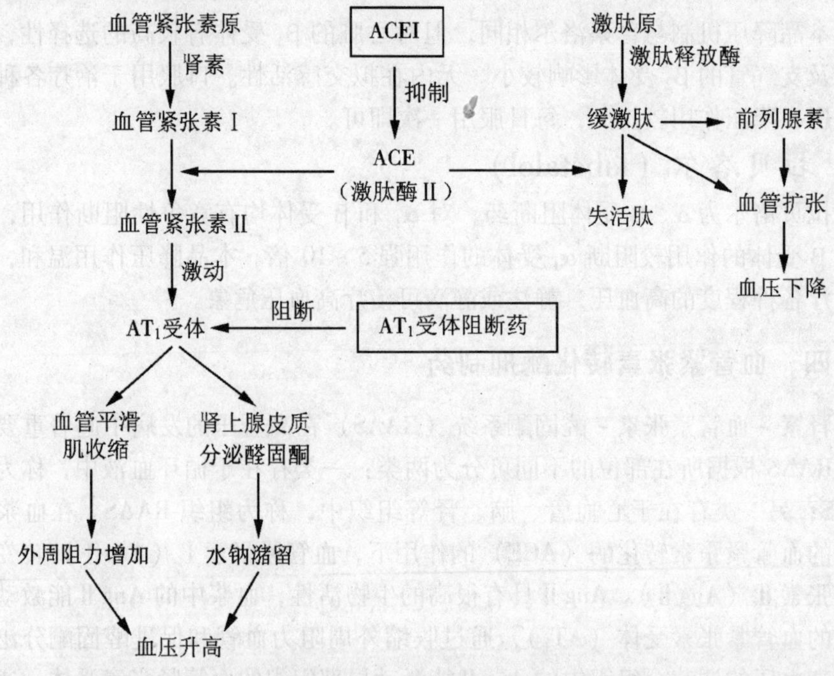

图 17－2 血管紧张素转化酶抑制药及血管紧张素Ⅱ受体阻断药作用环节

【临床应用】适用于治疗各种类型高血压，特别是常规治疗无效的严重高血压。目前为抗高血压一线药物之一。60% ~70% 患者单用本品能使血压控制在理想水平，加用利尿药则 95% 患者有效。长期治疗能逆转血管和心室重构。此外，因其能舒张阻力血管和容量血管，减轻心脏前、后负荷，改善心功能，故可用于治疗顽固性慢性心力衰竭。

【不良反应及注意事项】常见低血压，与开始剂量过大有关，应从小剂量开始使用；长期用药可出现刺激性干咳，发生率 5% ~20%，可能与激肽及前列腺素等物质在肺血管床内蓄积有关；久用可因血锌降低引起皮疹、味觉及嗅觉缺损、脱发等，补锌可克服；偶见血管神经性水肿，表现为口唇、面部水肿，严重者可致舌、喉水肿，应立即停药并做紧急救治。

依那普利（enalapril）

【药理作用】依那普利在体外对 ACE 的抑制作用较弱，口服后在肝内水解为活性代谢产物依那普利拉，对 ACE 的抑制作用是卡托普利的 20 倍。口服后降压作用起效较慢，但持续时间长，每日只需用药一次。降压时，外周血管阻力降低，肾血管阻力降低，肾血流量增加。长期应用能逆转左室肥厚，并改善大动脉的顺应性。

【临床应用】用于原发性和肾性高血压患者，也可用于高血压合并糖尿病患者，降压时尿蛋白减少，对糖和脂类影响较小，是卡托普利的替代药。

【不良反应】不良反应较少，不易产生耐受性和直立性低血压。少数患者用药后出现干咳、头晕、乏力、腹泻、皮疹、白细胞减少、血管神经性水肿等。

目前临床应用的 ACEI 类药物尚有贝那普利（benazepril）、雷米普利（ramipril）、培哚普利（perindopril）、西拉普利（cilazapril）、喹那普利（quinapril）、赖诺普利（lisinopril）等，它们的作用、应用类似于卡托普利和依那普利，不良反应少而轻。

五、血管紧张素Ⅱ受体（AT_1 受体）阻断药

血管紧张素Ⅱ受体有两种亚型，即 AT_1 和 AT_2 受体。AT_1 受体广泛分布于血管、心、肾、脑、肺和肾上腺皮质等，AT_2 受体则分布于肾上腺髓质，也可能存在于中枢神经系统。目前认为 AT_2 受体与心血管稳定性的调节无关，而 ATⅡ的心血管作用都是通过激动 AT_1 受体而产生的。因此，阻断 AT_1 受体即可产生舒张血管、抑制醛固酮分泌、逆转心血管重构等作用。

氯沙坦（losartan）

氯沙坦是第一个强效的选择性 AT_1 受体阻断药，具有亲和力高、专一性强、可口服等特点。

【药理作用】本品能竞争性的阻断血管紧张素Ⅱ与 AT_1 受体结合，产生缓慢、强大而持久的舒张血管作用和逆转心血管重构作用，其降压效能与 ACEI 类药物依那普利相似；本药还能增加肾血流量和肾小球滤过率，增加尿液、尿钠、尿酸的排出，具有肾保护作用。

【临床应用】临床上用于治疗轻、中度高血压及慢性心功能不全。

【不良反应】少数患者可见头痛、眩晕，剂量过大可致低血压和心动过速等。

其他沙坦类药物尚有缬沙坦（valsartan）、伊白沙坦（erbesartan）、坎替沙坦

（candesartan）和替米沙坦（telmisartan）等。其中坎替沙坦作用强大、维持时间长、选择性较高，它对 AT_1 受体的亲和力比氯沙坦强 50～80 倍，是目前这类药物之最优者。

第三节　第二线抗高血压药物

一、中枢性抗高血压药

可乐定（clonidine）

【药理作用】可乐定具有中等偏强的降压作用。主要作用机制为激动延髓背侧孤束核突触后膜 α_2 受体，抑制交感神经中枢，使外周血管扩张，血压下降；可乐定也激动延髓嘴端腹外侧核的咪唑啉受体（I_1 受体），降低外周交感神经张力，而致外周血管舒张，血压下降。

【临床应用】用于治疗中度高血压，特别适用于兼患溃疡病的高血压患者，常于其他药无效时使用。还可用于阿片类镇痛药成瘾者的戒毒。

【不良反应及注意事项】常见口干、便秘；其他有嗜睡、眩晕、抑郁、心动过缓等，不宜用于驾驶员和高空作业人员；久用可致水钠潴留，合用利尿药可克服；少数患者在突然停药后可致反跳现象，出现血压骤升、心悸、出汗等，可再用可乐定或酚妥拉明治疗。

二、血管扩张药

本类药物能直接松弛血管平滑肌，使血管扩张，血压下降。但同时可致反射性交感神经兴奋，引起心率加快、心肌收缩力增强、心排血量增多，从而部分对抗了其降压效力；还可提高血浆肾素活性，而致血压上升、水钠潴留等，这些均可影响本类药物的降压作用，故极少单独应用，仅在利尿药、β 受体阻断药或其他降压药无效时才加用。

硝普钠（sodium nitroprusside）

【药理作用】硝普钠能直接松弛小动脉（阻力血管）和小静脉（容量血管）平滑肌，降低血压，减少心脏前、后负荷。其作用具有快、强、短的特点，静脉滴注后 1 分钟起效，迅速降压，停止滴注 5 分钟后血压回升。

【作用机制】硝普钠属于硝基扩张血管药。本药与血管内皮细胞和红细胞接触时，可释放出一氧化氮（NO），NO 能激活血管平滑肌细胞的鸟苷酸环化酶，使 cGMP 升高，从而导致血管平滑肌松弛。

【临床应用】主要用于治疗高血压急症，如高血压危象、高血压脑病及恶性高血压的紧急救治，亦用于难治性心力衰竭及外科手术麻醉时的控制性降压。

【不良反应及注意事项】静脉滴注速度过快可引起血压过度降低，表现为恶心、呕吐、心悸、头痛等，停药后可消失。本药代谢产物为硫氰酸盐，主要从肾脏排泄，当肾功能衰竭、用药量过大或连用数日时，可致氰化物蓄积而中毒，可用硫代硫酸钠防治。

肼屈嗪（hydralazine，肼苯哒嗪）

肼屈嗪能直接舒张小动脉平滑肌，使外周阻力降低而降压，对小静脉无舒张作用。口服有效，适用于中度高血压，但很少单用，常与其他降压药合用。长期大剂量使用可致全身性红斑狼疮样综合征，故每天用药量不宜超过 200mg。

三、神经节阻断药

本类药物对交感神经节和副交感神经节均有阻断作用，它对效应器的具体效应则视两类神经对该器官的支配何者占优势而定。由于交感神经对血管的支配占优势，故本类药物能使小动脉及静脉扩张，血压显著下降。其降压作用快而强。但因作用过于广泛，副作用多，如胃肠道、眼、膀胱等平滑肌和腺体以副交感神经占优势，用药后常出现便秘、扩瞳、口干、尿潴留等，故现已少用。目前仅限用于高血压急症，如高血压危象、主动脉夹层动脉瘤及外科手术麻醉时的控制性低血压等。

临床应用的主要有樟磺咪芬（trimetaphan camsylate，阿方那特）、美加明（mecamylamine）、六甲溴铵（hexamethonium bromide）等。

四、去甲肾上腺素能神经末梢阻滞药

本类药物的作用机制为抑制去甲肾上腺素能神经末梢囊泡膜上的氨泵，使囊泡丧失贮存和摄取去甲肾上腺素的功能，最终导致囊泡内递质耗竭，从而使交感神经冲动传导受阻，血管舒张，血压下降。

利血平（reserpine）

本品为本类药物中的代表药，它具有缓慢、温和、持久的降压作用。因不良反应较多，现已很少单独应用，只在一些传统的复方制剂中仍含有本品，用于轻、中度高血压的治疗。

五、α_1 受体阻断药

本类药物选择性地阻断血管平滑肌突触后膜 α_1 受体，使全身小动脉和小静

脉均舒张，外周阻力下降而降压。久用可产生耐受性。适于各种程度的高血压，但对轻、中度高血压有明确疗效，与利尿药及β受体阻断药合用可提高疗效，降低耐受性。主要不良反应为“首剂现象”，表现为首次用药1小时内出现严重的直立性低血压、眩晕、心悸、意识丧失等，可能为舒张容量血管所致，直立体位、疲劳、饥饿时较易发生。首剂减量、睡前服用可避免；服用前一天停用利尿剂可减轻。

本类药物有：哌唑嗪（prazosin）、特拉唑嗪（terazosin）、多沙唑嗪（doxazosin）。

六、钾通道开放药

钾通道开放药（钾外流促进药）是一类新型的血管扩张药。本类药物能促进血管平滑肌细胞膜上的ATP敏感性K^+通道开放，使K^+外流增多，导致细胞膜超极化，细胞膜上的电压依赖性钙通道难以激活，从而阻止细胞外钙内流；同时又因可促进Na^+-Ca^{2+}交换，增加细胞内钙外流，导致细胞内Ca^{2+}浓度降低，血管平滑肌松弛，血管扩张，血压下降。

米诺地尔（minoxidil，长压定）

米诺地尔本身并无活性，需经肝脏转化为有活性的代谢产物硫酸米诺地尔-N-氧化物才能发挥作用。

【药理作用】本药作用于血管平滑肌，促使ATP敏感性K^+通道开放，能舒张小动脉，降低外周阻力而降压，对小静脉无明显影响，降压作用强而持久。降压同时引起反射性交感神经兴奋，使心率加快，心收缩力增强，心输出量增加，还能引起血浆肾素增高和水钠潴留。

【临床应用】本药主要用于严重的原发性或肾性高血压。通常与噻嗪类利尿药、β受体阻断药合用。

【不良反应】主要的不良反应有水钠潴留、心悸；连用数月，80%的患者可出现多毛症，故此药可作为治疗男性脱发药。

二氮嗪（diazoxide）

二氮嗪为强效、速效降压药，通过激活ATP敏感性K^+通道，舒张小动脉，降低外周阻力而降压，其降压作用特点为快而强，但降压同时反射性兴奋交感神经，使心率加快，心收缩力增强，心输出量增加，血浆肾素增高，水钠潴留。静脉注射用于治疗高血压危象和高血压脑病，但因不良反应较多，常被硝普钠取代。

第四节　抗高血压药物的应用原则

使用抗高血压药物治疗的目的，在于尽可能地将血压维持于正常水平，又不引起或较少引起不良反应，借此延缓病程发展，减少并发症，延长患者的寿命。

一、根据病情特点选择药物

轻度高血压病人血压不高且未稳定者，一般先不用药物治疗，可采取控制体重、低盐低脂饮食、加强体育锻炼、戒烟戒酒等措施。经采取这些措施仍未能见效时，可首先选用中效利尿药，如氢氯噻嗪。中度高血压病人可在利尿药的基础上加用其他药物，如β受体阻断药、钙拮抗药以及血管紧张素转化酶抑制药等。重度高血压患者在上述联合用药基础上，加用或改用作用较强的米诺地尔等。高血压危象宜选用硝普钠静脉滴注。

二、根据并发症选择药物

①高血压合并肾功不良者宜用卡托普利、硝苯地平等，避免用β受体阻断药，因此类药减少心输出量，影响肾血流量；②高血压合并心力衰竭、心脏扩大者，宜选用氢氯噻嗪、硝苯地平、血管紧张素转化酶抑制药等；③高血压合并支气管哮喘、慢性阻塞性肺疾病患者，不宜用β受体阻断药。

三、治疗方案个体化

不同病人或同一病人在不同病程时期所选用的药物、剂量可能不同，应根据病人的年龄、性别、种属、病情程度、并发症等情况制定治疗方案。随着分子生物学技术的发展，有可能对病人进行抗高血压药物反应的敏感性试验，据此选药。

四、联合用药

如果一种药物未能达到控制血压的目的，联合用药往往能产生良好的降压效果，目前临床多采用不同抗高血压药物协同降压。如：利尿药、钙拮抗药、β受体阻断药和血管紧张素转化酶抑制药中的两种或三种联合用药，既增强疗效、减少用量，又可互相抵消一些不良反应，达到最佳的治疗效果。

小 结

临床常用一线抗高血压药物有四类：利尿药、钙通道阻滞药、β受体阻断药和血管紧张素转化酶抑制药。利尿降压药中常用氢氯噻嗪，降压作用缓慢、温和、持久，单用是治疗轻度高血压的首选药，与其他降压药合用可治疗中、重度高血压。硝苯地平是钙通道阻滞药的代表药物，能产生快而强的降压作用，对各种类型的高血压均有效，与利尿药、β受体阻断药合用能增强降压效果。普萘洛尔为非选择性β受体阻断药，其降压作用缓慢、持久、中等强度，广泛用于各种程度高血压，可作为中度高血压首选药单独应用，也可与其他抗高血压药合用。血管紧张素转化酶抑制药卡托普利，降压作用具有快速、显著、短暂、不易引起直立性低血压及水钠潴留、无耐受性等特点，长期应用还能减轻或逆转高血压所致的心血管壁增厚和心肌肥厚，保护靶器官。

思 考 题

1. 试述抗高血压药的分类和代表药。
2. β受体阻断药降压机制是什么？
3. 临床上常用的一线抗高血压药有哪些？举例说明各自的降压机制、特点及临床应用。
4. 试述血管紧张素转化酶抑制剂（ACEI）的降压机制、特点及临床应用。

第十八章　抗心绞痛药及抗动脉粥样硬化药

第一节　抗心绞痛药

心绞痛是冠状动脉粥样硬化性心脏病的主要症状，是因冠状动脉供血不足引起的心肌急剧暂时的缺血、缺氧综合征。心肌对氧的需求增加和冠脉供血供氧不足是心绞痛发作的主要原因。其典型临床表现为阵发性胸骨后压榨性疼痛，并向左上肢放射。根据世界卫生组织“缺血性心脏病的命名及诊断标准”，临床上将心绞痛分为以下三型：①劳累性心绞痛，常由劳累、情绪激动或其他增加心肌耗氧量的因素所诱发，休息或舌下含服硝酸甘油可缓解。此类心绞痛又分为稳定型心绞痛、初发型心绞痛及恶化型心绞痛。②自发性心绞痛，其发作与心肌耗氧量无明显关系，多发生于安静状态，症状重，持续时间长，不易被硝酸甘油缓解。此类心绞痛包括变异型心绞痛（冠状动脉痉挛所诱发）、卧位型心绞痛（常在夜间或休息时发作）。③混合性心绞痛，其特点为不定时的频繁发作，在心肌耗氧量增加或无明显增加时都可能发生。临床将初发型、恶化型及自发性心绞痛称为不稳定型心绞痛。

心绞痛发作的主要病理生理基础是心肌供氧与耗氧的失衡。任何引起心肌组织对氧的需求量增加和（或）冠状动脉狭窄、痉挛致心肌供血供氧量减少的因素，都可成为心绞痛发作的诱因。心肌的氧供应主要依靠冠脉血流量。生理情况下冠脉循环有很大储备能力，在运动和缺氧时冠脉可适度扩张，使血流量增加到休息时的数倍。但动脉粥样硬化使冠脉狭窄或部分分支闭塞，血流量减少，扩张性减弱，储备能力下降，此时依靠增加冠脉血流量来增加心肌的供氧是有一定限度的，所以降低心肌耗氧量即成为治疗心绞痛的另一主要措施。

决定心肌耗氧的主要因素有：心室壁张力、心率和心肌收缩力。心室壁张力越大，维持张力所需能量越多，心肌耗氧量也就越大；心率和心肌收缩力都与心肌耗氧量成正比。

目前临床应用的抗心绞痛药物主要通过以下环节发挥作用：①降低心肌耗氧

量。通过舒张小静脉和小动脉，减轻心脏前、后负荷，降低心室壁张力；同时还可通过阻断 β_1 受体，减慢心率、减弱心肌收缩力而使心肌耗氧量降低。②增加缺血区心肌的血氧供应。通过舒张冠状动脉、解除冠状动脉痉挛或促进侧支循环开放而增加缺血区的供血供氧。此外，抗血小板药和抗血栓药也有助于防治心绞痛。

一、硝酸酯类

本类药物中以硝酸甘油最为常用，此外还有硝酸异山梨酯、单硝酸异山梨酯和戊四硝酯等。

硝酸甘油（nitroglycerin）

硝酸甘油用于抗心绞痛已有百余年历史，由于其具有起效快、疗效肯定、使用方便及价格低廉等优点，至今仍是防治心绞痛最常用、最有效的药物。

【体内过程】 硝酸甘油脂溶性大，略具挥发性。口服首关消除明显，生物利用度仅为8%，故临床一般不口服给药。舌下含服易吸收，可避免首关消除，起效快（1~2分钟），作用持续时间短（30分钟），常作为急救用药。硝酸甘油也可经皮肤吸收，用2%硝酸甘油软膏或贴膜剂睡前涂抹于前臂皮肤或贴在胸部皮肤，可维持较长时间的有效浓度。

【药理作用】 硝酸甘油的基本作用是松弛平滑肌，尤其是松弛血管平滑肌，这是其防治心绞痛的药理学基础。

1. 降低心肌耗氧量

（1）扩张静脉血管，降低前负荷：硝酸甘油能明显扩张静脉血管，特别是较大的静脉血管，减少回心血量，降低心室充盈度，使心室舒张末期压力下降，心室容积缩小，室壁张力降低，心脏前负荷减轻。

（2）舒张动脉血管，降低后负荷：硝酸甘油还能显著舒张动脉血管，特别是较大的动脉，可降低外周阻力，减轻心脏的后负荷，使心脏做功和心室射血时间均减少。

上述两方面的作用，可使心肌耗氧量明显降低。

2. 增加缺血区的血液灌注 硝酸甘油能选择性扩张较大的心外膜血管、输送血管及侧支血管，特别是在冠状动脉痉挛时作用更为明显，而对阻力血管的扩张作用较弱。当冠状动脉因粥样硬化或痉挛而狭窄时，缺血区因缺氧、代谢产物堆积而使阻力血管处于代偿性扩张状态，此时非缺血区的阻力就比缺血区大。用硝酸甘油后，血液将顺着压力差从输送血管经侧支血管流向缺血区，从而增加缺血区的供血量（见图18－1）。

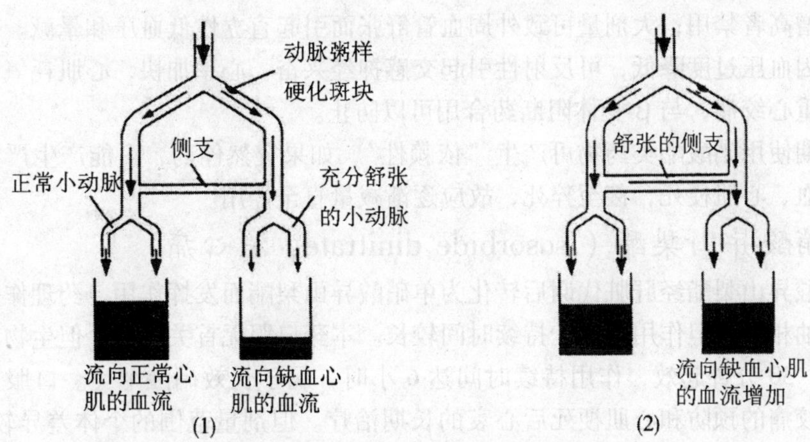

图 18－1　冠心病患者用硝酸酯类前后血流分布的改变

（1）用药前　　（2）用药后

3. 增加心内膜层血液供应　冠状动脉从心外膜垂直穿过心肌，呈网状分布于心内膜层。该特点决定了心内膜下层血管易受心室壁肌张力和心室内压的影响。心绞痛发作时，因心肌缺血缺氧，心室壁肌张力和心室内压均增高，心内膜层血管受压明显，同时降低了从心外膜到心内膜血流的压差，导致心内膜下严重缺血。硝酸甘油能减少回心血量，降低心室充盈度，使心室舒张末期压力下降，降低了室内压对心内膜下层血管的压迫，从而有利于血液从心外膜流向心内膜下层缺血区。

【作用机制】 硝酸酯类舒张平滑肌的机制至今尚未完全阐明。目前认为硝酸酯类药物作为一氧化氮供体，在进入血管内皮细胞和平滑肌细胞后释放出 NO_2^-，NO_2^- 与肌膜内的巯基（－SH）反应生成一氧化氮（NO），进而激活鸟苷酸环化酶，增加 cGMP 生成，抑制收缩蛋白，降低细胞内游离钙，导致平滑肌松弛。

【临床应用】

1. 心绞痛　舌下含服硝酸甘油能迅速缓解各型心绞痛发作，效果确实可靠，常作为首选药应用；也可在发作前预防用药，与β受体阻断药合用能提高疗效。

2. 急性心肌梗死　能降低心肌耗氧量，增加缺血区的血液供应，减轻缺血损伤，缩小梗死范围。但应限制用量，以免因血管过度扩张、血压过度降低而减少心、脑等重要器官的血液灌注，反而加重缺血。血压过低者应禁用。

3. 急、慢性充血性心力衰竭　硝酸甘油能扩张外周血管，降低心脏前、后负荷，改善心脏泵血功能，也可用于急、慢性充血性心力衰竭的治疗。

【不良反应及注意事项】 不良反应多数为血管舒张所致，主要有颜面潮红及搏动性头痛，继续使用可减轻；还可有颅内压升高、眼内压升高等，故青光眼及颅内压增高者禁用；大剂量可致外周血管舒张而引起直立性低血压和晕厥。剂量过大时因血压过度降低，可反射性引起交感神经兴奋，心率加快，心肌耗氧量增加而加重心绞痛，与β受体阻断药合用可以防止。

长期使用硝酸酯类药物可产生“依赖性”，如果突然停药，可能产生严重的心肌缺血、心肌梗死，甚至猝死，故应逐渐减量直至停用。

硝酸异山梨酯（isosorbide dinitrate，消心痛）

硝酸异山梨酯经肝脏代谢后转化为单硝酸异山梨酯而发挥作用。药理作用与硝酸甘油相似，但作用较弱，持续时间较长。本药口服无首关消除，但生物利用度较低，30 分钟起效，作用持续时间达 6 小时，属于长效硝酸酯类。口服主要用于心绞痛的预防和心肌梗死后心衰的长期治疗。但剂量范围的个体差异较大，不良反应较多，剂量过大易致低血压和头痛等。缓释剂可减少不良反应。

二、β受体阻断药

β受体阻断药具有抗心律失常、抗高血压和抗心绞痛等较广泛的药理效应和临床应用。可使心绞痛发作次数减少，心肌耗氧量降低，运动耐量增加，缺血区心肌代谢得以改善，现已作为抗心绞痛的一类药物，代表药是普萘洛尔。

普萘洛尔（propranolol）

【药理作用】

1. 降低心肌耗氧量 心绞痛发作时，血中儿茶酚胺含量显著增加，激动β受体，使心肌收缩力增强、心率加快、血管收缩，导致左室后负荷增加，心肌耗氧量增加。同时因心率加快，心室舒张时间缩短，使冠脉血流量减少而加重心肌缺血。普萘洛尔可阻滞β受体过度兴奋，使心肌收缩力和收缩速度减弱、心率减慢、血压降低，从而明显降低心肌耗氧量。但普萘洛尔抑制心肌收缩力，使心室容积增加，射血时间延长，可导致心肌耗氧量增加。但总效应是降低心肌耗氧量，缓解心绞痛。

2. 改善缺血区心肌的血液供应 普萘洛尔能降低心肌耗氧量，扩张冠脉，促使血液流向已代偿性扩张的缺血区，从而增加缺血区的血液供应。同时，因心率减慢，心室舒张期相对延长，有利于血液从心外膜流向缺血的心内膜。

【临床应用】 用于对硝酸酯类不敏感或疗效差的稳定型心绞痛，尤其适用于伴有高血压或心律失常的心绞痛患者。对变异型心绞痛不宜使用，因β受体被阻断后，α受体相对占优势，易致冠状动脉收缩，减少心肌供血。对心肌梗死也有效，能缩小梗死范围，但因抑制心肌收缩力，故应慎用。

目前主张β受体阻断药与硝酸酯类合用。宜选用作用时间相近的普萘洛尔与硝酸异山梨酯合用。两药通过不同的作用机制协同降低心肌耗氧量，增加心肌缺血区供血供氧；同时β受体阻断药能对抗硝酸酯类所引起的反射性心率加快和心肌收缩力增强，硝酸酯类可缩小β受体阻断药引起的心室容积增大，并缩短心室射血时间。两药合用，可互相取长补短，产生协同作用，减少各药用量和副作用。

表18-1 硝酸酯类、β受体阻断药对决定心肌耗氧量的各种因素的影响

影响心肌耗氧量主要因素	硝酸酯类	β受体阻断药
室壁张力	↓	↑
心率	↑	↓
心肌收缩力	↑	↓
射血时间	↓	↑

【不良反应及注意事项】 常见有消化道反应，如恶心、呕吐等；能诱发或加重支气管哮喘，故支气管哮喘患者禁用；因剂量的个体差异较大，应从小剂量开始逐渐加量，久用停药时应逐渐减量，以防反跳现象。对心功能不全、支气管哮喘、哮喘既往史及心动过缓者不宜使用。

本类药物中的噻吗洛尔（timolol）、吲哚洛尔（pindolol）、阿替洛尔（atenolol）、美托洛尔（metoprolol）及醋丁洛尔（acebutolol）等均可用于心绞痛。

三、钙通道阻滞药

钙通道阻滞药是预防和治疗心绞痛的常用药物，特别是对变异型心绞痛疗效较好。

常用于抗心绞痛的钙通道阻滞药有硝苯地平（nifedipine，心痛定）、维拉帕米（verapamil，异搏定）、地尔硫䓬（diltiazem，硫氮䓬酮）、哌克昔林（perhexiline，双环己哌啶）及普尼拉明（prenylamine，心可定）等。

【药理作用】

1. 降低心肌耗氧量 本类药物能阻滞心肌细胞和血管平滑肌细胞的钙通道，抑制 Ca^{2+} 内流，降低细胞内的 Ca^{2+} 浓度，使心肌收缩力减弱，心率减慢，血管平滑肌松弛，血压降低，心脏负荷减轻，从而明显降低心肌耗氧量。

2. 舒张冠状血管 本类药物能扩张冠脉中较大的输送血管及较小的阻力血管，特别是对痉挛状态的血管有显著的解痉作用，同时还能增加侧支循环，从而使缺血区的血液灌注增加。

3. 对缺血心肌细胞的保护作用 心肌缺血时，细胞膜对 Ca^{2+} 的通透性增加，使外 Ca^{2+} 内流增加，或内 Ca^{2+} 外流受干扰，导致 Ca^{2+} 在细胞内蓄积，特别是线粒体内 Ca^{2+} 超负荷，失去氧化磷酸化的能力，最终导致细胞死亡。本类药物阻

滞 Ca^{2+} 通道，抑制外 Ca^{2+} 内流，减少细胞内 Ca^{2+} 量，可避免细胞坏死，对缺血心肌起保护作用。

【临床应用】由于钙通道阻滞药能有效解除冠脉痉挛，故变异型心绞痛是其最佳适应证，对稳定型心绞痛及急性心肌梗死等也有效。因其能松弛支气管平滑肌，也适用于心肌缺血伴有支气管哮喘者。本类药物还有较强的扩张血管作用，故心肌缺血伴有外周血管痉挛性疾病者也可用此类药物治疗。

硝苯地平扩张冠状动脉和外周小动脉作用强，解除血管痉挛效果显著，对变异型心绞痛最有效，特别是伴高血压者尤为适用。对稳定型心绞痛及急性心肌梗死也有效。与β受体阻断药合用，可增强疗效。

维拉帕米扩张冠状动脉作用较弱，对变异型心绞痛多不单独使用。对稳定型心绞痛有效，疗效近似普萘洛尔，与β受体阻断药有协同作用，但抑制心肌收缩力及传导系统，故合用应慎重。

地尔硫䓬的作用强度介于上述两药之间，扩张冠状动脉作用较强，而扩张外周血管作用较弱，对变异型、稳定型和不稳定型心绞痛都可应用，是一较安全有效的药物。

【不良反应及注意事项】常见的有颜面潮红、头痛（与脑血管急剧扩张有关，硝苯地平最为明显）、眩晕、恶心、便秘（常见于维拉帕米）、心动过缓（常见于维拉帕米和地尔硫䓬）。此外，严重的心血管反应包括加重心肌缺血（常见于硝苯地平）、诱发血压下降等。

第二节　抗动脉粥样硬化药

动脉粥样硬化是心脑血管疾病的主要病理学基础，防治动脉粥样硬化是防治心脑血管疾病的重要措施。高脂血症是加速动脉粥样硬化的一个重要的危险因素，抗动脉粥样硬化药通过降低血脂或调整脂蛋白代谢来防治动脉粥样硬化。

高脂血症是指血浆胆固醇（cholesterol，Ch）和三酰甘油（triglyceride，TG）超过正常水平，而高脂蛋白血症则兼有脂蛋白浓度的升高。血浆中胆固醇和三酰甘油以脂蛋白的形式转运。根据密度范围和电泳迁移性不同，血浆脂蛋白可分为五类：乳糜微粒（CM）、极低密度脂蛋白（VLDL）、低密度脂蛋白（LDL）、中间密度脂蛋白（IDL）和高密度脂蛋白（HDL）。各种脂蛋白在血浆中有基本恒定的浓度以维持相互间的平衡，如果比例失调则可引起动脉粥样硬化。血浆中VLDL、LDL、IDL浓度高出正常时，胆固醇易沉积在动脉壁导致动脉粥样硬化；而HDL有抗动脉粥样硬化作用，若HDL浓度低于正常，也是动脉粥样硬化的危险因素。

一、主要降低胆固醇的药物

他汀类

他汀类药物是羟甲基戊二酰辅酶 A（3 – hydroxy – 3 – methylglutaryl CoA，HMG – CoA）还原酶抑制药，最早是从霉菌培养液中提取出来的，为新型的调血脂药物。常用药物有洛伐他汀（lovastatin）、普伐他汀（pravastatin）、辛伐他汀（simvastatin）以及人工合成的氟伐他汀（fluvastatin）、阿伐他汀（atorvastatin）。

【药理作用及作用机制】 他汀类药物竞争性抑制肝脏 HMG – CoA 还原酶，其主要作用是抑制胆固醇的合成。HMG – CoA 还原酶是肝脏合成胆固醇的限速酶，抑制 HMG – CoA 还原酶则可减少内源性胆固醇合成。胆固醇合成的减少刺激肝细胞表面 LDL 受体代偿性增加，使血中 LDL 加速消除。所以他汀类除降低胆固醇合成外，也降低血浆 LDL 和 VLDL 水平。由于各种他汀类与 HMG – CoA 还原酶亲和力不同，所以调血脂的作用强度各异，其中以洛伐他汀作用最强，普伐他汀作用最弱。

【临床应用】 他汀类主要用于高胆固醇血症为主的高脂血症，是Ⅱ、Ⅲ型高脂血症的首选药。

【不良反应及注意事项】 不良反应轻，约 10% 患者有胃肠道症状、头痛、皮疹，少数患者有血清转氨酶、碱性磷酸酶升高。不良反应轻者不必停药，老年人应减量，孕妇及哺乳妇女禁用。

考来烯胺（cholestyramine，消胆胺）

本品为一种强碱性阴离子交换树脂，同类药物还有考来替泊（colestipol）。

【药理作用及作用机制】 考来烯胺显著降低血浆总胆固醇和 LDL – 胆固醇浓度。胆固醇在肝中不断转化为胆汁酸，随胆汁排入肠腔，参与脂肪的消化吸收。胆酸大部分被重吸收，形成肝肠循环，反复利用。本类药物口服后不被吸收，在肠道内以其 Cl^- 交换胆汁酸，与胆汁酸生成不被吸收的络合物从肠道排出，阻断了胆固醇在肠道中吸收所必需的胆汁酸肝肠循环，减少食物中胆固醇的吸收摄取；由于胆汁酸重吸收入肝减少，促使肝胆固醇转化为胆汁酸；肝中胆固醇减少，促使肝细胞表面 LDL 受体数量增加，从血浆中摄取 LDL 增多，导致血浆总胆固醇和 LDL – 胆固醇浓度下降。

【临床应用】 适用于胆固醇升高的Ⅱ型高脂血症。

【不良反应及注意事项】 本品有刺激性气味，常致恶心、食欲减退、腹胀、便秘等胃肠症状；长期应用因为维生素缺乏可引起脂肪痢；偶可引起转氨酶升高、高氯酸血症等。

二、主要降低三酰甘油的药物

贝特类

贝特类为苯氧酸衍生物，最早应用的是氯贝丁酯（clofibrate，安妥明），降脂作用明显，但不良反应多而严重，且不降低冠心病的死亡率，现已少用。目前应用的新型贝特类药物调脂作用增强而不良反应减少。常用药物有：吉非贝齐（gemfibrozil）、苯扎贝特（benzafibrate）、非诺贝特（fenofibrate）。

【药理作用及作用机制】

1. 明显降低血浆 TG、VLDL 含量 本类药物能激活脂蛋白脂酶，促进血浆 TG 分解为脂肪酸和甘油，进而被脂肪组织摄取并合成 TG 贮存，使血浆 TG 含量降低；加速 VLDL 的分解代谢；促进 LDL 颗粒的清除。

2. 轻度升高 HDL 贝特类药物还能增加 HDL 的合成，减慢 HDL 的清除，导致 HDL 升高。

【临床应用】适用于高三酰甘油血症为主的高脂血症。

【不良反应】较轻，主要为胃肠道反应，如轻度腹痛、腹泻、恶心等；偶有皮疹、脱发、视物模糊、血象及肝功能异常等。

烟酸（nicotinic acid）

【药理作用】本品为 B 族维生素之一，大剂量烟酸能降低血浆 TG 和 VLDL，服后 1～4 小时生效；降低 LDL 作用慢而弱，用药 5～7 日生效。若与胆汁酸结合树脂伍用，可使作用增强，若再加用他汀类作用更强。烟酸还能升高血浆 HDL。

【作用机制】烟酸能降低细胞 cAMP 的水平，使脂肪酶的活性降低，脂肪组织中的 TG 不易分解出 FFA，肝脏合成 TG 的原料不足，VLDL 的合成和释放减少，也使 LDL 来源减少。烟酸升高 HDL 是由于使 TG 浓度降低，导致 HDL 分解代谢减少所致。

【临床应用】烟酸为广谱调血脂药，主要用于高脂血症的治疗。若与他汀类或贝特类伍用，可提高疗效。

【不良反应】烟酸口服刺激胃黏膜，引起或加重消化道溃疡，餐时或餐后服用可以减轻。长期应用可致皮肤干燥、色素沉着。偶有肝功能异常、血尿酸增多、糖耐量降低等，停药后可以恢复。溃疡病、糖尿病及肝功能异常者禁用。

三、其他药物

（一）抗氧化剂

普罗布考（probucol）

【药理作用及作用机制】 普罗布考的抗氧化和调血脂作用是其抗动脉粥样硬化作用的基础，长期应用可使冠心病发病率降低，已形成的动脉粥样硬化病变停止发展或消退。

1. 抗氧化作用 普罗布考为疏水性抗氧化剂，抗氧化作用强，进入体内后被氧化为普罗布考自由基，阻断脂质过氧化，减少脂质过氧化物的产生，减缓动脉粥样硬化病变的一系列过程。

2. 调血脂作用 普罗布考能抑制羟甲基戊二酰辅酶 A（HMG - CoA）还原酶，抑制肝脏合成胆固醇，使血浆胆固醇明显降低。通过提高 HDL 的数量和活性、增加 HDL 的转运效率，使胆固醇逆转运清除加快。若与他汀类或胆汁酸结合树脂伍用，可增强调血脂作用。

【临床应用】 适用于各型高胆固醇血症。

【不良反应】 不良反应少而轻，以消化道反应为主，如恶心、腹胀、腹痛、腹泻等，偶有嗜酸性粒细胞增多、肝功异常、高尿酸血症、血小板减少等。近期有心肌损伤者禁用。孕妇及小儿禁用。

（二）多烯脂肪酸类

多烯脂肪酸（polyenoic fatty acids，多不饱和脂肪酸）是指有两个或两个以上不饱和键结构的脂肪酸。其所含大量不饱和脂肪酸与胆固醇合成的酯容易转运、代谢及排泄，因此可降低血浆胆固醇水平。根据第一个不饱和键的位置不同，可分为两类：

1. n - 6 型多烯脂肪酸 主要来源于植物油，有较弱的调血脂作用，常做成胶丸或与其他调血脂药及抗氧化药制成复方制剂应用。

2. n - 3 型多烯脂肪酸 主要来自海洋生物，如鱼油所含不饱和脂肪酸二十碳五烯酸（EPA）和二十二碳六烯酸（DHA）。它们具有明显的调血脂作用，能显著降低胆固醇、TG 及 VLDL，也能升高 HDL，长期服用能预防动脉粥样硬化斑块形成并使斑块消退。还能通过影响花生四烯酸代谢，抑制血小板聚集，抗血栓形成，扩张血管，使红细胞可变性增加，改善微循环；抑制白细胞向血管内皮的黏附和趋化，对动脉粥样硬化早期的白细胞 - 内皮细胞炎性反应的多种细胞因子表达呈明显的抑制作用。本品适用于高 TG 血症和高胆固醇血症。对心肌梗死患者的预后有明显改善作用。一般无不良反应，但长期或大剂量应用，可使出血时间延长，免疫反应降低。

小 结

目前临床常用的抗心绞痛药物主要有硝酸酯类、β受体阻断药及钙通道阻滞药。硝酸酯类通过降低心肌耗氧量、增加缺血区心肌的供血供氧发挥作用，临床用于防治各型心绞痛。普萘洛尔通过阻断心脏β_1受体，使心肌耗氧量明显下降，主要用于对硝酸酯类不敏感或疗效差的稳定型心绞痛，与硝酸酯类合用，可互相取长补短，减少副作用。钙通道阻滞药通过抑制Ca^{2+}内流，使心率减慢、心肌收缩力减弱、外周血管舒张，从而降低心肌耗氧量，变异型心绞痛是其最佳适应证。

临床用于防治动脉粥样硬化的药物主要包括：①降低胆固醇的药物他汀类、胆汁酸结合树脂，主要用于高胆固醇血症为主的高脂血症；②降低三酰甘油的药物贝特类和烟酸，主要用于高三酰甘油血症为主的高脂血症；③抗氧化剂普罗布考，适用于各型高胆固醇血症；n－3型多烯脂肪酸适用于高三酰甘油性高脂血症。

思 考 题

1. 临床常用抗心绞痛药有哪几类，各举出其代表药。
2. 试述硝酸甘油、普萘洛尔、硝苯地平抗心绞痛的药理作用、作用机制及临床应用。
3. β受体阻断药与硝酸酯类合用是否合理？为什么？
4. 试述他汀类和贝特类药物的药理作用、作用机制及临床应用。

第十九章　抗充血性心力衰竭药

充血性心力衰竭（congestive heart failure，CHF），又称慢性心功能不全，是多因素导致的心肌舒缩功能障碍，心输出量减少，不能泵出足够的血液满足全身组织器官代谢需要的一种病理状态。临床以组织血液灌流不足及体循环和（或）肺循环淤血为主要特征。是各种病因所致心血管病的终末阶段，致残率和病死率较高。

心脏功能受多种生理因素影响，如心肌收缩力、心率、前后负荷及耗氧量等。CHF时心肌收缩力减弱、输出量减少、心率加快、前后负荷及耗氧量增加，出现收缩、舒张功能障碍，伴有心室顺应性降低，同时出现心肌肥厚和重构、心脏 β_1 受体密度下降及肾素-血管紧张素-醛固酮系统（RAAS）激活等。

根据CHF时多种调节机制的变化，目前在CHF治疗中除用正性肌力药增强心肌收缩性，用扩张血管药及利尿药降低心脏前、后负荷外，也注意到选用血管紧张素转化酶抑制药（ACEI）纠正RAAS的激活，以取得更好治疗效果。根据药物作用及机制的不同，抗CHF药可分为以下几类：

1. 正性肌力药　强心苷类（地高辛等）、β受体激动药（多巴酚丁胺）、磷酸二酯酶抑制药（米力农）等。

2. 肾素-血管紧张素-醛固酮系统抑制药

（1）血管紧张素转化酶抑制药：卡托普利等。

（2）血管紧张素Ⅱ受体（AT_1）拮抗药：氯沙坦等。

（3）醛固酮拮抗药：螺内酯等。

3. 利尿药　氢氯噻嗪、呋塞米等。

4. 血管扩张药　硝普钠、硝酸异山梨酯、肼屈嗪、哌唑嗪等。

5. β受体阻断药　美托洛尔、卡维地洛等。

6. 钙通道阻滞药　硝苯地平等。

第一节　正性肌力药

一、强心苷类

强心苷（cardiac glycosides）是一类具有正性肌力作用的苷类药物。临床应用已有200多年历史，至今仍是治疗CHF的一线药物。强心苷类来源于植物，含有强心苷的植物有紫花洋地黄、毛花洋地黄、羊角拗、黄花夹竹桃、冰凉花以及铃兰等。

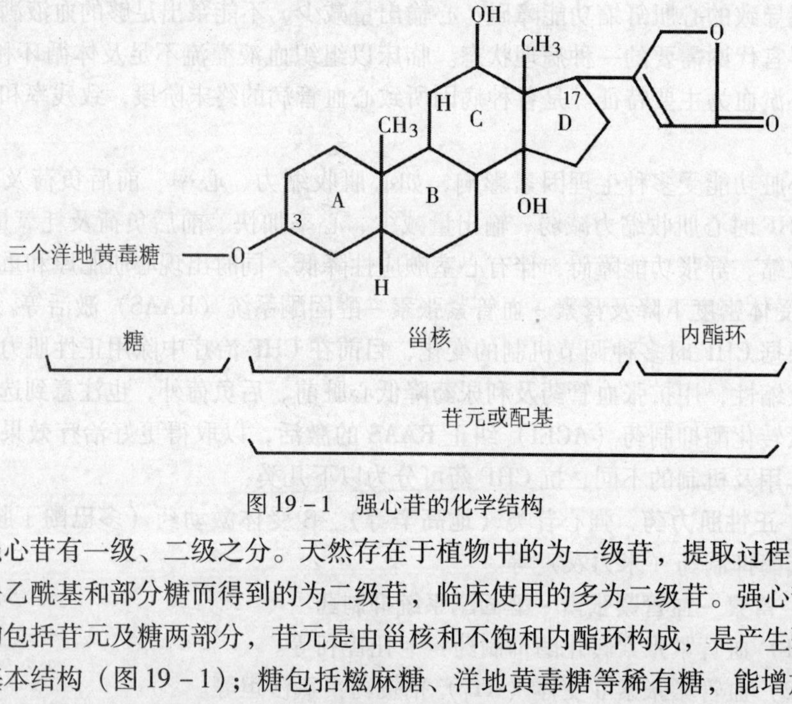

三个洋地黄毒糖
糖
甾核
内酯环
苷元或配基

图19－1　强心苷的化学结构

强心苷有一级、二级之分。天然存在于植物中的为一级苷，提取过程中经水解失去乙酰基和部分糖而得到的为二级苷，临床使用的多为二级苷。强心苷的化学结构包括苷元及糖两部分，苷元是由甾核和不饱和内酯环构成，是产生强心作用的基本结构（图19－1）；糖包括糍麻糖、洋地黄毒糖等稀有糖，能增加苷元的水溶性，延长苷元的作用时间，使强心作用强而持久。各种强心苷的作用基本相同，只是化学结构上某些取代基团不同，使其作用有强弱、快慢、久暂之分。

临床常用的强心苷类药物有地高辛（digoxin）、洋地黄毒苷（digitoxin）、毛花苷丙（cedilanide，西地兰）、毒毛花苷K（strophanthin K），其中最常用的为地高辛。

【体内过程】强心苷类药物化学结构相似，作用性质相同，但甾核上极性基团羟基数目的不同，导致各药体内过程上的差异。甾核羟基少者如洋地黄毒苷，其脂溶性高、极性低，口服吸收好，血浆蛋白结合率和被肝脏代谢的程度都较高；甾核羟基多者毒毛花苷 K 的脂溶性和口服生物利用度最低，常采用静脉注射方式给药；地高辛的体内过程特点居于两者之间。根据强心苷药动学特征不同，将其分为三类（表 19－1）。

表 19－1　几种常用强心苷体内过程的比较

分类	药物	口服吸收率(%)	蛋白结合率(%)	肝代谢(%)	肾排泄(%)	血浆 $t_{1/2}$(h)
慢效	洋地黄毒苷	90～100	97	30～70	10	120～168
中效	地高辛	60～85	25	5～10	60～90	36
速效	毛花苷丙	20～40	5	极少	90～100	33
	毒毛花苷 K	2～5	5	0	90～100	12～19

【药理作用】

1. 加强心肌收缩力（正性肌力作用）　强心苷对心脏有高度选择性，能直接增强衰竭心脏收缩力、增加心输出量，这是其治疗 CHF 的最基本的药理作用之一。强心苷的正性肌力作用有如下特点：

（1）加快心肌纤维缩短速度：使心肌收缩敏捷而有力，因此收缩期缩短，舒张期相对延长，这有利于衰竭心脏充分休息、增加静脉回流及冠状动脉供血，从而使心输出量增加。

（2）降低衰竭心肌耗氧量：心肌耗氧量取决于心肌收缩力、心率和心室壁张力三要素。衰竭心脏因心肌收缩无力，心输出量减少，心室舒张末期容积增大，心室壁张力增高，心率加快，导致心肌耗氧量明显增高。应用强心苷后增强了衰竭心肌的收缩力，虽可使耗氧量增加，但由于心输出量增加，心脏排血完全，扩大的心腔缩小，室壁张力降低，则使耗氧量明显减少；同时心输出量增加反射性地使心率减慢，也能降低耗氧量。因而强心苷使 CHF 患者心肌总耗氧量减少，但对正常人作用不明显。

（3）增加衰竭心脏输出量：CHF 时心腔内残血较多，强心苷增强衰竭心肌的收缩力，使心排血量明显增加，反射性降低因心衰而增高的交感神经张力，从而使处于收缩状态的外周血管扩张，阻力下降，心脏射血阻抗减小，维持心输出量的增加。但不增加正常心脏的心输出量。

2. 减慢心率（负性频率作用）　这一作用继发于强心苷的正性肌力作用。CHF 时由于反射性交感神经活性增强，使心率加快。应用强心苷后，增强了心肌收缩力，心排血量增多，作用于主动脉弓、颈动脉窦压力感受器，反射性提高了迷走神经的兴奋性而使心率减慢、舒张期延长。这不仅增加了心脏的休息时间及冠脉对心肌的供血供氧，有益于心肌的营养供应，而且回心血量增多，有利于心输出量的增加，使心功能不全得以改善。

3. 对心肌电生理特性的影响

（1）对传导组织的影响：治疗量强心苷可通过兴奋迷走神经，降低窦房结自律性，减少房室结 Ca^{2+} 内流，减慢房室传导速度。在心房可因兴奋迷走神经，促进 K^+ 外流，加大静息电位，提高 0 相除极速率，使心房传导速度加快，心房有效不应期缩短。中毒量强心苷抑制 Na^+-K^+-ATP 酶，使细胞失钾，最大舒张电位负值减小而减慢房室结传导，提高浦氏纤维自律性，缩短有效不应期。

（2）对心电图（ECG）的影响：主要表现为 T 波低平，甚至倒置；S－T 段降低呈鱼钩状，与动作电位 2 相缩短有关；Q－T 间期缩短，说明浦氏纤维和心室肌动作电位时程缩短；P－R 间期延长，说明房室传导减慢；P－P 间期延长，反映心率减慢。

4. 利尿作用 强心苷对 CHF 患者有明显的利尿作用。这是因强心苷的正性肌力作用导致肾血流量增加，同时强心苷还直接抑制肾小管细胞膜 Na^+-K^+-ATP 酶，使肾小管对 Na^+ 的重吸收减少。

5. 对神经内分泌的影响 强心苷能抑制交感神经活性，降低血浆中肾素和去甲肾上腺素的浓度，减少血管紧张素Ⅱ和醛固酮含量，故对 CHF 患者明显激活的 RAAS 具有抑制作用。

【作用机制】强心苷是通过增加心肌细胞内可利用 Ca^{2+} 而发挥正性肌力作用的。Ca^{2+} 是心肌兴奋－收缩耦联中的关键物质，心肌细胞内 Ca^{2+} 量增加则心肌收缩力增强。

现认为心肌细胞膜上的 Na^+-K^+-ATP 酶是强心苷的受体。强心苷选择性与其受体结合而抑制该酶活性，使 Na^+-K^+ 交换受阻，细胞内积聚的 Na^+ 更多地依靠 Na^+-Ca^{2+} 交换，使 Na^+ 外流增加，Ca^{2+} 内流增加，导致细胞内 Ca^{2+} 浓度升高，兴奋－收缩耦联过程增强，而产生正性肌力作用（图 19－2）。

【临床应用】

1. 治疗慢性心功能不全 各种原因引起的慢性心功能不全都可应用强心苷类药物，但疗效有很大差别。

（1）对先天性心脏病、心瓣膜病、风湿性心脏病、高血压、动脉硬化所引起的心功能不全疗效好。

（2）对继发于甲状腺功能亢进、严重贫血、维生素 B_1 缺乏等心肌能量障碍的心功能不全疗效较差。

（3）对肺源性心脏病、活动性心肌炎和严重心肌损伤引起的心功能不全疗效很差，且易发生中毒。缺氧的心肌不仅能量产生障碍，还因儿茶酚胺释放增多而使浦氏纤维兴奋性增高。同时，缺氧也促使心肌细胞进一步缺钾，这些都是诱发强心苷中毒的因素。

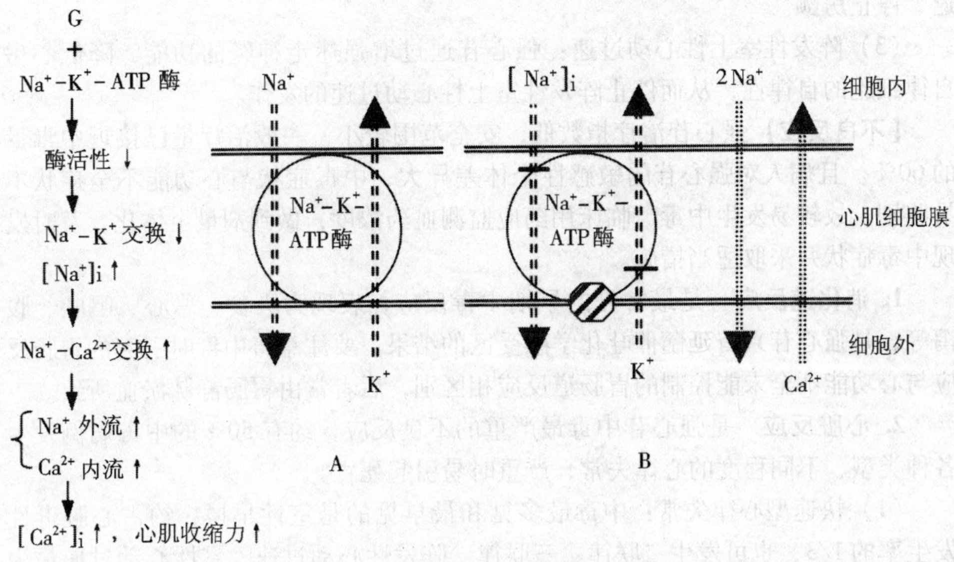

图 19-2　强心苷正性肌力作用机制

注：G：强心苷（图中为▨），$[Na^+]_i$：积聚若干 Na^+，A：未用强心苷，B：用强心苷后。

（4）对因机械性阻塞引起的心功能不全，如严重的二尖瓣狭窄、缩窄性心包炎等无效。因心室充盈受限，容纳血量减少，即使收缩力加强，每搏输出量仍少，难以改善或消除心功能不全的症状。

2. 治疗某些心律失常

（1）心房纤颤：是心房肌发生紊乱而细弱的纤维性颤动，每分钟可达 400～600 次。房颤的主要危害在于来自心房的过多冲动经传导系统到达心室，引起心室率过快，不能有效地泵出足够的血液，导致严重的循环障碍。强心苷通过兴奋迷走神经或直接抑制房室结，增加房室结隐匿性传导，阻止来自心房的过多冲动传入心室，减慢心室率，增加心输出量，从而改善循环障碍，消除房颤的主要危害。但对多数病人并不能终止房颤。

（2）心房扑动：是快速而规则的心房异位节律，每分钟可达 250～300 次。房扑的冲动虽比房颤少但较强，更容易传入心室而难以控制。强心苷可不均一地缩短心房不应期，使房扑转为房颤，在房颤时更容易增加房室结隐匿性传导而减慢心室率，达到治疗目的。

强心苷是治疗房颤、房扑的首选药，但其治疗意义在于保护心室，而不在于取消或终止房颤和房扑。但当心室率减慢后停用强心苷，可能恢复窦性心律，因停用强心苷相当于取消缩短不应期的作用，使心房不应期延长，有利于消除折返、停止房颤。

（3）阵发性室上性心动过速：强心苷通过增强迷走神经的功能，降低心房自律细胞的自律性，从而停止阵发性室上性心动过速的发作。

【不良反应】 强心苷治疗指数低，安全范围较小，一般治疗量已接近中毒量的60%。且病人对强心苷的敏感性个体差异大，中毒症状与心功能不全症状不易鉴别，故较易发生中毒。临床用药应监测血药浓度，做到剂量个体化，及时发现中毒症状并采取适当措施。

1. 消化道反应 是最常见的早期中毒反应，表现为厌食、恶心、呕吐、腹泻等，是强心苷兴奋延髓催吐化学感受区的结果。要注意将中毒时引起的胃肠反应与心功能不全未能控制的胃肠道反应相区别，后者常由胃肠静脉淤血所致。

2. 心脏反应 是强心苷中毒最严重的不良反应，约有50%的中毒病例发生各种类型、不同程度的心律失常，严重时易引起死亡。

（1）快速型心律失常：中毒最多见和最早见的是室性早搏，约占心脏毒性发生率的1/3，也可发生二联律、三联律、阵发性心动过速。室性心动过速最为严重，一旦出现，应立即停药抢救，以免发展为室颤而危及生命。

（2）房室传导阻滞：大剂量强心苷可引起各种程度的房室传导阻滞，直至完全阻滞。产生原因除与提高迷走神经兴奋性有关外，还与 Na^+- K^+- ATP 酶的高度抑制有关。因细胞内失钾，静息膜电位变小（负值变小），零相除极速率降低，发生传导阻滞。

（3）窦性心动过缓：强心苷可直接抑制窦房结、降低其自律性而引起窦性心动过缓。当心率降至60次/分以下时，应立即停药。

3. 中枢神经系统反应 主要表现为头痛、眩晕、失眠、谵妄等症状，还可见视觉障碍，如黄视症、绿视症、视物模糊及阅读困难等，可能与强心苷分布于视网膜有关。视觉异常通常是强心苷中毒先兆，是停药的指征之一。

【中毒的防治】

1. 预防 注意剂量个体化，随时调整剂量，如血钾过低、血钙过高或合用拟肾上腺素药时，均易诱发强心苷中毒，应注意避免。

2. 治疗

（1）及时停药：一旦出现中毒先兆症状，如一定次数的室早、二联律或窦性心动过缓以及色视障碍等，都应及时停用强心苷和排钾利尿药。轻度中毒者停药后中毒症状可自行消失，严重者除停药外，还应根据心脏毒性反应的不同，采取相应的治疗措施。

（2）补钾：氯化钾是治疗强心苷中毒引起快速型心律失常的有效药物。因钾离子能与强心苷竞争 Na^+ - K^+ - ATP 酶，降低强心苷与酶的结合率从而减轻或阻止强心苷毒性的发展。故轻度快速型心律失常可口服氯化钾，必要时可静脉注射，但补钾不可过量。对并发房室传导阻滞的强心苷中毒不能补钾盐。

（3）使用抗快速型心律失常药：对强心苷中毒引起的重症快速型心律失常，如频发室性早搏、二联律、三联律、室性心动过速等可使用苯妥英钠、利多卡因疗效显著。其中苯妥英钠还可使强心苷从受体 Na^+-K^+-ATP 酶的结合中解离出来，恢复酶的活性。利多卡因可用于治疗强心苷中毒引起的室性心动过速和心室纤颤。

（4）纠正强心苷中毒时的缓慢型心律失常：如房室传导阻滞或窦性心动过缓等，可静注 M 受体阻断药阿托品治疗，不宜补 K^+。

【用药方法】

1. 传统给药法　先达全效量，后改维持量。即先在短期内给以能充分发挥最大疗效的剂量后，每日给一定剂量维持疗效。①缓给法。适用于慢性轻症病人，常于3～4天内给足全效量，可选地高辛、洋地黄毒苷。②速给法。适用于重症病人且两周内未用过强心苷的患者，常于24小时内给足全效量，可选用毒毛花苷 K。

2. 现代给药法　每日维持量给药法。对病情轻缓者，目前倾向于每天给维持量，经4～5个 $t_{1/2}$ 后，也能达到稳态血药浓度而发挥治疗作用。常选用地高辛，每日口服0.25mg，经4～5个 $t_{1/2}$，可发挥有效治疗作用，且能明显降低地高辛中毒的发生率。

二、非苷类正性肌力药

（一）儿茶酚胺类

β 受体参与维持正常心脏的功能。当 CHF 时交感神经处于激活状态，在内源性儿茶酚胺的长期影响下 β 受体下调。β 受体与 Gs 蛋白脱耦联，导致衰竭心脏对儿茶酚胺类药物及 β 受体激动药敏感性下降。因此 β 受体激动药主要用于对强心苷反应不佳或禁忌者，更适用于伴有心率减慢或传导阻滞者。本类药物作用短暂，易产生快速耐受性、心率加快和心律失常。

多巴酚丁胺（dobutamine）

【药理作用】

1. 增强心肌收缩力　主要激动心脏 β_1 受体，使心肌收缩力增强，心输出量增加，心脏泵血功能得以改善。对心肌兴奋作用较温和，对心率影响较小（大剂量可使心率加快），故不增加心肌耗氧量，也较少引起心律失常。

2. 减轻心脏负荷　能轻度激动 β_2 受体，使血管轻度扩张，外周血管阻力降低，减轻心脏负荷，增加心输出量。

【临床应用】 主要用于对强心苷反应不佳的严重左室功能不全和心肌梗死后心功能不全者，但血压明显下降者不宜使用。口服无效，静脉给药起效快，作用短暂，半衰期仅2～3分钟，故适用于心功能不全的紧急处理。

【不良反应】 剂量过大易致心动过速、血压升高、诱发或加重心绞痛。易产生耐受性，持续静脉滴注时间不应超过72小时。多巴酚丁胺能加速房室传导，房颤患者不宜应用。

（二）磷酸二酯酶抑制药

磷酸二酯酶抑制药的共同特点是兼有正性肌力和扩张血管作用。其作用机制是通过选择性抑制磷酸二酯酶－Ⅲ（PDE－Ⅲ）而明显提高心肌细胞内cAMP含量，cAMP在心肌细胞内通过激活蛋白激酶A（PKA）而使钙通道磷酸化、促进钙内流而增加心肌细胞内钙离子浓度，发挥正性肌力作用；而血管平滑肌细胞内cAMP含量增加，可促进肌浆网对钙离子的再螯合，使胞浆内Ca^{2+}浓度降低，血管舒张。临床主要用于强心苷治疗无效的难治性慢性心功能不全。

米力农（milrinone）和氨力农（armrinone）

米力农和氨力农为双吡啶类衍生物。氨力农的不良反应较严重，常见的有恶心、呕吐、心律失常等，此外尚有血小板减少和肝损害。米力农为氨力农的替代品，抑酶作用较氨力农强20倍，不良反应较氨力农少，偶有室上性及室性心律失常、低血压、头痛及心绞痛样疼痛等。有报道长期口服可增加病死率，故仅供短期静脉给药治疗急性心力衰竭。

第二节 减轻心脏负荷药

一、扩张血管药

其作用机制为：扩张静脉，使回心血量减少，心脏前负荷降低，进而降低肺楔压、左室舒张末压，使肺部淤血得以缓解；扩张小动脉，降低心脏后负荷，增加心输出量，使组织缺血症状得以缓解。但扩血管药是治疗心功能不全的辅助药，不能代替强心苷和利尿药等常规治疗。在紧急情况下，扩血管药可作为一线药物抢救急性心力衰竭。

表 19－2　　常用血管扩张药的作用比较

药物	作用部位及机制	降低前负荷	降低后负荷
硝酸甘油	主要扩张静脉	+++	+
肼屈嗪	扩张小动脉	−	+++
硝普钠	扩张静脉、动脉	+++	+++
哌唑嗪	扩张静脉、动脉	++	++

选用血管扩张药治疗 CHF，应根据患者血流动力学效应而定，如前负荷升高明显，宜用扩张静脉为主的硝酸甘油；对后负荷升高明显者，宜用扩张动脉为主的肼屈嗪；前后负荷都升高者则应兼顾用药。

本类药物主要不良反应是低血压。为了不影响冠脉灌注压，应尽力使血压保持在生理范围内。因此，静脉给药必须在严密监护下，从小剂量开始逐渐增量至疗效满意，同时要避免突然停药，以防引起反跳。长期应用扩血管药可产生耐受性、体液潴留、心动过速等而影响疗效。采用几种扩血管药交替使用或联合应用，可减少不良反应。

二、利尿药

利尿药在心功能不全的治疗中起着重要作用，主要通过增加水盐排出，减少血容量，降低心脏前、后负荷，从而改善心功能，增加心输出量，是治疗心功能不全的常规辅助用药。

主要用于轻度和中度 CHF 患者，可口服噻嗪类或强效利尿药并与留钾利尿药合用；对严重心功能不全、急性左心衰竭合并肺水肿，应选用强效利尿药如呋塞米静脉注射，可迅速缓解症状，但应注意同时补钾或与留钾利尿药合用。留钾利尿药既可加强其他利尿药的利尿作用，又可防止失钾诱发的强心苷中毒。对严重 CHF 合并腹水者，常与血管紧张素转化酶抑制药及地高辛合用。

第三节　肾素－血管紧张素－醛固酮系统抑制药

血管紧张素转化酶抑制药（ACEI）和血管紧张素 II 受体阻断药用于 CHF 的治疗是近年来最重要的进展之一。ACEI 不仅能缓解心衰的症状、提高生活质量，而且能降低病死率，改善预后，在心衰的治疗中占有重要地位，现已广泛用于临床。

一、血管紧张素转化酶抑制药

临床常用于治疗 CHF 的 ACEI 类药物有卡托普利（captopril)、依那普利(enalapril)、贝那普利（benazepril)、西拉普利（cilazapril）等，它们的作用基本相似。

【抗 CHF 作用和作用机制】

1. 抑制血管紧张素转化酶活性 使血管紧张素 II 生成减少，进而扩张小动脉、小静脉，减轻心脏的前、后负荷，从而改善心功能；也使醛固酮分泌减少，水、钠潴留减轻，回心血量减少，减轻了心脏的前负荷。

2. 减少血管紧张素 II 的生成 抑制心肌及血管的过度生长增生，阻止或逆转血管、心室重构，改善心室收缩和舒张功能；抑制缓激肽降解，使 NO、PGI_2 增加，均可使血管扩张，减轻心脏负担。

【临床应用】 ACEI 用于心功能不全，尤其是重度及难治性心功能不全，可明显改善症状，减少并发症，降低病死率。常与利尿药、地高辛合用作为治疗 CHF 的基础药物。高血压并发心功能不全者，本类药物可作为首选。

研究表明，除有禁忌证或不能耐受的 CHF 患者外，需终身应用 ACEI，治疗应从小剂量开始，逐步增至最大耐受量。

【不良反应】 有刺激性干咳、血管神经性水肿、皮疹等。

二、血管紧张素 II 受体阻断药

氯沙坦（losartan）和厄贝沙坦（irbesartan）

本类药物能直接拮抗血管紧张素 II 与其受体的结合，抗 CHF 的作用与 ACEI 相似，能降低 CHF 的病死率和再住院率。不良反应较少，主要有胃肠道不适、眩晕、头痛、低血压、低血钾、皮疹等，较少引起干咳、血管神经性水肿等。

第四节 β 受体阻断药

过去一直认为，β 受体阻断药有负性肌力作用，禁用于心功能不全。国外 70 年代后期临床研究发现，β 受体阻断药对扩张型心肌病所致的 CHF 有明显的治疗作用。目前本类药已被推荐为治疗 CHF 的常规用药，其中卡维地洛（carvedilol）治疗效果最为显著。

【抗 CHF 作用和作用机制】

1. 抗交感神经作用 交感神经系统与肾素－血管紧张素－醛固酮系统

（RAAS）的激活是 CHF 时最重要的神经－体液变化。CHF 发病过程中交感神经活性增高，症状暂时缓解，但持久的交感神经兴奋性过高则会产生心肌细胞内 Ca^{2+} 超负荷和儿茶酚胺的增加，使心肌受损且耗氧量增加；提高心肌细胞的自律性、引起折返激动而诱发心律失常；激活 RAAS 增加心肌负荷，促进心室重构。β 受体阻断药通过阻断心脏 β_1 受体、拮抗交感神经对心脏的作用，防止高浓度血管紧张素 II 对心脏的损害；防止过量儿茶酚胺所致的大量 Ca^{2+} 内流，避免心肌细胞坏死；改善心肌重构；降低 β_1 受体对儿茶酚胺的敏感性；抑制 RAAS，减轻心脏的前、后负荷；减慢心率，降低心肌耗氧量等而治疗心衰。

2. 对心脏功能与血流动力学的影响 初期应用 β 受体阻断药可使血压下降、心率减慢、心输出量减少、心功能恶化，故应注意选择适应证。长期用药后，能明显改善心功能，纠正血液动力学变化。

3. 抗心律失常与抗心肌缺血作用 该作用是其降低 CHF 病死率和猝死的重要机制。

【临床应用】 β 受体阻断药适用于扩张型心肌病、高血压性心脏病及缺血性心脏病所致的心功能不全。应注意下列情况：宜从小剂量开始，逐渐增加至患者能耐受的剂量；观察时间较长，平均奏效时间为 3 个月，心功能改善与治疗的时间呈正相关；应与其他抗 CHF 药，如利尿药、ACEI、尤其是正性肌力药（如地高辛）合用，以消除其负性肌力的不良反应。

【禁忌证】 对严重心动过缓、明显房室传导阻滞、左室功能减退、低血压及支气管哮喘者慎用或禁用。

第五节 钙通道阻滞药

非洛地平（felodipine）和氨氯地平（amlodipine）

非洛地平和氨氯地平等钙通道阻滞药虽可扩张血管，降低心脏前、后负荷，但因其激活交感神经系统和负性肌力的作用，在 CHF 治疗中的地位仍有争议。

本类药物的最佳适应证是继发于冠心病、高血压病以及舒张功能障碍的心衰，特别是其他药物无效的病例。但对于心衰伴有房室传导阻滞、左室功能低下伴后负荷低、低血压以及有严重收缩功能障碍者，不宜使用钙通道阻滞药。

第六节 抗充血性心力衰竭药的合理应用

CHF是多病因、多病理变化、多症状的慢性综合征，很难用一种治疗方案统一治疗。需根据不同病人的具体情况，制定最合适的治疗方案。

1. 掌握各药的作用特点，合理选药

（1）强心苷：具有正性肌力作用，目前仍为治疗CHF的基本药物，在病情不急的情况下，常选用地高辛，采取每日维持量给药法，既可达到治疗效果，又可降低毒性反应的发生率；对病情急重者可静脉注射毒毛花苷K以迅速缓解症状。

（2）血管紧张素转化酶抑制药：这类药物不仅能缓解心衰的症状、提高生活质量，而且能降低病死率，改善预后，逆转心室重构，已成为一类具有特殊作用的抗CHF药物，与强心苷、利尿药合用作为治疗CHF的常规用药。

（3）利尿药：通过增加水盐排出，减少血容量，降低心脏前、后负荷，从而改善心功能，是治疗CHF的常规用药，疗效确实、地位肯定。

（4）血管扩张药：通过扩张血管，降低心脏前、后负荷，改善心脏功能。但扩血管药不能代替强心苷和利尿药等常规治疗，只是在常规治疗的基础上加用本类药物可提高疗效。在紧急情况下，血管扩张药可作为一线药物抢救急性心力衰竭。

（5）非苷类正性肌力药：此类药物虽能加强心肌收缩力，但不良反应较为严重，有时诱发心绞痛、心律失常等，所以一般用于其他药物治疗无效的难治性CHF。

（6）β受体阻断药：可以用于某些心功能不全如缺血性心脏病、高血压性心脏病及扩张型心肌病所致的心功能不全，但应与其他抗CHF药如利尿药、ACEI、尤其是正性肌力药（如地高辛）合用，以消除其负性肌力的不良反应。

（7）钙通道阻滞药：疗效有待于进一步观察研究，目前尚不宜作为抗心功能不全的常规用药。

2. 掌握临床判断疗效的指征，及时调整用药 CHF临床症状的减轻和体征的改善是治疗有效的指征，如过快的心率减慢至80～90次/分，心律整齐，心悸气短症状改善，尿量增多，水肿消退，肿大的肝脏缩小，颈静脉怒张减轻，食欲增加，运动耐力改善，均表示治疗有效，此时应及时调整给药剂量，减量给予维持。

小　结

临床常用的抗充血性心力衰竭药物有六类：强心苷类、血管紧张素转化酶抑制药、利尿药、扩血管药、非苷类正性肌力药和β受体阻断药。强心苷类目前仍为治疗CHF的基本药物。ACEI适用于各种程度的CHF，尤其是伴有高血压或血中去甲肾上腺素、血管紧张素II水平较高的CHF患者。利尿药是有效治疗CHF的辅助用药，它能比其他药物更快地缓解心力衰竭的症状。在常规治疗的基础上加用扩血管药可提高疗效，且在紧急情况下，扩血管药可作为一线药物抢救急性心力衰竭。β受体阻断药目前已被推荐为治疗CHF的常规用药，其中卡维地洛疗效最为显著，但应与其他抗CHF药尤其是正性肌力药（如地高辛）合用，以消除其负性肌力的不良反应，可用于缺血性心脏病、高血压性心脏病及扩张型心肌病所致的心功能不全。非苷类正性肌力药一般用于其他药物治疗无效的难治性CHF。钙通道阻滞药的疗效有待于进一步观察研究，目前尚不作为抗心功能不全的常规用药。

思　考　题

1. 试述强心苷的药理作用及临床应用。
2. 强心苷中毒有哪些表现？如何防治？
3. 强心苷用于治疗房颤的特点是什么？
4. 试述强心苷治疗充血性心力衰竭的药理依据及其正性肌力作用的机制。
5. 为什么说血管紧张素转化酶抑制剂（ACEI）在心衰治疗中占重要地位？

第二十章 抗心律失常药

心律失常是心动节律和频率异常的总称。正常心脏协调而规律地收缩、舒张，顺利完成泵血功能。心律失常严重影响心脏泵血功能，可导致全身组织器官血液供应障碍，甚至可危及生命，必须及时纠正。心律失常根据频率的快慢，又分为缓慢型和快速型两类。缓慢型心律失常包括窦性心动过缓、房室传导阻滞等，常用阿托品和异丙肾上腺素治疗。快速型心律失常包括窦性心动过速、室上性心律失常（如房性早搏、室上性心动过速、心房扑动、心房纤颤）、室性心律失常（如室性早搏、室性心动过速、室颤等）。本章主要介绍抗快速型心律失常药物，其作用机制与心肌细胞电生理密切相关，要正确理解、合理应用抗心律失常药，必须掌握心肌的电生理特征、心律失常发生机制和药物作用机制。

第一节 心律失常的电生理学基础

一、正常心肌电生理

（一）心肌细胞膜电位

正常心肌细胞在静息状态时，心肌细胞膜内外 Na^+、K^+、Ca^{2+} 等离子的分布不均，使细胞膜静息膜电位处于内负外正的极化状态，其电位差约为 -90mV。当心肌细胞受刺激而兴奋时，发生除极与复极，形成动作电位。以心室肌细胞为例，动作电位分为 5 个时相：即 0、1、2、3、4 相，如图 20-1。

0 相（除极期）：当心肌细胞受刺激兴奋时，膜快钠通道开放，大量 Na^+ 快速内流而致心肌细胞膜除极，动作电位迅速上升达 +30mV，随后钠通道关闭。0 相上升最大速度（Vmax）与兴奋传导速度相关。

1 相（快速复极初期）：由于钠通道失活，短暂 K^+ 外流和 Cl^- 内流，使膜电位下降到接近 0 电位水平。0 相至 1 相形成峰电位。

2 相（平台期）：此期慢钙通道开放，Ca^{2+} 缓慢内流，也有少量 Na^+ 内流和 K^+ 外流，复极过程进展缓慢，膜电位稳定在 0 电位水平，形成平台。

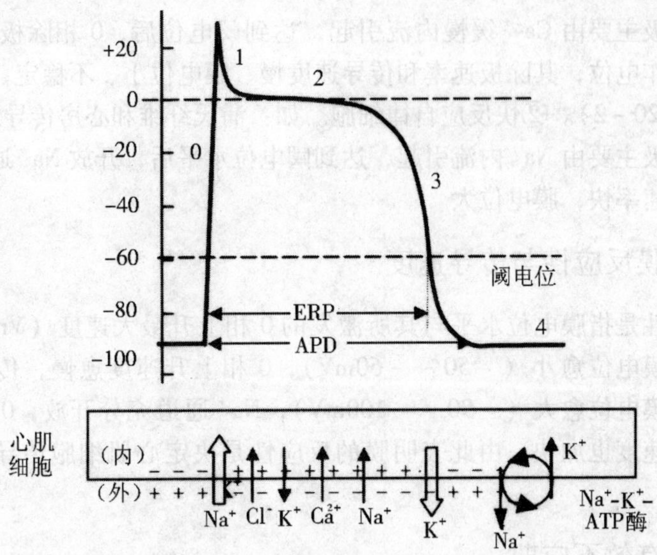

图 20－1　心室肌细胞动作电位与离子转运

0 相：Na^+ 快速内流；1 相：短暂 K^+ 外流和 Cl^- 内流；2 相：Ca^{2+} 缓慢内流，也有少量 Na^+ 内流和 K^+ 外流；3 相：K^+ 大量外流；4 相：Na^+ 外流，K^+ 内流

ERP：有效不应期；APD：动作电位时程

3 相（快速复极末期）：细胞膜对 K^+ 的通透性增高，K^+ 大量外流，膜电位迅速回复到静息电位水平，完成复极过程。0 至 3 相时间称为动作电位时程（action potential duration，APD）。

4 相（静息期）：此期心肌细胞膜上的 Na^+-K^+ 泵使心肌细胞内 Na^+ 泵出，细胞外 K^+ 进入，恢复到除极前静息电位的离子分布和极化状态。

心房肌、心室肌等非自律细胞的 4 相膜电位维持在静息水平。而自律细胞窦房结、房室结、浦氏纤维和心房传导组织 4 相膜电位不稳定，到达最大舒张电位后，出现自动缓慢除极，将重新激发动作电位，引起再一次兴奋。自律细胞根据其动作电位特征可分为两类：①慢反应自律细胞。如：窦房结和房室结。4 相舒

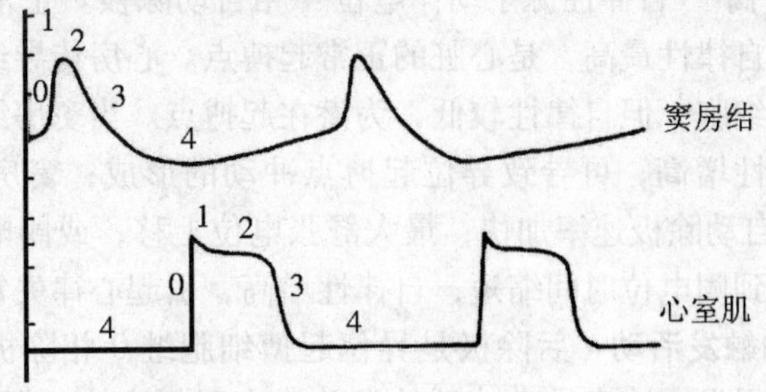

图 20－2　窦房结与心室肌的动作电位

张期自动除极主要由 Ca^{2+} 缓慢内流引起，达到阈电位后，0 相除极由 Ca^{2+} 通道开放引起动作电位，其除极速率和传导速度慢、膜电位小、不稳定、易除极、自律性高（图 20-2）。②快反应自律细胞。如：浦氏纤维和心房传导组织。4 相舒张期自动除极主要由 Na^{+} 内流引起，达到阈电位水平后，开放 Na^{+} 通道引起动作电位，除极速率快，膜电位大。

（二）膜反应性与传导速度

膜反应性是指膜电位水平与其所激发的 0 相上升最大速度（Vmax）之间的关系。一般膜电位愈小（-50～-60mV），0 相上升速度愈慢，传导速度也愈慢；反之，膜电位愈大（-90～-100mV），Na^{+} 通道充分开放，0 相除极速度愈快，传导速度也加快。由此表明膜的反应性是决定心肌细胞传导速度的重要因素。

（三）有效不应期

心肌细胞除极后，必须复极到 -60mV 以后，受到刺激才能发生可扩布性兴奋。从除极开始到能引起可扩布性兴奋以前，这段时间称为有效不应期（effective refractory period，ERP）。它反映快钠通道恢复有效开放所需的最短时间。在此时期内，任何强度的刺激都不能引起可扩布动作电位。可见 ERP 在 APD 中所占比值越大，冲动落入 ERP 的机会越多，心肌细胞不起反应的时间越长，不易发生快速型心律失常。

二、心律失常发生机制

心律失常可由冲动形成异常或传导异常或两者兼有所引起。

（一）冲动形成异常

1. 自律性升高 自律性源于动作电位 4 相自动除极。正常心脏窦房结自动除极速率最快，自律性最高，是心脏的正常起搏点。心房传导组织、房室结和浦氏纤维均为自律细胞，但自律性较低，为潜在起搏点。当窦房结功能降低或其他潜在起搏点自律性增高，可导致异位起搏点冲动的形成；窦房结或其他自律细胞，4 相舒张期自动除极速率加快，最大舒张电位上移，或阈电位水平下降，都可使膜自动除极到阈电位时间缩短，自律性增高，引起心律失常（图 20-3）。

2. 后除极和触发活动 后除极是异位起搏细胞继 0 相除极后，产生一个提前的除极化。若引发一连串异常冲动的发放，出现频率快、振幅小的震荡电位，即触发活动。根据后除极发生时间的不同，将其分为早后除极和迟后除极。早后

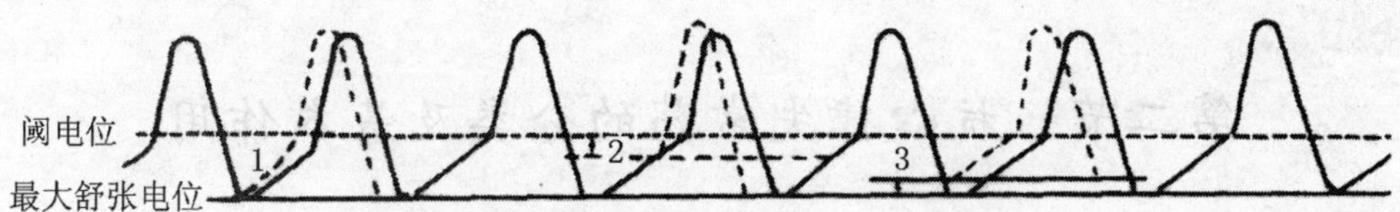

图 20－3 影响心肌自律性升高的因素

1. 舒张期自动除极速率加快 2. 阈电位水平下降 3. 最大舒张电位上移

除极发生在心肌尚未完全复极之前，多出现在 2 相或 3 相复极中，主要是由 Ca^{2+} 内流增多引起；迟后除极发生在完全复极后的舒张早期，是由于细胞内 Ca^{2+} 过多而引起短暂 Na^{+} 内流所致。

（二）冲动传导异常

心肌缺血、缺氧易使冲动传导减慢，产生部分传导阻滞，而由此引起的冲动折返是导致早搏、心动过速、扑动和颤动的原因之一。折返是指一次冲动下传后，又可沿着环行通路返回，再次兴奋原已兴奋过的心肌，并反复运行的现象。发生冲动折返的必要条件有二：即解剖学环型通路和环路中某一分支的单向传导阻滞或不应期的变异或传导性的下降（图 20－4）。

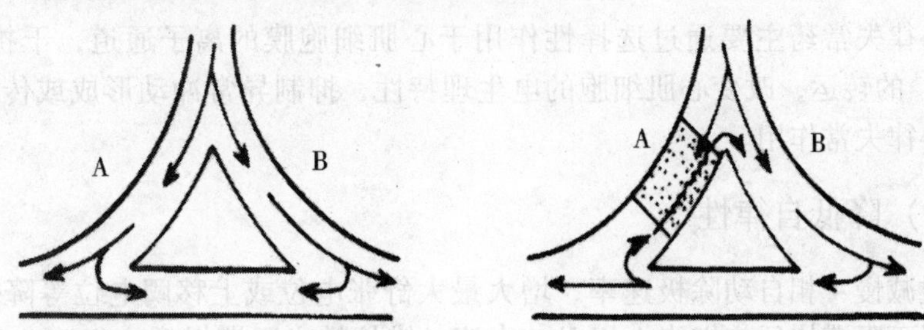

图 20－4 浦氏纤维末梢正常冲动传导、单向阻滞和折返形成

正常人浦氏纤维末梢的两个分支（A 支和 B 支）可与心室肌组成环形通路。正常冲动经浦氏纤维 A、B 两支，同时到达心室肌引起除极与收缩，而后冲动相遇，各自消失在对方不应期中。若 A 支发生病变，引起单向传导阻滞，冲动不能沿 A 支下传，只能沿 B 支下传，引起心室肌兴奋收缩，因未遇到对方不应期，冲动可逆行至 A 支，通过单向阻滞区而折返回原处，可再次沿上述通路运行，形成折返激动。单次折返引起一次早搏，连续折返则引起心动过速、扑动或颤动。

第二节　抗心律失常药的分类及基本作用

一、抗心律失常药的分类

根据药物对心肌电生理作用的不同，将抗心律失常药分为四类：

(1) Ⅰ类药：钠通道阻滞药，能阻滞心肌细胞膜钠通道，抑制 Na^+ 内流。

Ⅰa类：适度阻滞钠通道，如奎尼丁、普鲁卡因胺。

Ⅰb类：轻度阻滞钠通道，如利多卡因、苯妥英钠。

Ⅰc类：重度阻滞钠通道，如普罗帕酮、氟卡尼。

(2) Ⅱ类药：β受体阻断药，如普萘洛尔、美托洛尔。

(3) Ⅲ类药：延长动作电位时程药，如胺碘酮。

(4) Ⅳ类药：钙通道阻滞药，如维拉帕米、地尔硫䓬。

二、抗心律失常药的基本作用

抗心律失常药主要通过选择性作用于心肌细胞膜的离子通道，干扰 Na^+、K^+、Ca^{2+} 的转运，改变心肌细胞的电生理特性，抑制异常冲动形成或传导，发挥其抗心律失常作用。

(一) 降低自律性

通过减慢4相自动除极速率、增大最大舒张电位或上移阈电位等降低自律性。奎尼丁阻滞快反应细胞4相 Na^+ 内流、维拉帕米阻滞慢反应细胞4相 Ca^{2+} 内流，而使4相除极减慢，自律性降低。利多卡因促进 K^+ 外流，增加最大舒张电位而降低自律性。

(二) 减少后除极和触发活动

通过减少细胞内 Ca^{2+} 的蓄积、抑制短暂 Na^+ 内流而发挥这一作用。钙通道阻滞药和钠通道阻滞药对这类心律失常有效。

(三) 取消折返激动

1. 改变膜反应性而取消折返激动　通过促进 K^+ 外流，增加最大静息电位，增强膜反应性，使0相除极和传导加快，消除单向传导阻滞而终止折返，如苯妥英钠；也可通过抑制 Na^+ 内流，使0相除极和传导速率减慢，减弱膜反应性，使单向阻滞变为双向阻滞而终止折返，如奎尼丁。

2. 改变不应期而取消折返激动

(1) 绝对延长 ERP：即延长 ERP 及 APD，但延长 ERP 更为显著，使冲动有更多机会落在 ERP 内，而消除折返，如奎尼丁。

(2) 相对延长 ERP ：即缩短 ERP 及 APD，但 APD 缩短比 ERP 更为显著，ERP 相对延长，冲动有更多机会落在 ERP 内，而消除折返，如利多卡因。

(3) 促使相邻心肌细胞 ERP 趋于均一：邻近心肌细胞 ERP 不均一可产生折返激动。延长 ERP 药物可使 ERP 较短的心肌细胞延长较多，使 ERP 较长的心肌细胞延长较少，从而使邻近心肌细胞 ERP 趋向均一，而消除折返。反之，缩短 ERP 药物可使 ERP 较长的心肌细胞缩短较多，使 ERP 较短的心肌细胞缩短较少。所以在不同条件下，这些药物均可促使 ERP 趋向均一，防止折返形成。

第三节　常用抗心律失常药

一、Ⅰ类（钠通道阻滞药）

(一) Ⅰa 类：适度阻滞钠通道药

奎尼丁（quinidine）

奎尼丁是由茜草科植物金鸡纳树皮中提取的生物碱，是奎宁的右旋异构体。口服易吸收，30 分钟起效，2 小时达峰浓度，作用持续约 6 小时。生物利用度约 70%。主要经肝脏代谢，约 20% 原形经肾排泄，$t_{1/2}$ 4 ~6 小时。

【药理作用】 本药阻滞心肌细胞 Na^+ 通道，减慢 Na^+ 内流。此外尚能阻断 M 胆碱受体，具有抗胆碱作用。

1. 降低自律性　治疗量奎尼丁阻滞 4 相 Na^+ 内流，降低异位起搏点的自律性，减少异位冲动过多发放，故能降低心房传导组织和浦氏纤维的自律性。对心房纤颤疗效较好，常能恢复窦性频率。

2. 减慢传导速度　奎尼丁能阻滞 0 相 Na^+ 内流，减弱心房肌、心室肌和浦氏纤维的膜反应性，减慢传导速度，使单向阻滞转变为双相阻滞而取消折返。

3. 延长不应期　阻滞 Na^+ 内流，可使心房肌、心室肌和浦氏纤维的 APD 及 ERP 均延长，减少折返激动的形成。

4. 其他　奎尼丁还具有抗胆碱作用，能阻断 M 受体，解除迷走神经对房室结的抑制，使心率加快、房室传导加快，最终使心室率加快而影响心功能。因此，用于房颤或房扑时，应先用强心苷或β受体阻断药抑制房室结，以防心室率过快。

【临床应用】 奎尼丁为广谱抗心律失常药，对各种快速型心律失常均有效。但因毒性较大，目前主要在房颤和房扑用电复律术取得疗效后，用本药维持窦性心律，预防复发；或在电复律前，与强心苷合用减慢心室率；也可用于防治顽固性频发性房性早搏和室性早搏；预激综合征时用本药可终止室性心动过速。

【不良反应及注意事项】 本药安全范围小，约1/3患者出现不良反应，尤其是老年人，以及心、肝、肾功能不全者。

1. 胃肠道反应 用药初期常见恶心、呕吐、腹泻等。

2. 金鸡纳反应 长时间用药可出现，轻者表现为耳鸣、听力减退、视力模糊、胃肠不适等，重者出现复视、神志不清、谵妄、精神失常等。

3. 心血管反应 中毒浓度可致房室传导阻滞，严重者可引起心动过缓或停搏；也可引起室性心动过速或室颤。还可减弱心肌收缩力，阻断α受体，引起血管扩张，血压下降等。

4. 奎尼丁晕厥 中毒量可引起，表现为意识丧失、四肢抽搐、呼吸停止，是由于阵发性室性心动过速和室颤所致，严重时可致猝死，应立即人工呼吸、心脏按摩和电复律抢救。

【禁忌证】 心功能不全、低血压、肝肾功能不全患者慎用；重度房室传导阻滞、严重心肌损伤、强心苷中毒和高血钾患者禁用。

普鲁卡因胺（procainamide）

普鲁卡因胺也属于广谱抗心律失常药，与奎尼丁比较有下列特点：①抗心律失常作用与奎尼丁相似，但稍弱；②无明显抗胆碱作用；③应用及禁忌证与奎尼丁相同，对室性心律失常疗效比奎尼丁快；④静脉注射可抢救危重病例；⑤久用可致红斑狼疮样症状，故本药不适合长期使用。

（二）Ⅰb类：轻度阻滞钠通道药

利多卡因（lidocaine）

利多卡因为局部麻醉药，1963年开始用于治疗心律失常。本药主要作用于浦氏纤维，抑制 Na^+ 内流、促进 K^+ 外流，对心房几乎无影响，是一速效、短效、安全有效的抗室性心律失常药物。

【体内过程】 利多卡因首过消除明显，故须注射给药。静脉注射后1分钟起效，持续15~30分钟，心律失常控制后需静脉滴注以维持疗效。肌内注射5~15分钟起效，持续60~90分钟，$t_{1/2}$ 约2小时。

【药理作用】

1. 降低自律性 抑制4相Na^+内流，促进K^+外流，使浦氏纤维4相除极速率下降，自律性降低。对心肌缺氧和儿茶酚胺导致的浦氏纤维自律性升高所致心律失常有效。

2. 改变传导速度 治疗量利多卡因对浦氏纤维传导速度的影响与血K^+浓度有关。当细胞外液高K^+时，如心肌梗死时，在心脏缺血部位，利多卡因可抑制Na^+内流，明显减慢传导，使单向阻滞转变为双向阻滞而取消折返；当细胞外液低K^+或心肌组织被牵张而部分除极时，利多卡因可促进3相K^+外流，加快传导，消除单向阻滞而终止折返。

3. 相对延长有效不应期 可阻滞2相小量Na^+内流，促进3相K^+外流，使心室肌和浦氏纤维的APD和ERP都缩短，但缩短APD的程度比缩短ERP更为显著，故ERP相对延长，可消除折返。还可促进邻近心肌细胞的ERP趋于均一，也有利于取消折返。

【临床应用】主要用于治疗各种原因引起的室性心律失常，是急性心肌梗死引起室性心律失常的首选药，对心脏手术、洋地黄中毒等引起的室性心律失常疗效可靠。特别适用于危急病例的抢救，能迅速达到有效血药浓度。

【不良反应及注意事项】本药是目前抗心律失常药中心脏毒性最小的一种。但静注速度过快，可出现头昏、嗜睡或激动不安、感觉异常等，剂量过大可致房室传导阻滞、心率减慢、血压下降等。眼球震颤是其中毒的早期信号。严重房室传导阻滞和过敏者禁用。

苯妥英钠（phenytoin sodium）

苯妥英钠的抗心律失常作用与利多卡因相似，也能抑制Na^+内流、促进K^+外流，主要作用于浦氏纤维，降低自律性。能与强心苷竞争Na^+-K^+-ATP酶，解除强心苷中毒引起的传导阻滞，抑制强心苷中毒所致的迟后除极。主要用于治疗室性心律失常，是强心苷中毒所致室性心律失常的首选药。也可用于心脏手术、急性心肌梗死引起的室性心律失常，但疗效不如利多卡因。

本药静脉注射过快可引起窦性心动过缓、窦性停搏、室颤、低血压等，故禁用于严重心功能不全、心动过缓、贫血、白细胞减少者。

美西律（mexiletine）

美西律的化学结构和抗心律失常作用与利多卡因相似，其特点是：①对浦氏纤维选择性更高，能降低其自律性，相对延长ERP。②口服有效，也可静脉注射，作用持续时间较利多卡因持久。③适用于各种室性心律失常。当利多卡因治疗无效时，可应用此药。

口服可见胃肠道反应；静脉注射过快或口服剂量过大，可出现眩晕、震颤、共济失调等；还可见低血压、窦性心动过缓、房室传导阻滞等。

（三）Ⅰc类：重度阻滞钠通道药

普罗帕酮（propafenone）

【药理作用】 普罗帕酮主要阻滞钠通道，重度抑制 Na^+ 内流，轻度抑制 Ca^{2+} 内流及轻度阻断β受体的作用。能减慢心房肌、心室肌和浦氏纤维的0相最大上升速度，减慢传导，延长APD和ERP，轻度抑制心肌收缩力。

【临床应用】 为广谱抗心律失常药，对室上性和室性心律失常均有效。

【不良反应及注意事项】 主要是消化道反应，可见恶心、呕吐、味觉改变等，一般不必停药；严重时可致心律失常，如房室传导阻滞、窦房结功能障碍，也可加重心力衰竭。故一般不与其他抗心律失常药合用，以避免对心脏的抑制。

氟卡尼（flecainide）

氟卡尼明显阻滞钠通道，减慢心肌0期最大上升速度并降低幅度，减慢传导，轻度延长不应期，对窦房结自律性有一定抑制作用。本药属广谱抗心律失常药，适用于室上性和室性心律失常。但近年报道，心肌梗死后心律失常患者用本药后病死率较高，故一般不用，可保留用于危及生命的室性心动过速。

二、Ⅱ类（β受体阻断药）

β受体阻断药的药理作用及药动学特征不尽相同，但β受体阻断作用和膜稳定作用是其抗心律失常的基本作用。常用于抗心律失常的β受体阻断药有以下几种。

普萘洛尔（propranolol）

【药理作用】 当交感神经过度兴奋或儿茶酚胺释放增多时，心肌细胞自律性增高、传导加快、不应期缩短，易引起快速型心律失常。普萘洛尔能阻断 β_1 受体，大剂量时尚有直接稳定细胞膜的作用，从而发挥抗心律失常作用。

1. 降低自律性 普萘洛尔通过阻断心脏 β_1 受体，降低窦房结、心房传导组织及浦氏纤维的自律性，在运动及情绪激动时这一作用更加明显。

2. 减慢传导速度 治疗量能轻度抑制房室传导，大剂量明显减慢房室结及浦氏纤维的传导速度。

3. 延长不应期 对房室结的ERP有明显延长作用。

【临床应用】 主要用于室上性心律失常，对交感神经兴奋如运动、情绪激动、甲状腺功能亢进、嗜铬细胞瘤、麻醉等所致窦性心动过速有显著疗效，为首选药；与强心苷合用治疗心房纤颤、心房扑动及阵发性室上性心动过速疗效较好，能有效控制心室率；对运动、情绪激动引起的室性心动过速、室性早搏也有效。

【不良反应及注意事项】过量可引起窦性心动过缓、房室传导阻滞、低血压、心力衰竭、精神压抑、记忆力减退等。禁用于房室传导阻滞、支气管哮喘或慢性肺部疾病患者。因长期应用对脂质代谢和糖代谢有不良影响，故高脂血症、糖尿病患者慎用。

美托洛尔（metoprolol）

美托洛尔为选择性 β_1 受体阻断药，抗心律失常作用与普萘洛尔相近但较弱，对窦房结、房室结的自律性和传导性有明显抑制作用，还有较弱的膜稳定作用，从而产生良好的抗心律失常作用。临床主要用于治疗室上性心律失常。禁用于病态窦房结综合征、房室传导阻滞、严重心动过缓、心力衰竭等。严重支气管哮喘、肝肾功能不良者慎用。

三、Ⅲ类（延长动作电位时程药）

胺碘酮（amiodarone）

【体内过程】口服吸收慢且不完全，生物利用度为30%～50%，个体差异较大，服药后1周显效。静注10分钟起效，维持1～2小时。体内分布广泛，心肌内药物浓度较血药浓度高30倍。几乎全部在肝内代谢成有药理活性的代谢产物，可在体内蓄积约4个月，消除半衰期长达数周。主要经胆汁排泄，经肾排泄1%，肾功能衰竭者不需减量。

【药理作用】胺碘酮对多种离子通道都有抑制作用，主要阻滞钾通道，也具有阻滞钠、钙通道及非竞争性阻断α、β受体的作用。能阻滞4相 Na^+ 和 Ca^{2+} 内流及β受体阻断作用，降低窦房结和浦氏纤维自律性；阻滞0相 Na^+ 和 Ca^{2+} 内流，降低膜反应性而减慢房室结和浦氏纤维的传导速度；通过阻滞3相 K^+ 外流，绝对延长APD和ERP而消除折返。

【临床应用】为广谱抗心律失常药，可用于各种室上性及室性心律失常。对房颤、房扑及阵发性室上性心动过速效果较好。静脉给药可用于室性心动过速和室颤的急救，口服给药能降低其复发率。

【不良反应及注意事项】此药安全范围较大。不良反应与剂量及用药时间有关。常见窦性心动过缓，静脉注射给药可加重心功能不全；长期口服后主要有胃肠道反应；因少量药物经泪腺排出，用药数周可致角膜黄褐色结晶颗粒沉着；本药分子中的碘原子可影响甲状腺的功能，少数人可发生甲状腺功能紊乱；最严重的不良反应是肺间质纤维化，一旦发现应立即停药，并用肾上腺皮质激素治疗，长期用药者应定期做肺功能测定及胸部X线检查。

溴苄铵（bretylium）

溴苄铵延长心室肌和浦氏纤维的APD和ERP，提高室颤阈值，有一定疗效。口服不易吸收，需肌注或静脉给药。用于利多卡因或电除颤无效的室颤病人。静注用于室性早搏、室性心动过速，但易引起体位性低血压。

四、Ⅳ类（钙通道阻滞药）

维拉帕米（verapamil，戊脉安）

【药理作用】维拉帕米选择性抑制钙通道，阻止心肌细胞的Ca^{2+}内流，对Na^{+}通道无明显作用。窦房结、房室结对此药敏感。表现为：①降低窦房结自律性，降低缺血时心房、心室及浦氏纤维的异常自律性，减少或取消后除极所引发的触发活动；②抑制房室结传导性，可终止房室结折返，并防止心房纤颤、心房扑动引起的心室率加快；③延长窦房结、房室结的ERP，大剂量可延长浦氏纤维的APD和ERP。

【临床应用】主要用于室上性心律失常。对阵发性室上性心动过速疗效佳，为首选药。对房性心动过速、心房纤颤或心房扑动，可减慢房室传导而控制心室率。

【不良反应及注意事项】静脉注射过快可产生心血管反应，如心动过缓、房室传导阻滞、低血压、诱发心力衰竭等，与β受体阻断药合用更易发生，故应禁忌合用。与地高辛合用时可阻碍后者的排泄，引起中毒，故两者合用时应适当减少地高辛用量。重度房室传导阻滞、严重心功能不全及心源性休克者禁用。老年人，尤其是心、肾功能不良者慎用。

地尔硫䓬（diltiazem）

地尔硫䓬的抗心律失常作用与维拉帕米相似，能降低自律性、抑制房室传导、延长有效不应期。主要用于治疗室上性心律失常，如阵发性室上性心动过速、心房扑动、心房纤颤等。

第四节　抗心律失常药的应用原则

(1) 应根据心律失常的类型、不同的病理生理状态选择药物。

① 窦性心动过速：宜选择β受体阻断药或维拉帕米。

② 阵发性室上性心动过速：宜选择维拉帕米，也可用普萘洛尔、胺碘酮、

奎尼丁等。

③ 房性早搏：宜选择普萘洛尔、维拉帕米、胺碘酮，也可用奎尼丁、普鲁卡因胺。

④ 控制房颤的心室率：宜选择地高辛或β受体阻断药。

⑤ 房颤转复窦律：宜选择奎尼丁或普罗帕酮。

⑥ 室性心律失常：宜选择利多卡因，也可用奎尼丁、普鲁卡因胺、胺碘酮。

⑦ 对强心苷中毒所导致的室性心律失常：宜选择苯妥英钠，也可用利多卡因。

⑧ 室颤：应首先电击除颤；也可选用利多卡因、普鲁卡因胺等。

⑨ 急性心肌梗死所致室性心律失常：宜选择利多卡因。

⑩ 窦性心动过缓：宜选择阿托品。

⑪ 房室传导阻滞：宜选择异丙肾上腺素。

（2）不轻易采用联合用药，因联合用药易产生严重的心脏毒性反应，但在下列情况下可考虑联合用药。

① 治疗心房纤颤，应先用强心苷，再合用小剂量维拉帕米或β受体阻断药；心房纤颤复律后用奎尼丁维持窦性心律，若伴有心功能不全再合用小剂量强心苷。

② 胺碘酮控制顽固性心律失常，若伴有心功能不全应合用小剂量强心苷。

（3）注意抗心律失常药的致心律失常作用，以避免加重或诱发心律失常，其中尤以广谱抗心律失常药为甚，故应小剂量用药、尽量少用广谱抗心律失常药。

表 20－1　　抗心律失常药对心肌电生理特性的影响

分类	代表药	自律性		传导速度	有效不应期	心律失常类别
		窦房结	异位点			
Ⅰ钠通道阻滞药						
Ⅰa 钠通道阻滞药	奎尼丁	0	↓	↓	↑	室上性和室性
Ⅰb 钠通道阻滞药	利多卡因	0	↓	↓↑	↑ *	室性及洋地黄中毒
Ⅰc 钠通道阻滞药	普罗帕酮	0	↓	↓	↑	室上性和室性
Ⅱβ受体阻断药	普萘洛尔	↓	↓	↓	↑	室上性
Ⅲ延长动作电位时程药	胺碘酮	0	0	↓	↑	室上性和室性
Ⅳ钙通道阻滞药	维拉帕米	↓	↓	↓	↑	室上性

注：↑指加快、延长；↓指减慢、降低；＊指相对延长；0 指无影响。

小结

常用的抗心律失常药分为四类，包括：①Ⅰ类（钠通道阻滞药）：Ⅰa类，适度阻滞钠通道，代表药为奎尼丁、普鲁卡因胺，为广谱抗心律失常药，对各种快速型心律失常均有效；Ⅰb类，轻度阻滞钠通道，代表药为利多卡因、苯妥英钠，主要用于各种室性心律失常，是急性心肌梗死引起的室性心律失常的首选药；Ⅰc类，重度阻滞钠通道，代表药为普罗帕酮、氟卡尼，为广谱抗心律失常药，对室上性和室性心律失常均有效。②Ⅱ类（β受体阻断药）：代表药为普萘洛尔、美托洛尔，是窦性心动过速的首选药。③Ⅲ类（延长动作电位时程药）：代表药为胺碘酮，为广谱抗心律失常药，可用于各种室上性及室性心律失常。④Ⅳ类（钙通道阻滞药）：代表药为维拉帕米、地尔硫䓬，主要用于治疗室上性心律失常，是阵发性室上性心动过速的首选药。

思考题

1. 简述抗心律失常药物的分类及其代表药。
2. 试比较奎尼丁、利多卡因、普萘洛尔、维拉帕米的药理作用及临床用途。
3. 了解胺碘酮的药理作用、临床用途及不良反应。
4. 掌握各种心律失常的首选药。
5. 简述抗心律失常药的基本作用。

第二十一章　利尿药及脱水药

第一节　利尿药

利尿药（diuretics）是一类作用于肾脏，促进水和电解质排泄，使尿量增多的药物。临床主要用于治疗各种原因引起的水肿，也用于某些非水肿性疾病，如高血压、肾结石、高血钙以及加速毒物排出等。

根据利尿药的效能及作用部位可分为三类：

1. 强效利尿药　作用于髓袢升支粗段髓质部和皮质部，最大排钠能力为肾小球滤过钠量的20%～30%，利尿作用强大。如呋塞米（速尿）、依他尼酸（利尿酸）、布美他尼（丁苯氧酸）等。

2. 中效利尿药　作用于髓袢升支粗段皮质部及远曲小管近端，最大排钠能力为肾小球滤过钠量的5%～10%，利尿效能中等。包括噻嗪类利尿药及氯噻酮等。

3. 低效利尿药　作用于远曲小管和集合管，最大排钠能力为肾小球滤过钠量的5%以下，利尿作用弱。包括螺内酯、氨苯蝶啶等留钾利尿药，以及碳酸酐酶抑制药乙酰唑胺等。

一、肾脏生理及利尿药作用机制

尿液的生成过程包括肾小球滤过、肾小管与集合管的重吸收和分泌三个环节。利尿药作用于肾单位的不同部位，影响尿液的形成过程而发挥利尿作用（图21－1）。

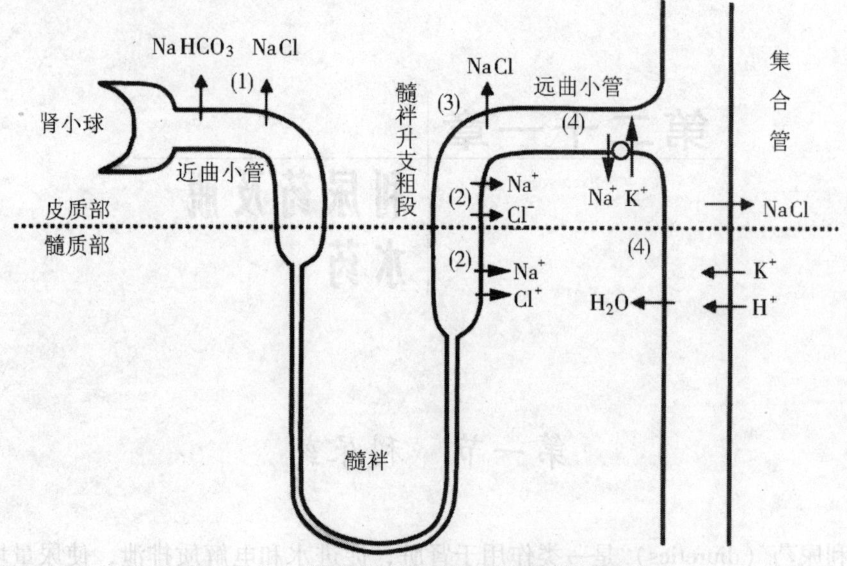

图 21 – 1　肾小管转运系统及利尿药作用部位

（1）乙酰唑胺　（2）强效利尿药　（3）噻嗪类　（4）留钾利尿药

（一）肾小球的滤过

血液流经肾脏，除蛋白质和血细胞外，其他成分均可经肾小球滤过而形成原尿。正常人每日能产生 180 L 原尿，但每日排出的尿量（终尿）只有 1 ~ 2L，说明 99% 以上的原尿被肾小管重吸收，仅 1% 成为终尿排出体外。能增加肾小球滤过的药物，按推理应具有较明显利尿作用。但由于肾脏有“球管平衡”现象，即肾小球滤过率增加，肾小管的重吸收率也增加，故尿量增加不显著。在严重心功能不全时，因心输出量减少而肾血流量不足可引起少尿、无尿，此时某些能增加有效滤过压的药物，如氨茶碱、强心苷类通过其强心作用，增加肾血流量及肾小球滤过，而产生利尿作用。

（二）肾小管与集合管的重吸收与分泌

肾小管由近曲小管、髓袢、远曲小管组成。肾小管的重吸收是影响终尿生成的主要因素。由于 99% 的原尿在肾小管被重吸收，所以药物只要使肾小管重吸收率减少 1%，就可使尿量增加一倍。Na^+ 是肾小管重吸收的主要电解质。因此，凡能抑制肾小管 Na^+ 重吸收的药物，均可产生利尿作用。由于肾小管不同部位对 Na^+ 重吸收的方式及程度不同，因此作用于肾小管不同部位的利尿药，其利尿强度有很大差异。

1. 近曲小管　此段重吸收 Na^+ 量占原尿 Na^+ 量的60%～65%，主要是通过主动重吸收和 H^+-Na^+ 交换两种形式实现的。在肾小管细胞内 CO_2 与 H_2O 在碳酸酐酶的催化下生成 H_2CO_3，再解离成 H^+ 及 HCO_3^-。H^+ 由肾小管细胞分泌到小管液中，并将小管液中的 Na^+ 换回到细胞内，完成 H^+-Na^+ 交换（图 21－2）。

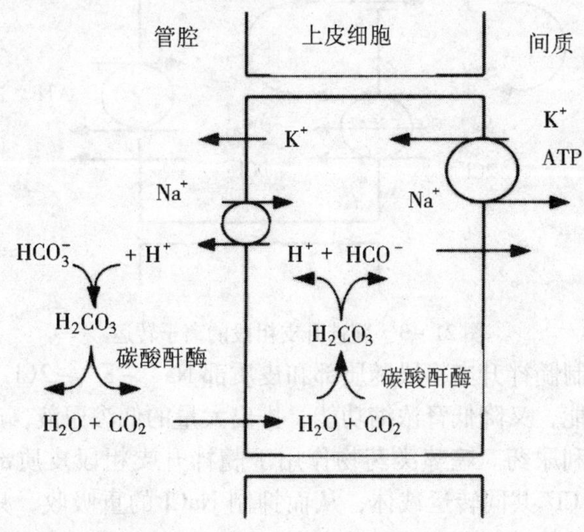

图 21－2　H^+-Na^+ 交换示意图

碳酸酐酶抑制药乙酰唑胺可使 H^+ 生成减少，从而抑制 H^+-Na^+ 交换，使管腔中 Na^+ 和 HCO_3^- 增多，带出水分而达到利尿作用，但由于药物抑制近曲小管 Na^+ 重吸收，使近曲小管以下各段肾小管出现代偿性重吸收增多，所以利尿作用弱（图21－1）。

2. 髓袢升支粗段髓质部及皮质部　髓袢升支粗段的功能与利尿药作用关系密切。该段重吸收 Na^+ 量占原尿钠量的30%～35%，但对水的通透性差，几乎不伴有水的重吸收，是形成肾髓质高渗状态和尿液浓缩机制的重要条件。影响此段肾小管的重吸收可产生明显的利尿作用。

髓袢升支粗段 NaCl 的重吸收受膜 $Na^+-K^+-2Cl^-$ 共同转运系统控制。该转运系统可将2个 Cl^-、1个 Na^+ 和1个 K^+ 同向转运到管壁细胞内。其驱动力来自以 Na^+-K^+-ATP 酶对细胞内 Na^+ 的泵出作用，进入细胞内的 Cl^- 通过电位差的作用与 Na^+ 一同离开细胞进入髓质间液，K^+ 则通过腔膜侧的钾通道进入小管腔内，形成 K^+ 的再循环（图 21－3）。NaCl 重吸收到肾间质后，使髓袢所在的髓质间液渗透压逐渐提高而形成髓质高渗区。这样，当原尿流经集合管时，由于管腔内液体与高渗髓质间存在着渗透压差，在抗利尿激素的作用下，水由集合管内扩散到间质，大量的水被重吸收，完成肾的浓缩功能。

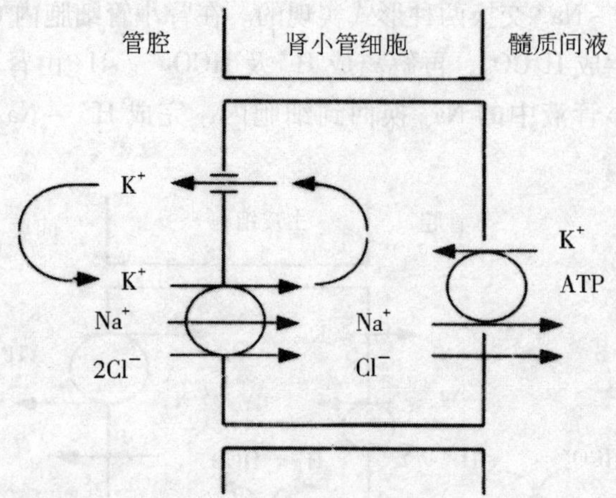

图 21－3　髓袢升支粗段的离子转运

呋塞米等抑制髓袢升支粗段髓质部和皮质部 $Na^+-K^+-2Cl^-$ 共同转运系统，既降低肾稀释功能，又降低肾浓缩功能，排出大量的低渗尿液，产生强大的利尿作用，故称强效利尿药。噻嗪类药物作用于髓袢升支粗段皮质部及远曲小管近端，抑制 Na^+ 和 Cl^- 共同转运载体，从而抑制 NaCl 的重吸收，只降低肾稀释功能，而不影响肾浓缩功能，所以噻嗪类利尿效果不如强效利尿药，称为中效利尿药（图 21－1）。

3. 远曲小管和集合管　此段重吸收原尿中 5%～10% 的 Na^+。Na^+ 重吸收的方式是通过肾小管分泌的 H^+ 与 Na^+ 进行交换，分泌的 K^+ 与 Na^+ 进行交换。醛固酮可促进 Na^+-K^+ 交换，故对抗醛固酮或直接抑制 Na^+-K^+ 交换的药物均可产生利尿作用。螺内酯可与醛固酮竞争醛固酮受体，从而抑制 Na^+-K^+ 交换；氨苯蝶啶、氨氯吡脒可阻滞 Na^+ 通道而减少 Na^+ 重吸收，均产生较弱的排 Na^+ 保 K^+ 利尿作用，故此类药又称为留钾利尿药。

除留钾利尿药外，其他利尿药均促进排钾，故这些利尿药又称排钾利尿药。其排 K^+ 原因有二：一是排钾利尿药抑制远曲小管以上各段 Na^+ 的重吸收，使尿液中含 Na^+ 量较高，促进远曲小管及集合管的 Na^+-K^+ 交换而排 K^+；二是排钾利尿药降低了血容量，激活肾压力感受器及交感神经系统，促进肾素的释放，结果使醛固酮分泌增加，从而促进 Na^+-K^+ 交换而导致 K^+ 外排增多。

二、常用利尿药

（一）强效利尿药

呋塞米（furosemide，速尿）

【体内过程】口服迅速吸收，30 分钟起效，1～2 小时达高峰，维持 6～8 小时。其生物利用度约为 60%。静注 5～10 分钟起效，15～20 分钟达高峰，维持 1～3小时。药物与血浆蛋白结合率达 95%～99%。经肾小球滤过，并通过近曲小管有机酸转运机制分泌，60% 以原形从尿中排出，约 1/3 经胆汁排泄，半衰期为 30～70 分钟，排泄较快，反复给药不易在体内蓄积。

【药理作用】

1. 利尿　呋塞米作用于髓袢升支粗段髓质部及皮质部，抑制 $Na^+-K^+-2Cl^-$ 共同转运系统，减少 NaCl 的重吸收，使尿中 Na^+、K^+、Cl^- 浓度增高，进而降低肾稀释功能，同时造成髓质间液高渗区的渗透压下降，使肾浓缩功能也降低，排出大量近于等渗的终尿。本类药物排出 Na^+ 量占滤过量的 23%，利尿作用迅速、强大。因 Cl^- 的排出量超过 Na^+，可出现低氯性碱血症。NaCl 重吸收减少后，远曲小管液中 Na^+ 浓度升高，促进醛固酮的分泌，增强 Na^+-K^+ 交换，使尿中 K^+ 的排出也增多。还可增加 Mg^{2+} 和 Ca^{2+} 的排出。

2. 扩张血管　肾血管扩张可增加肾血流量；扩张小静脉，可减少回心血量，减轻心脏负荷，降低左心室充盈度，减轻肺水肿。呋塞米的扩张血管作用与其抑制前列腺素分解酶，增加前列腺素含量有关。

【临床应用】

1. 严重水肿　用于其他利尿药无效的严重心、肝、肾性水肿。因利尿作用强，易引起电解质紊乱，故对一般水肿不宜常规使用。

2. 急性肺水肿及脑水肿　静脉给药可迅速产生强大利尿作用，减少血容量及回心血量；又因扩张血管降低外周阻力，减轻左心负担，从而迅速消除左心衰竭所致急性肺水肿。由于强大的利尿作用使机体大量失水，血液浓缩，血浆渗透压增高，有助于消除脑水肿。

3. 急性肾功能衰竭　急性肾功能衰竭初期，肾血流量减少，肾皮质缺血尤为严重，出现少尿。呋塞米可利尿、扩张肾血管、增加肾皮质血流量和肾小球滤过率，使阻塞的肾小管得到冲洗，避免或减轻细胞水肿和肾小管萎缩坏死，早期使用可保护肾脏，有效预防急性肾功能衰竭。但禁用于无尿的肾衰病人。

4. 加速毒物排泄　应用呋塞米的同时配合大量输液，可使尿量在一日内达 5L 以上，加速毒物的排出。主要用于经肾脏排泄药物中毒的抢救，如长效巴比妥类、水杨酸类、氟、氯、溴、碘等急性中毒的解救。

5. 其他 呋塞米可抑制肾小管对钙的重吸收，增加钙排出而降低血钙，可用于高钙血症的紧急处理。此外还可作为高血压危象（尤其伴有急性肺水肿及肾功能衰竭者）的辅助治疗药。

【不良反应】

1. 水与电解质紊乱 因强大的利尿作用使细胞外液急剧减少，可引起血液浓缩、低血钾、低血钠、低氯碱血症等。其中以低血钾最常见，主要症状为恶心、呕吐、腹胀、肌无力及心律失常等，能增加强心苷对心脏的毒性，对晚期肝硬化患者，可引起肝昏迷，故用于心性或肝性水肿时需补钾或与留钾利尿药合用。长期应用还可引起低血镁，用留钾类利尿药可纠正低血镁及低血钾。

2. 耳毒性 大剂量静脉注射呋塞米，可引起眩晕、耳鸣、听力下降或暂时性耳聋，可能与内耳淋巴液电解质成分改变和耳蜗毛细胞损伤有关。应避免与有耳毒性的氨基糖苷类抗生素合用。

3. 高尿酸血症和高氮质血症 呋塞米和尿酸均通过近曲小管的有机酸转运系统主动分泌排泄，二者可产生竞争性抑制，故用药期间可减少尿酸排出，长期用药可引起高尿酸血症而诱发痛风。长期使用还可引起高氮质血症。

4. 其他 常见恶心、呕吐、上腹部不适等症状，大剂量可引起胃肠出血。偶可引起皮疹和骨髓抑制。

由于本品血浆蛋白结合率高，与其他高血浆蛋白结合率的药物如华法林等合用时，可因游离药物浓度升高而引起不良反应或中毒。严重肝肾功能不全、糖尿病、痛风及小儿慎用。高氮质血症及孕妇忌用。

本类药物还有依他尼酸（etacrynic acid，利尿酸）、布美他尼（bumetanide，丁苯氧酸）等，其作用机制、用途、不良反应等与呋塞米相似。

（二）中效利尿药

噻嗪类

噻嗪类是临床最常用的口服利尿药。本类药物基本结构相同，利尿作用部位及作用机制相似，仅药物的效价和作用时间长短不同，其中最常用的是氢氯噻嗪（hydrochlorothiazide，双氢克尿噻）。

【体内过程】 本类药物脂溶性高，口服吸收良好。肾脏分布最多，肝脏次之，其他组织分布很少，易通过胎盘。在体内不被代谢，主要通过肾小球滤过及近曲小管分泌而排泄，少量由胆汁排泄。氢氯噻嗪口服后约 1 小时显效，2～4 小时作用达高峰，可维持 12～18 小时。

【药理作用】

1. 利尿　利尿作用温和持久。本类药物抑制髓袢升支粗段皮质部及远曲小管近端 Na^+ 和 Cl^- 共同转运载体，减少 NaCl 和水的重吸收而利尿。因只降低肾脏稀释尿液的功能，故其利尿作用没有髓袢利尿药强，仅产生中等强度的利尿作用。此外，还有轻度的碳酸酐酶抑制作用，通过抑制 H^+-Na^+ 交换而利尿。当 H^+-Na^+ 交换被抑制时，Na^+-K^+ 交换增加，故尿中排出 Na^+、K^+、Cl^- 及 HCO_3^- 增加。

2. 降压　详见抗高血压药。

3. 抗利尿　噻嗪类能明显减少尿崩症患者的尿量，减轻烦渴症状，其确切作用机制尚未阐明。可能与噻嗪类抑制磷酸二酯酶，提高肾小管细胞中 cAMP 含量，增加远曲小管和集合管对水的通透性，使水重吸收增加有关；同时与增加 NaCl 的排出，导致血浆渗透压降低，从而减轻口渴感和饮水量等作用有关。

【临床应用】

1. 水肿　用于各种原因引起的水肿。对轻、中度心性水肿疗效较好，是首选利尿药。对肾性水肿的疗效与肾功能损害的程度有关，损害轻者疗效较好，对严重肾功能不全者疗效较差。对肝硬化腹水，最好与螺内酯合用，以防低血钾诱发肝昏迷。

2. 高血压　是治疗高血压的基础药物，多与其他降压药合用以增强疗效，减少副作用。

3. 尿崩症　用于肾性尿崩症及加压素无效的垂体性尿崩症。

【不良反应】

1. 电解质紊乱　如低血钾、低血钠、低氯碱血症等，其中低血钾较常见。与强心苷、氢化可的松合用时，应注意补钾或合用留钾利尿药，以免引起严重心律失常。因抑制碳酸酐酶，减少 H^+ 分泌，使 NH_3 排出减少，引起血氨升高。故肝功能不全、肝硬化患者慎用，以防引起肝昏迷。

2. 高尿酸血症　噻嗪类与尿酸竞争同一分泌机制，减少尿酸排出而引起高尿酸血症，故痛风患者慎用。

3. 其他　噻嗪类抑制胰岛素的释放及组织对葡萄糖的利用，可引起高血糖，故糖尿病患者慎用。还可增高血尿素氮，加重肾功能不良，故严重肾功能不全无尿者禁用。偶有发热、皮疹、粒细胞及血小板减少等反应。

本类药物与磺胺药有交叉过敏反应。

氯酞酮（chlortalidone，氯噻酮）

本品为非噻嗪类药物，但其利尿作用与噻嗪类相似，对碳酸酐酶的抑制作用比噻嗪类强 70 倍，还能升高血中胆固醇和甘油三酯浓度。氯酞酮吸收和排泄缓慢，8～12 小时达峰值，可维持 48～60 小时。

氯酞酮可使男性性欲下降，还可致畸胎或死胎，孕妇禁用。

（三）低效利尿药

螺内酯（spironolactone，安体舒通）

螺内酯是人工合成的甾体化合物，其化学结构与醛固酮相似，是醛固酮的竞争性拮抗剂。

【体内过程】 螺内酯口服易吸收，原形药物本身无明显药理活性，需经肝脏代谢为有活性的坎利酮后发挥作用。故螺内酯起效缓慢，用药后 1 天起效，2～4 天达最大效应。坎利酮 $t_{1/2}$ 为 18 小时，作用持久，停药后作用可维持 2～3 天。

【药理作用】 醛固酮从肾上腺皮质释放后，与远曲小管的醛固酮受体结合成醛固酮-受体复合物，调控 Na^+-K^+ 转运。螺内酯及其代谢产物坎利酮（canrenone）的结构与醛固酮相似，可竞争醛固酮受体，阻碍醛固酮诱导蛋白合成，产生抗醛固酮作用，抑制 Na^+-K^+ 交换，产生排钠保钾的利尿作用。

【临床应用】 螺内酯利尿作用弱，且作用与体内醛固酮浓度有关。对于醛固酮升高的顽固性水肿患者，如肝硬化和肾病综合征水肿疗效好；对于醛固酮浓度不高或切除肾上腺的患者作用弱。因本身利尿作用弱，常与其他利尿药合用。

【不良反应】 久用可引起高钾血症，严重肝肾功能不全者，有高血钾倾向者禁用。有性激素样副作用，可引起男子乳房发育和性功能障碍，妇女多毛症及引起乳腺癌的危险。

氨苯蝶啶（triamterene）和阿米洛利（amiloride）

【药理作用】 氨苯蝶啶与阿米洛利虽化学结构不同，但药理作用相似。二药均作用于远曲小管远端及集合管，阻滞 Na^+ 通道而减少 Na^+ 的重吸收，同时抑制远曲小管及集合管对 K^+ 的分泌，使 K^+ 的排泄减少，产生排钠留钾的利尿作用。

因二药直接抑制远曲小管及集合管对 Na^+、K^+ 的转运，而非竞争性拮抗醛固酮，故对切除肾上腺的动物仍有较弱的利尿作用。

【临床应用】 常与中效或强效利尿药合用治疗肝硬化腹水或其他顽固性水肿，以增强利尿效果，防止低血钾。

【不良反应】 常见有恶心、呕吐、腹泻等消化系统症状。二药长期服用均可引起高钾血症，肾功能不全、糖尿病患者及老年人更易发生。氨苯蝶啶还能抑制二氢叶酸还原酶，引起叶酸缺乏，可造成巨幼红细胞性贫血。

服用氨苯蝶啶和阿米洛利期间，多数患者出现淡蓝色荧光尿。

有高血钾倾向者禁用，高血压、充血性心衰、糖尿病、严重肝肾功能不全及孕妇慎用。

第二节　脱水药

脱水药又称渗透性利尿药。特点为体内不被代谢，肾小球可滤过，不被肾小管重吸收，药物本身对机体无毒性作用或过敏反应。故静脉注射这类药物，可使血液渗透压迅速提高，促进组织中水分进入血液，使组织脱水，同时产生渗透性利尿作用。主要用于治疗脑水肿、青光眼及预防急性肾功能衰竭。

常用药物包括甘露醇、山梨醇和高渗葡萄糖。

甘露醇（mannitol）

本品为己六醇，是一种白色结晶粉末，可溶于水。一般静注或静滴所用浓度为20%。

【药理作用】

1. 脱水　快速静注后迅速提高血浆渗透压，使组织间液水分向血浆转移而产生组织脱水作用。对脑、眼作用明显。

2. 利尿　本药可经肾小球滤过，但不被肾小管重吸收，故使肾小管内渗透压升高，减少 Na^+ 和水的重吸收而利尿。Na^+ 重吸收减少可降低髓质高渗区的渗透压，使集合管中水的重吸收减少，有助于利尿。此外，甘露醇还能扩张肾血管，增加肾髓质血流量，使髓质间液 Na^+ 和尿素易随血流进入血循环，也有助于降低髓质高渗区的渗透压，排出低渗尿液。静注 10 分钟左右起效，2～3 小时达高峰，维持 6～8 小时。

【临床应用】

1. 脑水肿及青光眼　甘露醇是降低颅内压安全有效的首选药，用于脑外伤、脑肿瘤及脑组织缺氧等引起的脑水肿。降低青光眼患者的房水量及眼内压，用于青光眼急性发作或术前降低眼压。还可用于大面积烧伤引起的水肿。

2. 预防急性肾功能衰竭　急性肾功能衰竭早期及时使用甘露醇，通过脱水作用可减轻肾间质水肿。甘露醇还可扩张肾血管增加肾血流量，也有助于提高肾小球滤过率和肾小管的充盈，以维持足够的尿流量，防止肾小管萎缩、坏死。

【不良反应】静注过快可引起一过性头痛、头晕和视力模糊。活动性颅内出血者禁用。因增加循环血量而加重心脏负荷，故慢性心功能不全者禁用，尿闭者禁用。注射不当、误入组织，可引起组织水肿。

山梨醇（sorbitol）

山梨醇是甘露醇的同分异构体，注射液浓度为25%。其作用、用途及不良反应均与甘露醇相似。但由于进入体内后部分药物在肝内转化为果糖，故作用较弱。

高渗葡萄糖（hypertonic glucose）

50%的高渗葡萄糖静注也有脱水及利尿作用。但因葡萄糖在体内易被代谢，故作用弱且不持久。停药后，可使颅内压回升引起“反跳”现象，一般与甘露醇合用治疗脑水肿。

小　结

利尿药作用于肾脏，增加水和电解质排泄，从而增加尿量。临床上主要用于各种原因引起的水肿。利尿药因作用部位和作用机制不同而利尿效果不同，呋塞米（速尿）等作用于髓袢升支粗段的髓质部和皮质部，为强效利尿药；噻嗪类药物作用于髓袢升支粗段的皮质部，为中效利尿药；螺内酯、氨苯蝶啶等作用于远曲小管和集合管，为弱效利尿药。利尿药均可引起电解质紊乱，其中强效和中效利尿药可引起低血钾，为排钾利尿药；弱效利尿药久用可致高血钾，为留钾利尿药。

脱水药有脱水及渗透性利尿作用，主要用于治疗脑水肿、青光眼及急性肾功能衰竭。常用药物如甘露醇。

思　考　题

1. 利尿药如何分类？各类药物的作用、用途和不良反应有哪些？
2. 脱水药有什么特点？有何作用及用途？

第二十二章 作用于血液与造血系统药

血液系统参与机体多种生理功能的调节，如机体的生理性止血与抗凝血、营养物质的运输与贮备等。病理状态下，可出现出血或凝血功能障碍、血细胞数量或功能改变等现象，需根据病情的需要选择不同药物治疗。

(1) 血液中存在着生理性凝血与抗凝血这一对矛盾的系统。在正常生理情况下，双方对立统一，相互影响，保持着动态平衡，从而使血液在血管内循环流动。如果平衡被破坏，便可出现出血性或血栓形成性疾病。

血液凝固是由一系列酶所催化的复杂的化学连锁反应，包括内源性和外源性两条凝血途径。前者是指完全靠血浆内的凝血因子逐步使因子 X 激活，从而产

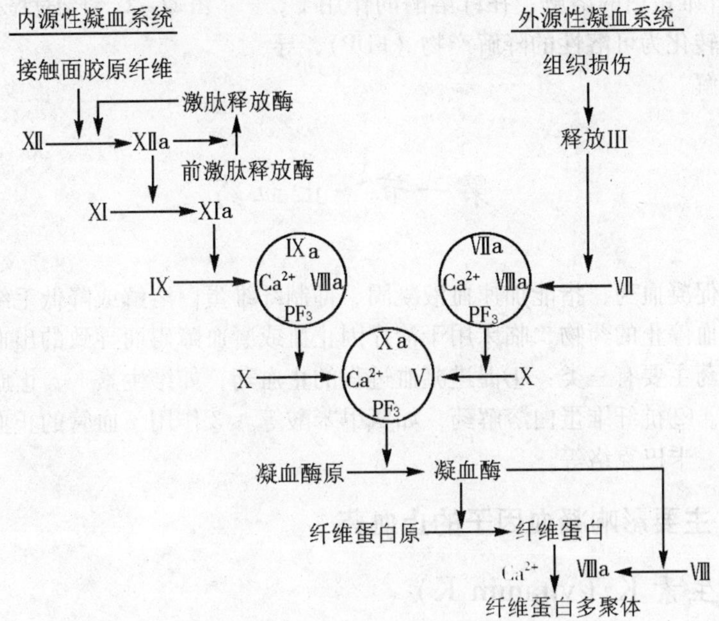

图 22－1　血液凝固过程示意图

生的凝血通路；后者是指受损组织释放出的组织凝血活酶参与引发的凝血过程。凝血过程可分为三个基本步骤（图 22－1）：

1）凝血酶原激活物的形成：无论是内源性还是外源性凝血途径，经过一系列凝血因子相继被激活的过程，最终都使因子 X 被激活为 Xa，与因子Ⅴ、Ca^{2+} 等形成复合物，即凝血酶原激活物。

2）凝血酶的形成：在凝血酶原激活物作用下，凝血酶原（因子Ⅱ）被激活为凝血酶（Ⅱa）。

3）纤维蛋白的形成：在凝血酶作用下，纤维蛋白原水解成纤维蛋白，并进一步形成稳定的难溶性纤维蛋白多聚体。

（2）血液中同时还存在抗凝血物质，其中最主要的是抗凝血酶Ⅲ。此外还有 10 余种抗凝蛋白质，如蛋白质 C 系统等。当抗凝蛋白质缺乏时易发生血栓。

纤维蛋白溶解系统是抗凝系统的又一重要组成部分，对维持血液在血管内的循环流动，起着重要作用。纤溶过程可分为两个基本步骤（图 22－2）：

1）纤溶酶原的激活：在纤溶酶原激活物的作用下，使纤溶酶原转化为纤溶酶。

2）纤维蛋白的溶解：在纤溶酶的作用下，纤维蛋白转化为可溶性的降解产物（FDP），导致血栓溶解。

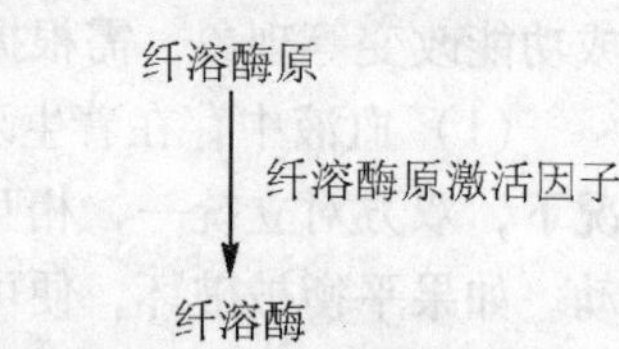

图 22－2　纤溶过程示意图

第一节　止血药

又称促凝血药，指能加速血液凝固、抑制纤维蛋白溶解或降低毛细血管通透性而使出血停止的药物，临床用于治疗因止血或凝血障碍而导致的出血性疾病。

止血药主要有三类：①促进凝血过程的止血药，如维生素 K、止血敏及凝血因子制剂。②抗纤维蛋白溶解药，如氨甲苯酸等。③作用于血管的止血药，如垂体后叶素、卡巴克络等。

一、主要影响凝血因子的止血药

维生素 K（vitamin K）

维生素 K 广泛存在于自然界，基本结构为甲萘醌。维生素 K_1 来源于植物性食物（如苜蓿），现已能人工合成。维生素 K_2 是细菌的代谢产物，人肠道内某些细菌也能合成。维生素K_1、K_2脂溶性高，需胆汁协助吸收。维生素K_3和K_4都是人工合成的甲萘醌类衍生物，水溶性高，不需胆汁协助即可吸收。维生素K_1作用快，维持时间长，常采用肌内注射，严重出血可静脉注射给药。一般出血性疾病可口服维生素K_3，吸收不良者可选择注射用维生素K_3。

【药理作用】维生素K是肝脏合成凝血酶原（因子Ⅱ）和凝血因子Ⅶ、Ⅸ、Ⅹ的辅酶，可促进这些凝血因子前体蛋白质分子中的谷氨酸残基γ-羧化，转变成能与Ca^{2+}结合的活性凝血因子，参与反应的维生素K则可反复利用。当维生素K缺乏时可引起凝血障碍。

【临床应用】主要用于维生素K缺乏所致的出血，如阻塞性黄疸、胆瘘、慢性腹泻患者、早产儿及新生儿。长期服用广谱抗生素者，因肠内细菌被抑制而无法合成维生素K，需适当补充。也用于长期或大量使用香豆素类和水杨酸类药物所致出血。

对于一般性出血以及严重肝硬化、晚期肝癌的出血，维生素K疗效不佳。

另外，维生素K_1或维生素K_3肌内注射有解痉、止痛作用，可用于缓解胆绞痛。

【不良反应】本品毒性低。维生素K_1快速静注可出现面部潮红、出汗、胸闷等症状。所以一般以肌注为宜，静注每分钟不宜超过4~5mg。维生素K_3、K_4口服可引起恶心、呕吐等胃肠道反应。对新生儿、早产儿，应用较大剂量可诱发高胆红素血症、溶血性贫血和黄疸，对于红细胞缺乏葡萄糖-6-磷酸脱氢酶的特异质患者，也可诱发急性溶血性贫血。

止血敏（etamsylate，止血定）

【药理作用及应用】止血敏可增加血液中血小板数量，增强血小板活性，并加强毛细血管抵抗力、降低毛细血管通透性。主要用于各种血管和血小板因素所致的出血，如血小板减少性紫癜、过敏性紫癜、消化道出血、泌尿道出血、脑出血、眼底出血、齿龈出血和鼻出血等，也可用于预防和治疗手术前后的出血。

【不良反应】除偶尔可发生恶心、头痛、皮疹等反应外，未见严重不良反应。

凝血酶（thrombin，纤维蛋白酶）

凝血酶直接促使纤维蛋白原转化为纤维蛋白而促进血液凝固，从而产生止血作用。适用于局部止血，如结扎困难的小血管、毛细血管及实质性脏器出血，常与明胶海绵同用。本品只能局部外用止血，严禁注射给药，否则可导致血栓及局部坏死，可危及生命。因本身具有抗原性，可产生过敏反应。

抗血友病球蛋白（globulin antiemophilla，factor Ⅷ）

抗血友病球蛋白又称人凝血因子Ⅷ，是血浆中存在的一种凝血因子，参与内源性凝血酶原激活物的形成，缺乏时可使凝血时间明显延长。主要用于血友病、获得性抗血友病球蛋白缺乏症以及血管性假血友病患者的出血。个别患者可出现类特发性血小板减少性紫癜和溶血性贫血。静脉滴注速度过快可发生头痛、心动过速、心衰、血压降低、呼吸困难及紫绀等。

凝血酶原复合物（prothrombin complex）

本品为含有凝血因子Ⅱ、Ⅶ、Ⅸ、Ⅹ的混合制剂，可补充凝血因子缺乏，促进血液凝固。主要用于治疗乙型血友病（先天性凝血因子Ⅸ缺乏）、严重肝脏疾病、维生素K依赖性凝血因子缺乏等引起的出血，也可用于肝病术前准备以及预防手术出血等。可见发热、头痛等不良反应。

纤维蛋白原（fibrinogen）

纤维蛋白原在血浆凝血酶的作用下转变为纤维蛋白而形成血凝块，使血液凝固。临床用于因妊娠中毒症死胎、胎盘早剥产后大出血及手术、外伤或内出血引起的纤维蛋白缺乏而造成的凝血障碍。需使用有过滤器的输血器静脉滴注给药，以防止不溶性蛋白质微粒被输入血管。

二、抗纤维蛋白溶解药

氨甲苯酸（PAMBA，止血芳酸），氨甲环酸（AMCHA，止血环酸）及6-氨基己酸（EACA，抗血纤溶酸）

【药理作用】 本类药物可竞争性地抑制纤溶酶原激活因子，使纤溶酶原不能转变为纤溶酶，高浓度直接抑制纤溶酶的活性，从而保护纤维蛋白不被降解，产生止血作用。

【临床应用】 要用于纤维蛋白溶解亢进性出血，如产后出血，肝、肺、胰、卵巢、前列腺、甲状腺等脏器手术后的出血。因这些组织内纤溶酶原激活物含量丰富，损伤后易出现纤溶亢进性出血，术前或术中早期用药可减少手术中渗血并减少输血量。此外，还用于溶栓药如链激酶、尿激酶过量引起的出血。

【不良反应】 过量可促进血栓形成，包括诱发心肌梗死，故有血栓形成倾向或有血栓栓塞性疾病病史者应慎用或禁用。氨甲苯酸可引起视觉障碍，于应用前及治疗过程中检查视力，如出现视觉障碍应停药。本类药物可致脑水肿、脑栓塞，故禁用于蛛网膜下腔出血患者。肾功能不良者慎用。

三、作用于血管的止血药

垂体后叶素（pituitrin）

【药理作用及应用】垂体后叶素是神经垂体分泌的激素，主要含缩宫素和血管升压素。

缩宫素小剂量用于催产和引产，大剂量用于产后止血。血管升压素可明显收缩内脏血管，用于咳血及门脉高压引起的上消化道出血，静脉滴注止血作用迅速，与抗纤维蛋白溶解药配合使用可增强疗效。此外，血管升压素有抗利尿作用，可用于治疗尿崩症。

【不良反应】可引起面色苍白、心悸、胸闷、腹痛、血压升高和过敏反应等。高血压及冠心病患者禁用。

卡巴克络（carbazochrome，安络血）

【药理作用及应用】卡巴克络为肾上腺素氧化产物肾上腺色素的缩氨脲水杨酸钠盐。可增强毛细血管的抵抗力，降低毛细血管通透性，促使受损毛细血管收缩，从而发挥止血作用。

主要用于毛细血管受损或病变引起的出血，如血管性紫癜、过敏性紫癜、消化道出血、子宫出血、鼻出血、尿血及痔疮出血等。对动脉出血或大量活动性出血效果差。

【不良反应】毒性较低，但因其成分中含有水杨酸，长期反复使用时可发生水杨酸反应，需及时停药。

第二节　抗凝血药

抗凝血药是指通过影响机体凝血过程中的某些环节而阻止血液凝固的药物，临床主要用于防治血栓栓塞性疾病或体外抗凝。常用药物包括以下三类：

（1）主要影响凝血酶和其他凝血因子的抗凝药：如肝素、香豆素类。

（2）抗血小板药：如乙酰水杨酸、双嘧达莫。

（3）脱钙抗凝剂：如枸橼酸钠。

一、主要影响凝血酶和其他凝血因子的抗凝药

肝素（heparin）

肝素是一种带阴电荷的黏多糖硫酸酯。现药用肝素多从猪、牛的肺脏及肠黏

膜提取。

【体内过程】本身为带有大量阴电荷的大分子，口服不吸收，皮下注射吸收不规律，肌内注射局部易发生血肿，故临床一般采用静脉注射给药。在血液中约80% ~95%与血浆蛋白结合，主要在肝脏经肝药酶代谢失活，由肾脏排泄。$t_{1/2}$为1~6小时，平均1.5小时，肝肾功能不良者，肝素代谢和排泄减慢，$t_{1/2}$延长。

【药理作用】

1. 抗凝血 肝素在体内和体外均有强大的抗凝血作用，可延长凝血时间、凝血酶时间及凝血酶原时间。其抗凝作用主要是通过激活抗凝血酶Ⅲ（AT－Ⅲ）实现的。

AT－Ⅲ是一种血浆α_2球蛋白，可与凝血酶和凝血因子Ⅹa、Ⅺa、Ⅻa结合，并抑制这些因子的活性而产生抗凝作用。肝素分子带有大量阴电荷，与AT－Ⅲ分子上带阳电荷的赖氨酸结合，使AT－Ⅲ分子构型发生变化，加速其与上述凝血因子的结合并增强AT－Ⅲ的抗凝血作用。一旦复合物形成，肝素则从复合物上解离下来，再与另一AT－Ⅲ分子结合而被反复利用。

肝素抗凝活性与AT－Ⅲ的亲和力成正比，如预先除去血浆中的AT－Ⅲ，肝素的抗凝血作用消失。

2. 抗血栓 除与抗凝作用有关外，肝素还可抑制血小板的黏附和聚集，影响血管内皮功能，降低血液黏稠度。

3. 降血脂 肝素可使血管内皮细胞释放脂蛋白酶，发挥降血脂作用。

【临床应用】

1. 血栓栓塞性疾病 主要用于心肌梗死、肺栓塞、脑栓塞、深部静脉血栓形成及心血管手术栓塞等急性血栓栓塞性疾病。对已形成的血栓无溶解作用。

2. 弥散性血管内凝血（DIC） 用于DIC的高凝期（早期），以防止纤维蛋白原和其他凝血因子的消耗而引发的继发性出血。在DIC的低凝期（晚期）因其可加重出血而不可使用。

3. 体内外抗凝 用于心导管检查、心脏手术、器官移植、输血、体外循环、血液透析等。

【不良反应】

1. 出血 过量可引起自发性出血，如黏膜出血、伤口出血、关节腔积血、皮肤淤斑、紫癜，严重者可有呕血、便血、血尿等。为预防过量出血，应严格控制剂量，严密监测凝血时间。一旦出血立即停药，严重出血者应缓慢静注肝素特效解毒剂鱼精蛋白（protamine）解救。1mg鱼精蛋白可中和100U肝素，每次剂量不应超过50mg。

2. 过敏反应 偶见发热、哮喘、荨麻疹、鼻炎、心前区不适及血管痉挛等过敏反应。偶发过敏性休克。

3. 其他 静注可见短暂血小板减少。长期使用（3~6个月）可发生暂时性脱发、骨质疏松和自发性骨折。

本品禁用于肝肾功能不良、溃疡病、严重高血压、脑溢血、血友病、细菌性心内膜炎、活动性结核、外伤患者，以及孕妇和产后妇女。

香豆素类

香豆素类药是一类含有4-羟基香豆素基本结构的口服抗凝血药，包括华法林（warfarin，苄丙酮香豆素）、醋硝香豆素（acenocoumarol，新抗凝）、双香豆素（dicoumarol）等。

【体内过程】 本类药物口服有效，除华法林的口服生物利用度为100%外，其余药物口服吸收慢而不规则。吸收入血后，几乎全部与血浆蛋白结合，主要分布于肺、肝、脾、肾。能透过胎盘屏障，醋硝香豆素和双香豆素还可进入乳汁。除醋硝香豆素大部分以原形从肾脏排泄外，其余均在肝药酶作用下羟基化，以无活性的代谢产物形式经尿液排出体外。

本类药物的口服吸收率和代谢率的个体差异较大，因此需注意用药剂量个体化。

【药理作用】 本类药物为维生素K的竞争性拮抗药。维生素K是肝脏合成凝血酶原（因子Ⅱ）和凝血因子Ⅶ、Ⅸ、Ⅹ必需的辅酶，参与这些凝血因子前体物N-末端谷氨酸残基的γ-羧化反应而使之激活。香豆素类药物与维生素K的化学结构极为相似，能竞争性地抑制维生素K由环氧型向氢醌型转化，使上述凝血因子的γ-羧化受阻，停留于无凝血活性的前体物阶段而抑制凝血过程。对已经完成羧化反应具有凝血活性的凝血因子则无抑制作用。基于以上作用机制，本类药物具有以下共同特点：

1. 体外无效 因不能对抗已合成的凝血因子，故无体外抗凝活性，仅适用于体内抗凝。

2. 起效缓慢 因需待体内原有的凝血因子被耗竭后才显效，故起效缓慢。常于口服后12~24小时显效，经1.5~2天达高峰，即使静脉给药也不能加速其作用。

3. 作用持久 因停药后各凝血因子合成尚需一定时间，故作用持久，可维持4~6天。

【临床应用】 主要用于各种血栓栓塞性疾病的防治，如静脉血栓栓塞、外周动脉血栓栓塞、肺栓塞、心脏外科手术和冠状动脉闭塞等。还可用于心肌梗死的辅助治疗。

本类药物的优点是口服有效，作用持久。缺点是起效慢，且作用过于持久而不易控制。所以，一般先用肝素，或先与肝素合用，控制病情后以本类药物维持疗效。

【不良反应】

1. 自发性出血 常见有牙龈出血、伤口渗血、紫癜、鼻出血、月经过多及内脏出血等。可用维生素K对抗，必要时输新鲜血浆、全血或凝血酶原复合物治疗。为预防出血，可调整药物剂量使凝血酶时间控制在25～30秒（正常值12秒）。

2. 致畸作用 华法林可通过胎盘屏障，影响胎儿发育而致畸胎，或发生致死性胎儿出血。故早孕及妊娠后期妇女禁用。因可经乳腺分泌，故哺乳期妇女禁用。

3. 其他 本类药物可引起皮肤和软组织坏死、胃肠道反应、粒细胞增多等反应。华法林还可引起肝脏损害。

本类药物禁用于有出血倾向、严重高血压、细菌性心内膜炎、肝肾功能不良患者及产后妇女。

【药物相互作用】本类药物与许多药物之间存在着相互作用，可使香豆素类药物的抗凝血作用增强或减弱，合用时需注意调整用药剂量。

1. 影响肝药酶活性药物使香豆素类作用增强或减弱。因本类药物主要经肝药酶代谢，肝药酶抑制剂，如氯霉素、西米替丁等，可使其代谢减慢而作用增强；而肝药酶诱导剂，如巴比妥类、苯妥英钠等，可促进其代谢，使之作用减弱。

2. 血浆蛋白结合率高的药物，如保泰松、甲磺丁脲等，可与香豆素类药物竞争血浆蛋白，使各自游离型的药物浓度升高，作用增强。

3. 其他：阿司匹林、安妥明等抑制血小板聚集药，与香豆素类有协同作用，可增加出血危险；灰黄霉素、抗酸药等可影响香豆素类的吸收而使其作用减弱；长期使用广谱抗生素，可抑制肠道内合成维生素K的菌群，使维生素K缺乏，导致本类药物作用增强。

枸橼酸钠（sodium citrate）

【药理作用及应用】枸橼酸钠可与血浆中的Ca^{2+}形成稳定的可溶性络合物，使血中Ca^{2+}减少，从而抑制血液凝固过程。

仅用于体外抗凝，如化验采血抗凝及输血抗凝。

【不良反应】枸橼酸钠抗凝血液静脉滴注过快或过量时，因未形成络合物的枸橼酸钠可与体内血浆中Ca^{2+}生成可溶性络合物，引起血Ca^{2+}降低，导致手足抽搐、心功能不全、血压降低等反应。必要时可应用钙盐预防。

二、抗血小板药

血小板在止血、血栓形成、动脉粥样硬化及心脑血管疾病过程中起重要作用。抗血小板药又称血小板抑制药，能抑制血小板的黏附、聚集和释放功能，可用于上述疾病的防治。

阿司匹林（aspirin，乙酰水杨酸）

【药理作用及应用】阿司匹林为解热镇痛抗炎药，可抑制多种因素诱导的血小板聚集。其机制为通过抑制环氧化酶，减少血栓素 A_2（TXA_2）合成而产生抗血小板聚集作用。

不同组织的环氧化酶对阿司匹林的敏感性不同，血小板内的环氧化酶对阿司匹林的敏感性比血管壁内的环氧化酶高。故小剂量的阿司匹林抑制 TXA_2 的合成，而大剂量应用时，由于血管内皮细胞内的环氧化酶受到抑制，PGI_2 合成减少，可促进血小板的聚集和释放反应。

口服小剂量阿司匹林（75～150mg/d）可用于防治血小板功能亢进引起的血栓栓塞；对急性心肌梗死、不稳定性心绞痛患者，可降低再梗死率及死亡率；也可减少一过性脑缺血的发生率和死亡率。

【不良反应】上消化道出血、溃疡病患者慎用或禁用。

双嘧达莫（dipyridamole，潘生丁）

本品可明显抑制胶原、ADP 引起的血小板黏附、聚集和释放反应，防止血栓形成和发展，对出血时间无明显影响。其作用机制为：抑制磷酸二酯酶，使 cAMP 破坏减少；激活腺苷酸环化酶，使血小板内 cAMP 生成增加；增强 PGI_2 的抗血小板聚集作用。

主要用于防治急性心肌梗死，预防人工瓣膜患者的血栓并发症。常与阿司匹林或华法林合用。

不良反应有头痛、眩晕、胃肠道不适、皮疹等。饭前 1 小时服用可减轻胃肠道反应。

噻氯匹啶（ticlopidine，氯苄噻啶）

本品为强效血小板抑制药。通过阻断血小板上纤维蛋白原受体，使与血小板聚集相关的物质同时失活，故可抑制多种因素引起的血小板聚集和释放，防止血栓形成和发展。用于预防急性心肌梗死的复发、脑血管和冠状动脉栓塞性疾病。

常见不良反应包括胃肠道反应、皮肤过敏反应，偶尔引起白细胞减少、血小板减少、粒细胞减少等血液系统反应。

前列环素（prostacyclin，依前列醇）

前列环素为血管内皮所产生的一种前列腺素，有抑制血小板聚集，防止血栓形成和扩张血管作用。本品性质极不稳定，$t_{1/2}$为2～3分钟。临床用于急性心肌梗死、心肺分流术、外周闭塞性血管疾病等。也可用于体外循环以防止血小板减少及微血栓形成。

大剂量应用时，可引起明显降压、心率减慢、面部潮红、头痛及胃肠道不适等反应。孕妇及哺乳妇女慎用，儿童最好不用。

第三节　纤维蛋白溶解药

纤维蛋白溶解药可使纤溶酶原转变为纤溶酶，后者使纤维蛋白及纤维蛋白原降解而溶解血栓，故又称溶栓药。主要用于急性血栓栓塞性疾病的治疗。

链激酶（streptokinase，SK，溶栓酶）

链激酶是从β－溶血性链球菌培养液中提取的一种蛋白激酶，目前可用基因重组技术制备。具有抗原性。

【药理作用及应用】与纤溶酶原结合形成复合物，促进其转变为纤溶酶，使已形成的纤维蛋白降解而溶解血栓。主要用于肺栓塞、深部静脉血栓形成、导管给药所致血栓等急性血栓栓塞疾病。需早期用药，在血栓形成6小时内效果最好。对已机化的陈旧血栓无溶栓作用。

【不良反应】主要不良反应为出血。注射部位出血，一般不需停药；严重出血可用抗纤维蛋白溶解药氨甲苯酸对抗；更严重者应补充纤维蛋白原或全血。因药物本身具有抗原性，可引起发热、寒战、皮疹，甚至过敏性休克。可在应用前半小时给予肾上腺皮质激素或抗组胺药预防。

出血性疾病、严重高血压、消化道溃疡、亚急性细菌性心内膜炎、链球菌感染、产后、手术后3日内以及近期使用抗凝药者禁用。

【药物相互作用】本品为酶制剂，不宜与蛋白沉淀剂、消毒灭菌剂及生物碱等同时使用。

尿激酶（urokinase，UK）

尿激酶是由肾脏产生的一种活性糖蛋白，从人尿中提取，无抗原性。可直接激活纤溶酶原，使之转变为纤溶酶而发挥溶栓作用。用途同链激酶，因价格昂贵，主要用于对链激酶过敏者。

过量可引起出血，其救治和禁忌证与链激酶相同。

组织型纤溶酶原激活剂（tissue－type plasminogen activator，t－PA，栓体舒）

组织型纤溶酶原激活剂是天然存在于机体组织内的一种丝氨酸蛋白酶，现用生物工程方法制取。能选择性地与血栓表面的纤维蛋白结合，激活与纤维蛋白结合的纤溶酶原，使之转变为纤溶酶，从而产生溶栓作用。

主要用于急性心肌梗死和肺栓塞，作用优于尿激酶。$t_{1/2}$短（约5分钟），为使血栓完全溶解，需持续静脉滴注给药。

不良反应主要有出血倾向、恶心与呕吐、寒战、震颤等。禁用于有出血倾向、严重高血压、近期做过头部及脊髓手术、颅内肿瘤、动静脉畸形及动脉瘤患者。

第四节　抗贫血药

血液中红细胞数和血红蛋白含量低于正常值时称为贫血。临床较为常见的有缺铁性贫血、巨幼红细胞性贫血和再生障碍性贫血。

1. 缺铁性贫血　铁为合成血红蛋白的必需物质，当铁的吸收利用障碍、铁的摄入量不足、急慢性失血等原因导致体内铁缺乏时，可致贫血。此时，血红蛋白合成减少，而红细胞的分裂增殖仍可接近正常，故红细胞体积小，血色素低。又称小细胞低色素性贫血。铁制剂可治疗此类贫血。

2. 巨幼红细胞性贫血　由叶酸或维生素 B_{12} 缺乏所引起。叶酸和维生素 B_{12} 是DNA合成的辅酶，如缺乏可使红细胞分裂增殖和成熟受影响，外周血中可出现大量巨大幼稚红细胞。其中因缺乏叶酸所致者为营养不良性贫血；因缺乏维生素 B_{12} 所致者称恶性贫血。分别可用叶酸和维生素 B_{12} 治疗。

3. 再生障碍性贫血　由骨髓造血功能受到部分或全部破坏所引起。某些理化因素（如铅、苯、氯霉素、放射线等），或某些病理因素（如尿毒症、肿瘤等）是引起再生障碍性贫血的主要原因，治疗较为困难。

常用的抗贫血药包括铁制剂、维生素 B_{12} 等。

铁制剂

铁是构成血红蛋白、肌红蛋白和人体某些组织酶的必需物质。人体所需铁的来源主要包括：食物中的外源性铁，每天摄取量约10～15mg；红细胞破坏后释放出来的内源性铁，每天约25mg。因此每天从普通饮食中补充的铁完全能满足需要。铁缺乏主要发生于：妊娠期和儿童生长发育期需求量大于摄入量；月经过多、痔疮、消化道溃疡出血等导致铁损失增加者；慢性失血、营养不良以及铁吸收障碍等情况。常用的铁制剂有硫酸亚铁、枸橼酸铁铵和右旋糖酐铁等。

【体内过程】

1. 吸收 口服铁剂以亚铁离子（Fe^{2+}）形式，在十二指肠或空肠上段被吸收。影响铁制剂吸收的因素有很多：①维生素 C、胃酸以及食物中的还原性物质（果糖、半胱氨酸等）可促进食物中的 Fe^{3+} 还原为 Fe^{2+}，有利于铁的吸收。②胃酸不足及服用抗酸剂可使铁剂的溶解度降低；多钙、多磷酸盐食物，茶叶及某些植物药中所含的鞣质，可使铁沉淀，妨碍铁的吸收。③铁还能与四环素类形成络合物，互相影响吸收。

2. 转运 Fe^{2+} 进入血液后被氧化为 Fe^{3+}，与血浆转铁蛋白结合成血浆铁，被输送至各组织器官，以供利用和贮存。转铁蛋白的量及运铁能力有一定限度，当与铁结合达到饱和时，转运率不再增加，肠黏膜对铁的吸收亦停止。但在缺铁性贫血时，血浆铁转运率和肠黏膜吸收功能均提高，吸收率可由正常的 10% 升至 30%。

3. 分布 体内铁约 65% 存在于血红蛋白中，约 30% 作为贮备铁，以铁蛋白形式贮存于肝、脾和骨髓中，少量贮存于肌红蛋白和某些组织酶中。

4. 排泄 铁的每日排泄量很少，主要通过肠黏膜及皮肤上皮细胞脱落而排泄，尿液、胆汁和汗液也少量排泄，口服后未被吸收的铁全部经粪便排泄。

【药理作用及应用】铁制剂主要用于治疗和预防营养不良、妊娠、儿童生长期引起的缺铁性贫血。用药后可迅速改善症状，网织红细胞数于治疗后 10 天左右达高峰，3 周内血红蛋白可明显增加，约 4～8 周接近正常。对于溶血、寄生虫感染以及月经过多、消化道出血、痔疮出血等慢性失血造成的缺铁性贫血，在应用铁剂的同时，还应针对病因进行治疗。

硫酸亚铁为最常用铁剂；枸橼酸铁铵为三价铁剂，易溶于水，可制成糖浆剂，适于儿童或不能吞咽片剂的患者；右旋糖酐铁为注射剂，仅用于严重贫血病人急需纠正缺铁或口服不能耐受及口服吸收不良的患者。

【不良反应】

1. 胃肠道反应 主要症状为恶心呕吐、腹痛腹泻，Fe^{3+} 较 Fe^{2+} 明显，饭后服用可减轻。

2. 便秘 可能是由于铁与肠道内的硫化氢结合为硫化铁，减少硫化氢对肠蠕动的刺激所致。服后粪便可呈黑褐色，应与消化道出血的柏油样便相鉴别。

3. 长期大剂量注射铁制剂可因体内贮铁量过多，而致含铁血黄素沉积症，表现为皮肤色素沉着、肝硬化及心力衰竭等。

4. 大量误服可引起急性铁中毒，表现为坏死性胃肠炎、呕吐、腹痛、血性腹泻、休克、昏迷、惊厥、呼吸困难等。小儿误服1g以上硫酸亚铁可致急性中毒，2g以上可致死亡。急救措施可采用磷酸盐或碳酸盐溶液洗胃，抗休克，并尽快应用去铁胺肌注或静注，也可直接注入胃内以结合残存的铁。

叶酸（folic acid，FA）

叶酸由蝶啶核、对氨基苯甲酸和谷氨酸三部分组成，广泛存在于动、植物性食品中。以酵母、肝及绿叶蔬菜中含量较高，一般食物中的含量已能满足机体需要。

【体内过程】叶酸口服后在空肠经主动转运吸收，经叶酸还原酶及二氢叶酸还原酶作用，还原为四氢叶酸（FH_4），以N^5－甲基四氢叶酸形式贮存于肝脏。大部分以原形经尿排泄。

【药理作用】叶酸必须在体内被还原为FH_4才具有活性。FH_4是体内传递一碳单位的辅酶，参与嘌呤与嘧啶核苷酸的合成。FH_4还参与体内某些氨基酸互变，如与维生素B_{12}共同促进同型半胱氨酸转变为蛋氨酸、丝氨酸和甘氨酸的互变等。

叶酸缺乏可导致核苷酸合成受阻，细胞核有丝分裂障碍，影响细胞生长增殖，一些增殖迅速的组织如骨髓及消化道黏膜上皮细胞首先受损，出现巨幼红细胞性贫血、口腔炎、胃炎、腹泻等。

【临床应用】

1. 巨幼红细胞性贫血　对因食物中叶酸缺乏、妊娠期及婴幼儿需要量增加所致营养不良性贫血，叶酸治疗效果显著。对长期使用如甲氨蝶呤、甲氧苄啶所致叶酸利用障碍者，因二氢叶酸还原酶被抑制，补充叶酸无效，须使用甲酰四氢叶酸钙治疗。因维生素B_{12}缺乏所致恶性贫血，叶酸有助于纠正血象，但不能改善其神经系统症状。

2. 其他　作为再生障碍性贫血及白细胞减少症的辅助治疗。

维生素B_{12}（vitamin B_{12}，氰钴胺）

维生素B_{12}是一类含钴的水溶性维生素，广泛存在于动物内脏、肉、蛋、奶中。药用品从放线菌培养液中分离提取，为红色针状结晶，耐热，稳定，但易被重金属、氧化物及还原物所破坏，在碱性和强酸性溶液中逐渐失效。

【体内过程】口服维生素B_{12}须与胃黏膜壁细胞所分泌的内因子结合为复合物，才能免受消化液破坏而在回肠处吸收入血。当胃黏膜萎缩而致内因子缺乏时，影响维生素B_{12}的吸收，引起恶性贫血。维生素B_{12}被吸收后50%～90%贮存于肝脏，超过肝脏贮存能力经尿排出体外。

【药理作用】维生素B_{12}作为辅酶参与体内许多生化代谢反应，具有广泛的生理作用。

1. 同型半胱氨酸转变为甲硫氨酸，促进 FH_4 类辅酶循环利用的过程需维生素 B_{12} 参与。所以，当体内维生素 B_{12} 缺乏时，叶酸的循环利用障碍，引起与叶酸缺乏相同的贫血表现。

2. 甲基丙二酰辅酶 A 在维生素 B_{12} 参与下转变为琥珀酰辅酶 A，进而参与三羧酸循环，这一过程与神经髓鞘脂质合成有关，故其对维持有髓鞘神经功能的完整性具有重要意义。当维生素 B_{12} 缺乏时，可引起外周神经病变，出现神经损害症状。

【临床应用】 维生素 B_{12} 主要用于恶性贫血及其他巨幼红细胞性贫血的治疗。还用于神经炎、神经萎缩、神经痛等。此外，还可作为白细胞减少、再生障碍性贫血、小儿生长发育不良等的辅助治疗。

【不良反应】 维生素 B_{12} 本身无毒性，但可引起过敏反应，甚至发生过敏性休克，故不可滥用。

第五节 血容量扩充药

大量急性失血、大面积烧伤、剧烈呕吐、腹泻等使血容量降低，严重者可导致休克。使用血浆或人工合成的血容量扩充剂，可迅速补充血容量，改善微循环。目前常用的右旋糖酐无毒，无抗原性，维持血液胶体渗透压作用持久，是理想的人工合成血容量扩充剂。

右旋糖酐（dextran）

本品是葡萄糖的聚合物，因聚合的葡萄糖分子数目不同，可得到不同分子量的产品。临床应用的有右旋糖酐 70（为中分子量，平均分子量为 75000Da），右旋糖酐 40（为低分子量，平均分子量为 20000 ~ 40000Da），右旋糖酐 10（为小分子量，平均分子量为 10000Da）。

【药理作用】

1. 扩充血容量 可提高血浆胶体渗透压，吸收血管外水分补充血容量，维持血压。

2. 改善微循环 低分子和小分子右旋糖酐可阻止红细胞和血小板的聚集，降低血液黏滞性，改善微循环，防止血栓形成。

3. 渗透性利尿作用 低分子和小分子右旋糖酐易经肾小球滤过，提高肾小管内渗透压，产生渗透性利尿作用。

【临床应用】 主要用于低血容量性休克，包括急性失血、创伤和烧伤性休克。右旋糖酐 10、右旋糖酐 40 还可防治弥散性血管内凝血及血栓形成性疾病，如脑血栓形成、心肌梗死、血栓性静脉炎等。

【不良反应】偶见发热、荨麻疹等过敏反应，个别出现过敏性休克，故首次用药应缓慢。大剂量或连续应用时，大分子右旋糖酐可能发生蓄积，导致凝血障碍和出血。

禁用于血小板减少症、出血性疾病及血浆纤维蛋白原低下者。心功能不全及肾功能不良者应慎用。

小 结

促进凝血因子生成或抑制纤溶过程的药物有止血作用，可用于出血性疾病；抑制凝血因子生成或促进纤溶过程的药物有抗凝血作用，可用于血栓栓塞性疾病；阿司匹林等抗血小板药可防止血栓形成。

贫血是许多疾病的症状，除针对病因治疗外，可用抗贫血药物治疗。铁制剂治疗缺铁性贫血，维生素 B_{12} 除与叶酸一样可治疗巨幼红细胞性贫血外，还可用于恶性贫血及神经系统疾病的辅助治疗。

思 考 题

1. 试述肝素、香豆素类及枸橼酸钠的抗凝血作用特点及用途。
2. 用于防治血栓性疾病的药物有哪些？各有何作用特点？
3. 止血药有哪些？各有何作用特点及用途？
4. 试述抗贫血药的作用、用途和不良反应。

第二十三章 拟组胺药与抗组胺药

第一节 拟组胺药

拟组胺药是一类通过激动组胺受体而产生药理作用的药物，故又称组胺受体激动药，包括组胺及其化学合成代用品。

组胺（histamine）

组胺是一种具有很强的生物活性的自体活性物质，广泛存在于机体组织中，其中以肺、皮肤和胃肠黏膜中含量最高。正常情况下，组胺主要以无活性前体贮存于肥大细胞和嗜碱性粒细胞的颗粒中。当机体受到理化因素等刺激或发生变态反应时，组胺由上述细胞中释放出来，激动组胺 H_1、H_2、H_3 受体而产生效应（表 23－1），主要表现为Ⅰ型变态反应。

表 23－1 组胺受体分布及效应

受体类型	分布组织	效应
H_1 受体	支气管、胃肠、子宫平滑肌	收缩
	毛细血管	舒张
	心房肌	收缩增强
	房室结	传导减慢
H_2 受体	胃壁细胞	胃酸分泌
	心室肌	收缩增强
	窦房结	心率加快
H_3 受体	中枢及外周神经	调节组胺合成释放

【药理作用及应用】药用组胺为人工合成品，口服无效，须皮下或肌内注

射，吸收迅速，但维持时间短。本品无临床治疗价值，仅用于胃酸分泌功能检查，以鉴别真、假性胃酸缺乏症。晨起空腹皮下注射磷酸组胺0.25～0.5mg，如仍无胃酸分泌，即可诊断为真性胃酸缺乏症。多见于恶性贫血、萎缩性胃炎和多数胃癌患者。

【不良反应】 正确使用不良反应少见。偶有头痛、面红、腹泻、低血压、心率加快等。支气管哮喘、溃疡病患者禁用。

倍他司汀（betahistine，培他定）

【药理作用及应用】 本药口服易吸收，亦可注射给药，大部分经肾排出。

通过选择性激动 H_1 受体而引起血管扩张，其作用较组胺弱但持久；能扩张脑血管，尤其对椎动脉系统扩张作用明显，能显著增加脑血流量，改善微循环；能松弛内耳毛细血管前括约肌，使内耳血流量增加，减轻内耳淋巴性水肿，从而消除眩晕和耳鸣。此外，本品尚有抑制血小板聚集作用。

主要用于治疗内耳眩晕症、脑动脉硬化、脑供血不足引起的耳鸣、眩晕等。对多种头痛有缓解作用。

【不良反应】 一般耐受良好，偶有口干、恶心、胃部不适、头痛、心悸、皮肤瘙痒等。消化性溃疡及支气管哮喘患者慎用。

倍他唑（betazole）

本药能选择性激动 H_2 受体，促使胃酸分泌，可代替组胺用于胃酸分泌功能检查，不良反应少。

五肽胃泌素（pentagastrin）

可代替组胺用于胃酸分泌功能检查。作用较磷酸组胺和倍他唑强，不良反应少见。

第二节 抗组胺药

抗组胺药是一类能竞争性阻断组胺与其受体结合的药物，故又称组胺受体阻断药。根据药物对受体的选择性阻断作用，抗组胺药可分为 H_1、H_2 和 H_3 受体阻断药，临床常用前两类。

一、H_1 受体阻断药

临床应用的 H_1 受体阻断药很多，大多数具有与组胺侧链相似的乙基胺结构，故可与组胺竞争效应器细胞上的 H_1 受体，拮抗组胺的 H_1 型效应而发挥抗过敏作用。常用 H_1 受体阻断药有苯海拉明（diphenhydramine）、异丙嗪（promethazine，非那根）、氯苯那敏（chlorpheniramine，扑尔敏）、阿司咪唑（astemizole，息斯敏）、赛庚啶（cyproheptadine）、苯茚胺（phenindamine，抗敏胺），其作用稍有差异（表 23－2）。

【药理作用及应用】

1. 阻断 H_1 受体作用　本类药能竞争性阻断 H_1 受体，对抗组胺引起的毛细血管扩张、通透性增加；对组胺引起的支气管、胃肠平滑肌痉挛性收缩也有明显的对抗作用，故能缓解或消除部分过敏症状。

临床主要用于变态反应性疾病。对荨麻疹、血管神经性水肿和过敏性鼻炎等皮肤黏膜变态反应性疾病疗效最好；对昆虫咬伤引起的皮肤瘙痒和水肿有较好疗效；对接触性皮炎和药疹有止痒作用，但对外力造成的皮肤损伤无治疗作用；对支气管哮喘和过敏性休克无效。

2. 中枢抑制作用　本类药物多数能通过血脑屏障进入中枢，阻断中枢 H_1 受体，对抗组胺引起的觉醒反应，发挥中枢抑制作用。其中以异丙嗪、苯海拉明的中枢抑制作用最强；可用于烦躁、失眠患者的治疗。阿司咪唑因不能通过血脑屏障，故无中枢抑制作用；而苯茚胺则有较弱的中枢兴奋作用。

3. 抗胆碱作用　本类药物多兼有中枢和外周抗胆碱作用，产生防晕和止吐效应。可用于防治晕动病、妊娠呕吐和放射病呕吐等。预防晕动病多选用茶苯海明（为苯海拉明和氨茶碱形成的复盐，又称乘晕宁），于乘坐车船前 15～30 分钟服用效果最好。

4. 人工冬眠　异丙嗪常和氯丙嗪、哌替啶组成冬眠合剂，用于人工冬眠。

5. 其他作用　本类药物有些还具有奎尼丁样作用和抗 5－HT 作用。

表 23－2　　常用 H_1 受体阻断药作用比较

药　物	H_1 受体阻断	中枢抑制	抗胆碱
苯海拉明	＋＋	＋＋＋	＋＋＋
异丙嗪	＋＋＋	＋＋＋	＋＋＋
氯苯那敏	＋＋＋	＋	＋＋
赛庚啶	＋＋＋	＋	＋＋
阿司咪唑	＋＋＋	－	－
苯茚胺	＋	略兴奋	＋＋

注：＋＋＋强效，＋＋中效，＋弱效，－无效。

【不良反应】服药期间常有嗜睡、困倦、乏力、注意力不集中等副作用，故驾驶员、高空作业者及精密仪器操纵人员应慎用，以免发生意外。还可引起口干、厌食、腹泻或便秘等消化道症状。有报道阿司咪唑应用过量可致严重的心律失常，应予注意。

二、H_2 受体阻断药

H_2 受体阻断药是一类能选择性阻断 H_2 受体、抑制胃壁细胞分泌胃酸的药物，主要用于消化性溃疡的治疗。常用的 H_2 受体阻断药有西咪替丁（cimetidine）、雷尼替丁（ranitidine）、法莫替丁（famotidine）等（参见第二十四章第二节）。

小　结

抗组胺药是一类能竞争性阻断组胺与其受体结合的药物，故又称组胺受体阻断药。根据药物对受体的选择性阻断作用，抗组胺药可分为 H_1 受体阻断药、H_2 受体阻断药和 H_3 受体阻断药。临床常用前两类，如苯海拉明、异丙嗪、西咪替丁、雷尼替丁等。

思 考 题

1. H_1 受体阻断药的药理作用有哪些?
2. 倍他司汀有哪些作用和用途?
3. 常用的 H_2 受体阻断药有哪些?

第二十四章 消化系统用药

消化系统用药包括助消化药、抗消化性溃疡药、胃肠运动功能调节药、催吐药和止吐药、泻药和止泻药以及肝胆疾病用药等。主要通过调节胃肠功能和影响消化液分泌而发挥疗效。

第一节 助消化药

助消化药是指能增强胃肠消化功能，有些也可阻止肠道过度发酵的药物，多为消化液的成分。常用的助消化药（表24－1）主要用于消化不良或食欲不振。

表24－1 常用的助消化药

药 物	成分和作用	用途	注意事项
稀盐酸（dilute hydrochloric acid）	10% HCl溶液，增加胃液酸度，提高胃蛋白酶活性	胃酸缺乏症，如慢性萎缩性胃炎	常与胃蛋白酶合用
胃蛋白酶（pepsin）	动物胃黏膜，分解蛋白质，也能分解多肽	胃蛋白酶缺乏症及消化功能减退	遇碱破坏失效，常与稀盐酸合用
胰酶（pancreatin）	动物胰脏，含胰脂肪酶、胰蛋白酶及胰淀粉酶	消化不良、食欲不振及胰液分泌不足的消化障碍	酸性环境中易被破坏
乳酶生（lactasin biofermin）	活乳酸杆菌的干燥制剂，肠内分解糖类产生乳酸，抑制腐败菌的繁殖，减少肠产气量	肠内异常发酵引起的消化不良、腹胀及小儿消化不良性腹泻	不宜与抑菌药、抗生素合用
干酵母（dried yeast）	麦酒酵母的干燥菌体，富含B族维生素	食欲不振、消化不良和维生素B族缺乏症	宜嚼碎服用

第二节　抗消化性溃疡药

消化性溃疡是指发生在胃和十二指肠的溃疡，其发病率为10%～12%，其发病机制与黏膜局部损伤（胃酸、胃蛋白酶、幽门螺杆菌）和保护机制（胃黏膜屏障功能）之间平衡失调有关。抗消化性溃疡药是能减轻溃疡病症状，促进溃疡愈合，防止复发和减少并发症的药物。

一、抗酸药

本类药物均为弱碱性，口服后能直接中和胃酸，减轻胃酸对溃疡面的刺激和腐蚀，降低胃蛋白酶活性，而有利于溃疡愈合。另外，氢氧化铝（aluminium hydroxide）、三硅酸镁（magnesium trisilicate）在胃液中可形成凝胶，覆盖于溃疡表面起保护作用。

碳酸氢钠（sodium bicarbonate，小苏打）

【药理作用及应用】碳酸氢钠口服后中和胃酸作用快而短，同时产生大量二氧化碳，可增加胃内压力，引起腹胀、嗳气等，对严重的溃疡病患者甚至可引起胃肠穿孔。不宜单独用于胃酸过多症的治疗，常与其他药合用。

此外，碳酸氢钠可碱化体液，静滴可治疗代谢性酸中毒；口服可碱化尿液，与磺胺同服，使尿中磺胺溶解度增高，防止结晶析出；与氨基苷类抗生素合用，可提高疗效。

抗酸药价廉易得，不良反应少，为增强疗效，常用其复方制剂。如胃舒平（复方氢氧化铝），每片含氢氧化铝245mg、三硅酸镁105 mg、颠茄流浸膏2.6 mg，具有中和胃酸、保护溃疡面和解除平滑肌痉挛的作用。

二、胃酸分泌抑制药

胃壁细胞上分布有H_2受体、M_1受体和胃泌素受体，当被乙酰胆碱、组胺、胃泌素激动时，通过第二信使传导，激活胃壁细胞上的H^+-K^+-ATP酶（质子泵，H^+泵），通过H^+-K^+交换，H^+从胃壁细胞进入胃腔，形成胃酸。药物通过阻断这些受体和抑制胃壁细胞质子泵而使胃酸分泌减少。

（一）H_2 受体阻断药

西咪替丁（cimetidine，甲氰咪胍）

【药理作用及应用】 口服吸收迅速，血药浓度约 1 小时达峰值，作用持续 5～6小时。本品对 H_2 受体有高度选择性阻断作用，显著抑制组胺引起的胃酸分泌，对 H_1 受体几乎无作用。对五肽胃泌素、M 受体激动剂、胰岛素、咖啡因等刺激引起的胃酸分泌皆有抑制作用，并促进溃疡愈合。主要用于消化性溃疡、上消化道出血等，对十二指肠溃疡疗效优于胃溃疡。停药后易复发，延长用药时间，可降低复发率。

此外，本药可阻断心血管系统的 H_2 受体，对抗组胺引起的心脏兴奋作用，部分对抗组胺引起的舒张血管和降血压作用。

【不良反应】 不良反应较多，但不严重。主要有口干、头痛、乏力、失眠、便秘、皮疹等。长期服用，可见转氨酶升高、肝损害。有抗雄激素作用，可引起男性乳腺发育、阳痿，女性有溢乳现象。

雷尼替丁（ranitidine，呋喃硝胺）

本品口服易吸收，生物利用度为 52%。具有速效、长效、高效等特点，抑酸作用是西咪替丁的 4～10 倍，主要用于消化性溃疡、卓－艾综合征、反流性食管炎及上消化道出血。远期疗效优于西咪替丁，且复发率低。治疗量不改变血催乳素、雄激素浓度，对西咪替丁无效者仍有效。静注可致心动过缓。不良反应有头痛、皮疹、腹泻等。8 岁以下儿童禁用，孕妇慎用。

法莫替丁（famotidine）

本药作用强度比西咪替丁强 20～50 倍，为雷尼替丁的 7～10 倍，作用维持时间为 12 小时，无肝药酶抑制作用和抗雄激素作用，也不影响血催乳素浓度。用于消化性溃疡、卓－艾综合征、应激性溃疡、反流性食管炎及急性胃黏膜出血。常见有口干、头晕、失眠、腹泻等不良反应。

（二）M_1 受体阻断药

阿托品和溴化丙胺太林可减少胃酸分泌，解除胃肠痉挛，但不良反应较多，临床少用。

哌仑西平（pirenzepine，胃疾平）

本品口服吸收不完全，生物利用度为 25%，食物能减少其吸收，宜餐前服用。能选择性阻断胃壁细胞 M_1 受体，对基础胃酸、五肽胃泌素、胰岛素引起的胃酸分泌有较强的抑制作用，对其他部位 M 受体影响较小。主要用于治疗胃和十二指肠溃疡，疗效与西咪替丁相似而不良反应较轻。可见口干、视力模糊、心动过速等不良反应。

（三）胃泌素受体阻断药

丙谷胺（proglumide，二丙谷酰胺）

本药化学结构与胃泌素相似，能竞争性阻断胃泌素受体，减少胃酸分泌，并对胃黏膜有保护和促进溃疡愈合作用，从而发挥抗溃疡病作用。疗效比 H_2 受体阻断药差，较少单独使用。

（四）胃壁细胞质子泵抑制药

奥美拉唑（omeprazole，洛赛克）

本品口服易吸收，胃内食物充盈时，减少其吸收，宜空腹服用。能选择性抑制胃壁细胞质子泵，使胃壁细胞分泌 H^+ 减少，从而抑制胃酸形成和分泌。对正常人和溃疡病患者的胃酸分泌皆有较强抑制作用。抑酸作用强大而迅速，复发率低，作用时间持久。此外，本药还有增加胃黏膜血流量和抑制幽门螺杆菌的作用。适用于消化性溃疡、卓-艾综合征及反流性食管炎等。本品在酸性环境中才能活化，故不宜与抗酸药合用。

可有头痛、头晕、失眠、口干、恶心、腹胀、皮疹等不良反应。长期服用，能反射性升高血胃泌素浓度。可抑制肝药酶，使苯妥英钠、地西泮等代谢减慢。

兰索拉唑（lansoprazole）

本药为第二代质子泵抑制药，用途及不良反应与奥美拉唑相似，但起效更快，作用更强，用于消化性溃疡、反流性食管炎疗效较佳。肝功能不全、妊娠、哺乳期妇女及老年患者慎用。

三、溃疡面保护药

硫糖铝（sucralfate，胃溃宁）

口服后在胃液中能聚合成胶冻，牢固黏附于黏膜及溃疡基底部，防止胃酸及胃蛋白酶的刺激和腐蚀作用；能促进胃黏液和碳酸氢盐分泌；在酸性环境下，有保护和促进黏膜再生及溃疡面愈合的作用。用于消化性溃疡、反流性食管炎、慢性糜烂性胃炎等。不宜与抗酸药和胃酸分泌抑制药同服，以免影响疗效。

不良反应较轻，偶有口干、恶心、便秘、胃部不适、皮疹等。

枸橼酸铋钾（bismuth potassium citrate，得乐）

【药理作用及应用】

1. 增强黏膜防御功能 本品口服后，沉着于溃疡面和基底部，形成一层坚固的不溶性氧化铋胶体保护薄膜，从而隔绝胃酸、胃蛋白酶等对溃疡面的刺激和腐蚀；也能抑制胃蛋白酶活性；还能促使胃黏液分泌，保护溃疡面，从而促进溃疡愈合。

2. 抑制幽门螺杆菌 与抗酸药有协同作用，临床用于消化性溃疡及慢性胃炎。

【不良反应】服药期间可有恶心、呕吐、舌及大便黑染、口中有氨味等不良反应，停药后可消失。牛奶及抗酸药可干扰其作用。因其影响四环素的吸收，故不宜同服。肾功能不良者及孕妇禁用。

四、抗幽门螺杆菌药

幽门螺杆菌（Hp）为革兰阴性厌氧菌，存在于胃及十二指肠的黏液层与黏膜细胞之间，对黏膜有损伤作用，是引起消化性溃疡的重要因素，与消化性溃疡复发、胃炎和胃癌的发病关系密切相关。消除幽门螺杆菌能提高消化性溃疡的治愈率，减少复发。

临床用于抗幽门螺杆菌药物有二类：一类为抗溃疡病药，如含铋制剂、H^+-K^+-ATP 酶抑制剂、硫糖铝等，单用作用弱，疗效差；第二类为抗菌药，如甲硝唑、四环素、氨苄西林、阿莫西林、庆大霉素等皆能杀灭此菌，为增强疗效，常将其联合应用。

第三节 胃肠运动功能调节药

胃肠运动受神经、体液和胃肠神经丛的综合调节，有高度的协调性和节律性，胃肠平滑肌调控失常，就会出现胃肠运动功能低下或亢进，导致多种消化道症状。临床常采用对症治疗。

一、促胃肠动力药

促胃肠动力药是一类能增强并协调胃肠节律性运动的药物，主要用于胃肠运动功能低下引起的消化道症状。

甲氧氯普胺（metoclopramide，胃复安）

【药理作用及应用】本品吸收良好，血药浓度0.5～1小时达峰值，生物利用度为75%，易通过血脑屏障和胎盘屏障，$t_{1/2}$为4～6小时。

本药为中枢和外周多巴胺受体阻断药，并有刺激胃肠肌间神经丛释放乙酰胆碱的作用。通过阻断延髓催吐化学感受区的多巴胺受体，产生较强的中枢性止吐作用；通过阻断胃肠壁多巴胺受体和促乙酰胆碱释放作用，可引起从食管至近端小肠平滑肌运动，从而加速胃排空和上段肠蠕动，发挥胃肠促动作用。用于治疗功能性消化不良、反流性食管炎、顽固性胃肠胀气、胃轻瘫和多种原因引起的呕吐。此外，本品也能阻断下丘脑多巴胺受体，减少催乳素抑制因子释放，使催乳素分泌增加，有一定的催乳作用。

【不良反应】常见头晕、乏力、嗜睡等。偶见溢乳、男子乳房发育等。大剂量或长期应用可引起锥体外系反应，主要表现为帕金森综合征。注射给药还可引起体位性低血压。孕妇慎用。

多潘立酮（domperidone，吗丁啉）

【药理作用及应用】本品口服易吸收，血药浓度15～30分钟达峰值，$t_{1/2}$为7～8小时，首过消除明显，生物利用度为15%，不易通过血脑屏障，可广泛分布于其他组织，以胃肠局部浓度最高，主要经肝脏代谢。

本品为选择性较强的外周多巴胺受体阻断剂，对脑内多巴胺受体无明显影响，具有胃肠促动和高效止吐作用。可促进食管蠕动和增加食管下部括约肌的张力，防止胃－食管反流；增强胃和肠道上部蠕动，协调胃及十二指肠运动，促进胃排空，防止十二指肠－胃反流；对胃肠分泌功能无明显影响。主要用于胃排空缓慢引起的功能性消化不良、反流性食管炎、慢性萎缩性胃炎；对多种因素引起的恶心、呕吐有效；也可作为食管镜、胃镜检查时恶心、呕吐的预防药物。

【不良反应】较少。偶见短暂性腹痛、腹泻、口干、乏力、头痛、皮疹等。无锥体外系副作用。可使血催乳素水平升高和胃酸分泌增加，停药后自行恢复。不宜与抗胆碱药合用，以免降低疗效。婴幼儿及孕妇慎用。

西沙必利（cisapride，普瑞博思）

【药理作用及应用】本品口服吸收完全，1～2小时血药浓度达峰值，生物利用度为40%～50%，在胃和小肠壁的药物浓度最高，可通过血脑屏障和胎盘屏障。

本品系全胃肠动力药，通过选择性促进胃肠壁神经释放乙酰胆碱，刺激整个消化道，发挥胃肠促动作用。可增强食管蠕动和食管下部括约肌张力，加强胃和十二指肠收缩，促进食物在小肠和大肠中的转运；可加速胆囊收缩和排空，防止食物滞留和反流。其作用比甲氧氯普胺强10~100倍。用于治疗胃、食管反流性疾病、功能性消化不良、慢性功能性便秘及术后胃肠麻痹等。

【不良反应】有一过性腹痛、腹泻、肠鸣等。偶见过敏反应。剂量过大可导致心电图Q－T间期延长或室性心动过速。对本品过敏者、妊娠、胃肠出血及穿孔患者禁用。

莫沙比利（mosapride，瑞琪）

本药化学结构、体内过程、作用机制及临床用途与西沙必利相似，口服吸收迅速，血药浓度0.8小时达峰值，在肝脏中代谢，$t_{1/2}$为2小时，但主要增强胃和十二指肠的协调运动，不引起心电图Q－T间期延长和室性心动过速。

红霉素（erythromycin）

本药属大环内酯类抗生素，有抗菌作用，也有胃肠促动作用，使胃窦部收缩加快，收缩幅度加大，能改善胃窦部与十二指肠的协调运动，促进胃排空。偶用于治疗胃轻瘫、反流性胃食管炎。本药尚有促进胆囊收缩作用，可用于胆石症碎石后的排石。

二、胃肠解痉药

胃肠解痉药主要是M受体阻断药，能解除胃肠平滑肌痉挛，缓解痉挛性疼痛。常用的药物有二类：一类是颠茄生物碱，包括阿托品、山莨菪碱等，因其作用广泛，副作用多而少用；二类是合成解痉药，有溴化丙胺太林等，选择性较高，临床主要用于胃肠痉挛性疾病。

第四节　催吐药和止吐药

呕吐是一种由呕吐中枢参与的复杂神经反射过程。药物及前庭功能紊乱等因素刺激延髓催吐化学感受区、前庭器官、孤束核、内脏等部位的多巴胺D_2受体、组胺H_1受体、M_1胆碱受体、5－HT_3受体、阿片受体而引起呕吐。止吐药可通过阻断以上受体，缓解或防止呕吐的发生。

一、催吐药

催吐药是能引起呕吐的药物，主要用于急性中毒的抢救，催吐胃中的毒物。对易引起消化道损伤的腐蚀性药物中毒，不宜使用催吐药。

阿朴吗啡（apomorphine，去水吗啡）

本品为中枢多巴胺受体激动药，能直接激动催吐化学感受区多巴胺 D_2 受体而引起呕吐，可用于中毒及不能施行洗胃术的病人。但不能用于麻醉药中毒者，以免加深中枢抑制作用。本药也可激动纹状体内多巴胺 D_2 受体，用于改善帕金森病症状。

二、止吐药

止吐药是通过阻断呕吐反射的不同环节，发挥止吐作用的药物。常用药物有 H_1 受体阻断药，如苯海拉明；M 受体阻断药，如东莨菪碱；多巴胺受体阻断药，如氯丙嗪、多潘立酮；拟胆碱药，如西沙必利和 5 - HT_3 受体阻断药。

昂丹司琼（ondansetron，枢复宁）

本品属中枢 5 - HT_3 受体阻断药，能选择性阻断中枢及迷走神经传入纤维的 5 - HT_3 受体，发挥迅速而强大的止吐作用，其疗效远优于甲氧氯普胺，是目前治疗肿瘤化疗和放疗引起呕吐的最佳药物，对晕动病呕吐无效。不良反应常见头痛、面部潮红、腹泻等，哺乳期女性和孕妇禁用。

第五节　泻药和止泻药

一、泻药

泻药是指能促进肠蠕动、软化粪便、润滑肠道而加速肠内容物排出的药物。临床主要用于治疗功能性便秘，也用于术前清洁肠道以及加速肠内毒物和肠虫的排出。

（一）容积性泻药

硫酸镁（magnesium sulfate）

【药理作用及应用】

1. 局部作用

（1）导泻：口服不易吸收，在肠腔内形成高渗而阻止水分吸收，使肠内容积扩大，刺激肠壁蠕动加强，产生导泻作用。空腹服用或大量饮水，可加速泻下作用。主要用于急性便秘、药物或食物中毒和服驱肠虫药后排除虫体。当中枢抑制药中毒时应选用硫酸钠导泻，因少量 Mg^{2+} 吸收后，对中枢神经有抑制作用而加重中毒。

（2）利胆：口服高浓度溶液或用导管直接注入十二指肠，刺激肠黏膜，反射性引起胆总管括约肌松弛、胆囊收缩，促进胆汁排出，呈现利胆作用。可用于慢性胆囊炎、胆石症和阻塞性黄疸。

2. 全身作用 注射给药，可产生抗惊厥和降血压作用。用于子痫、破伤风等引起的惊厥以及高血压急症。

【不良反应】 本药导泻作用剧烈，可刺激肠壁引起盆腔充血和失水。妊娠期、月经期妇女禁用。少量吸收后，对中枢有抑制作用，故中枢抑制药中毒禁用。主要经肾排泄，肾功能不全者禁用或慎用。

硫酸钠（sodium sulfate，芒硝）

其导泻作用及用法与硫酸镁相同，但作用稍弱，无中枢抑制作用，多用于中枢抑制药中毒时的导泻以排除肠内毒物，是钡化合物中毒的特效解毒药。心功能不全者禁用。

（二）接触性泻药

酚酞（phenolphthalein，果导）

本药口服后在碱性肠液中形成可溶性钠盐，刺激结肠壁，增加推进性肠蠕动，同时抑制水钠吸收而产生缓泻作用。用于习惯性顽固性便秘。该药不宜长期使用，以免损伤肠壁黏膜下神经丛。有肝肠循环，经肾排泄时在碱性尿液中呈红色，应告知患者。婴儿、幼儿及孕妇禁用或慎用。

比沙可定（bisacodyl，双醋联苯）

本药化学结构与酚酞相似，口服后在结肠内转化为活性物质，产生较强的刺激作用，6 小时后排出软便。用于急、慢性功能性便秘。本品有较强的刺激性，可致胃肠痉挛等。

属于本类的药还有中药大黄、番泻叶、芦荟等。

（三）润滑性泻药

液状石蜡（liquid paraffin）

本药为矿物油类药，口服后不被肠道消化和吸收，并抑制水分吸收，产生润滑肠壁和软化粪便作用。适用于老人、儿童便秘或肛门手术后及痔疮患者的便秘。久用可减少脂溶性维生素及钙、磷的吸收。

甘油（glycerin）

用其栓剂或高渗溶液直肠给药，由于高渗透压刺激肠壁引起肠蠕动增加，并有局部润滑作用，几分钟内引起排便，治疗老人、小儿便秘。

临床常用的直肠灌注剂开塞露，是将甘油、硫酸镁或山梨醇，密封于特制塑料容器内，供肛门注入用。导泻作用快捷、方便、安全、有效，用于偶发的急性便秘。

二、止泻药

腹泻是多种疾病的症状，持续剧烈腹泻可引起脱水、电解质紊乱和营养吸收障碍。腹泻应首先对因治疗，同时适当使用止泻药，可减少肠道蠕动或保护肠道免受刺激而起到控制症状的作用。

地芬诺酯（diphenoxylate，苯乙哌啶）

本药为哌替啶的衍生物，但无镇痛作用，止泻作用与吗啡相似，具有收敛和减少肠蠕动作用，主要用于急、慢性功能性腹泻和慢性肠炎。偶有口干、腹部不适及失眠、烦躁等不良反应。有成瘾性，故不宜久用。本药能增强巴比妥类的作用，故不宜合用。肝病患者慎用，青光眼患者禁用。

洛哌丁胺（loperamide，易蒙停）

本品化学结构及作用类似地芬诺酯，并能抑制肠壁神经释放乙酰胆碱，止泻作用迅速而强大。适用于急、慢性腹泻。不良反应轻微，偶有口干、胃肠痉挛及过敏反应。12 个月内的幼儿不宜使用，孕妇、哺乳期妇女和重症肝损害者慎用。

双八面体蒙脱石（dioctahedral smectite，思密达）

本品是从天然蒙脱石中提取的硅酸铝盐，呈极细颗粒状，对消化道黏膜有极强的覆盖能力，与消化道黏膜结合，加强黏膜屏障，减轻病原体和毒素对肠道的刺激作用。用于治疗急、慢性功能性腹泻，对儿童急性腹泻疗效尤佳。

药用炭（medicinal charcoal，活性炭）

本品有强大的吸附性，能吸附肠内大量气体、毒物和细菌毒素，阻止毒物和细菌毒素的吸收，保护肠黏膜。用于腹泻、胃肠胀气和食物或药物中毒等。大量久服可引起便秘。

第六节　肝胆疾病用药

一、利胆药

胆汁是胆固醇、胆酸、磷脂按一定比例组合而成的胶性微粒，当各成分比例失调时，则可形成结石，影响胆汁排出。利胆药是促使胆汁分泌或胆囊收缩的药物。

去氢胆酸（dehydrocholic acid）

本药为半合成的胆酸衍生物。能增加胆汁中水分的含量，使胆汁变稀，发挥冲洗胆道作用。也能促进脂肪的消化吸收，降低血浆胆固醇。用于急慢性胆囊炎、胆石症和某些肝脏疾病。胆道完全梗阻和严重肝肾功能不全者禁用。

苯丙醇（phenylpropanol，利胆醇）

本药能促进胆汁分泌，并能松弛胆道括约肌，有排石作用；促使胆固醇转变成胆汁酸，降低胆固醇，也具有促进消化、增加食欲等作用。适用于胆囊炎、胆道炎、胆石症、高胆固醇血症及消化不良等。有胃部不适、恶心、呕吐和腹泻等不良反应。阻塞性黄疸禁用。

二、胆石溶解药

常用的胆石溶解药有熊去氧胆酸（ursodeoxycholic acid）和鹅去氧胆酸（chenodeoxycholic acid），二者结构相似，能抑制胆固醇的合成和分泌，降低胆汁中胆固醇的含量，防止结石形成。长期服用还有促胆石溶解作用。主要用于胆固醇型胆结石症、胆囊炎、胆管炎、消化不良等。不良反应有头痛、皮肤瘙痒及肝损害等。

三、治疗肝昏迷药

肝昏迷（肝性脑病）的发病机制复杂，药物治疗针对性差，临床疗效欠满意，常采用综合治疗。常用的药物有谷氨酸钠（sodium glutamate）、乳果糖（lactulose）、左旋多巴（levodopa）、联苯双酯（bifendate）等。

小　结

消化不良、消化性溃疡和腹泻是消化系统的常见疾病，应用助消化药、抗消化性溃疡药和止泻药能有效地控制症状，缓解病情。呕吐是多种原因引起的症状，治疗时可用促胃肠动力药和 $5-HT_3$ 阻断药，后者作用强大，多用于肿瘤化疗、放疗引起的呕吐。

思 考 题

1. 抗消化性溃疡药分几类？各自的作用机制是什么？
2. 甲氧氯普胺是怎样发挥胃肠促动作用的？
3. 硫酸镁的药理作用有哪些？
4. 奥美拉唑是怎样抑制胃酸分泌的？

第二十五章 呼吸系统用药

呼吸系统疾病是常见病和多发病，咳、痰、喘是其共同症状，炎症和变态反应是疾病的起因；因此在治疗呼吸系统疾病时，除抗感染、抗过敏等对因治疗外，合理使用镇咳药、祛痰药或平喘药，可缓解症状，减少患者痛苦，有利于疾病康复。

第一节　镇咳药

咳嗽是呼吸系统疾病的主要症状，也是呼吸系统自身的一种保护性反射，可促进痰液和呼吸道异物排出，具有保持呼吸道清洁和通畅的作用。轻度而不频繁的咳嗽，痰液或异物排出后，可自行缓解，一般不必使用镇咳药；剧烈的无痰干咳则不仅增加病人的痛苦，而且影响工作、休息与睡眠，消耗体力，甚至会对疾病的发展产生不利影响，在对因治疗的同时适当给予镇咳药止咳，可减轻病情，防止疾病发展。若咳嗽伴有痰液黏稠不易咳出者，则应使用祛痰药，慎用镇咳药，否则易引起呼吸道阻塞，导致窒息。

镇咳药是直接抑制延髓咳嗽中枢或抑制咳嗽反射弧中的外周某一环节而发挥镇咳作用的药物。根据药物作用机制的不同，可分为中枢性镇咳药和外周性镇咳药两类。

一、中枢性镇咳药

中枢性镇咳药可选择性抑制延髓咳嗽中枢而止咳，其镇咳作用强大而迅速，临床较常用。可分为依赖性和非依赖性两类。

可待因（codeine，甲基吗啡）

本品的作用与吗啡相似，但较弱，能选择性抑制延髓咳嗽中枢，呈现迅速、强大而持久的镇咳作用，并有一定的镇痛作用。口服 20 分钟起效，维持时间为 4～6小时。主要用于顽固性剧烈干咳和中等程度的疼痛患者，对胸膜炎干咳伴有胸痛者更为适用。

偶见恶心、呕吐、便秘等不良反应，但较吗啡轻；大剂量可致兴奋、烦躁不安；过量中毒时出现呼吸抑制、昏睡、瞳孔缩小、各种反射消失等症状，应严格控制用药剂量。久用有依赖性，不宜长期应用。孕妇禁用，哺乳期妇女慎用。

喷托维林（pentoxyverine，咳必清）

【药理作用及应用】本品系人工合成的非依赖性中枢性镇咳药，兼有外周性镇咳作用。可直接抑制咳嗽中枢；并有局麻作用，可抑制呼吸道感受器，阻断咳嗽冲动传导；大剂量能松弛痉挛的支气管平滑肌，降低呼吸道阻力，有阿托品样作用。镇咳强度为可待因的1/3，无依赖性。临床常用于上呼吸道炎症引起的急性干咳、阵咳，对小儿百日咳效果更好。

【不良反应】因具有阿托品样作用，偶有轻度头痛、头晕、口干、恶心、呕吐、便秘等不良反应，青光眼和前列腺肥大患者禁用。心功能不全者慎用。

右美沙芬（dextromethorphan，右甲吗喃）

本品为合成的吗啡类衍生物，能抑制咳嗽中枢而产生较强的镇咳作用，口服15～30分钟起效，维持3～6小时，其作用强度与可待因相似，无镇痛作用，无依赖性和耐受性。主要用于急慢性支气管炎、上呼吸道感染等引起的咳嗽。偶有头晕、恶心、便秘等不良反应。哮喘患者和孕妇慎用。

氯哌息定（cloperastine，咳平）

本药为苯海拉明的衍生物，有中枢性和外周性镇咳作用，兼有 H_1 受体阻断作用和轻度松弛支气管作用，能解除支气管痉挛，减轻黏膜充血和水肿。用于急性上呼吸道感染及急慢性支气管炎引起的干咳。偶有口干、嗜睡等不良反应。

二、外周性镇咳药

外周性镇咳药是通过抑制咳嗽反射弧中的感受器、传入神经或传出神经的传导而发挥镇咳作用的药物。

苯丙哌啉（benproperine，咳快好）

本品为非依赖性镇咳药，具有中枢和外周双重镇咳作用，既抑制咳嗽中枢，又抑制肺及胸膜牵张反射感受器，阻断咳嗽冲动的传导，对平滑肌也有一定松弛作用，其镇咳强度是可待因的2～4倍，口服10～25分钟起效，作用持续3～7小时，不抑制呼吸，不引起便秘。适用于各种原因引起的咳嗽。

不良反应较轻，偶有口干、面红、头痛、头晕、胃部烧灼感和皮疹等。因有局麻作用，服时不可嚼碎，以免引起口腔麻木。孕妇慎用，对本品过敏者禁用。

苯佐那酯（benzonatate，退嗽）

本品为丁卡因的衍生物，有较强的局麻作用，能抑制肺牵张感受器及感觉神经纤维，阻断咳嗽冲动传导而止咳。口服10～20分钟起效，作用维持3～4小时，镇咳强度弱于可待因，治疗剂量不抑制呼吸。临床主要用于刺激性干咳，也可用于支气管镜检查或支气管造影前预防咳嗽。

有嗜睡、头晕、鼻塞等不良反应，偶见过敏反应。不可嚼碎药片，以免引起口腔麻木。

第二节 祛痰药

祛痰药是能使痰液变稀或黏稠度下降而易于咳出的药物。祛痰药清除痰液，也能间接地起到镇咳和平喘作用。常用的药物按作用机制可分为恶心性祛痰药、黏痰溶解药、黏痰调节药三类。

一、恶心性祛痰药

恶心性祛痰药是可刺激消化道，引起轻度恶心，反射性增加呼吸道腺体分泌，使痰液稀释而易于咳出的药物。

氯化铵（ammonium chloride）

【药理作用及应用】

1. 祛痰作用 本品口服后对胃黏膜产生刺激作用，引起轻度恶心，反射性引起呼吸道腺体分泌增加，痰液变稀；此外，氯化铵吸收后，部分经呼吸道排出，由于提高呼吸道渗透压而带出水分，使痰液稀释而易于咳出。临床上用于治疗急、慢性呼吸道炎症痰黏而不易咳出的病人。常与其他药物配伍制成复方制剂应用。

2. 酸化血液和体液 本药吸收后可使体液及尿液呈酸性，用于治疗碱中毒和酸化尿液。

【不良反应】大剂量空腹服用，可引起恶心、呕吐、胃痛等，宜餐后服用。消化性溃疡、代谢性酸中毒、严重肝肾功能不良者禁用。

愈甘醚（glyceryl guaicolate）

本药有恶心性祛痰作用，兼有轻度镇咳作用和较弱的消毒防腐作用，主要用于祛痰和镇咳。多配成复方制剂用于急、慢性支气管炎。不良反应较轻。属于本类的药物还有中药桔梗、远志等。

二、黏痰溶解药

黏痰溶解药是能分解痰液中的黏性成分，降低痰液黏稠性而使之易于咳出的药物，主要用于呼吸道炎症引起的痰黏不易咳出者。

乙酰半胱氨酸（acetylcysteine，痰易净）

本品为半胱氨酸乙酰化产物，分子中含有巯基，能裂解痰液中黏蛋白多肽链的二硫键，降低痰液的黏稠度；也能裂解脓性痰中的DNA，使之液化而易于排出。对白色黏痰和脓性痰都有作用。临床采用雾化吸入，用于黏痰阻塞呼吸道而咳出困难者；紧急时可采用气管滴入或注入，使痰液变稀，并及时吸引排痰，可迅速缓解呼吸困难。

本品有特殊蒜臭味，可引起恶心、呕吐，对呼吸道有刺激性，可引起呛咳，甚至导致支气管痉挛。合用异丙肾上腺素可增强疗效，减少气管痉挛。本药能灭活青霉素类、头孢菌素类和四环素类抗生素，故不宜合用。支气管哮喘病人慎用或禁用。

溴己新（bromhexine，必嗽平）

本药能使痰中黏多糖纤维裂解，并促进低黏滞性黏蛋白分泌，降低痰液黏度；兼有恶心性祛痰作用，使痰液稀释，易于咳出；也能使支气管纤毛运动加快，促进排痰。临床用于治疗各种急慢性支气管炎、哮喘、肺气肿等痰黏不易咳出的病人。

可有恶心、胃部不适及血清转氨酶升高等不良反应。消化性溃疡及肝功能不全患者慎用。

三、黏痰调节药

黏痰调节药是能促进呼吸道黏滞性低的黏蛋白分泌，降低痰液黏度而利于排痰的药物。

羧甲司坦（carbocisteine，羧甲基半胱氨酸）

本品通过直接作用于支气管腺体，促进低黏度黏蛋白分泌，减少高黏度黏蛋白产生，且使黏蛋白中的二硫键裂解，从而使痰液黏稠度下降，易于咳出。起效快，作用确切。适用于各种呼吸道炎症引起的黏痰咳出困难者，亦可用于防治术后咳痰困难。

偶有轻度头晕、恶心、呕吐、腹泻、皮疹等不良反应，消化性溃疡者慎用。

第三节　平喘药

支气管哮喘是以肥大细胞反应、嗜酸性细胞浸润为主的多种因素参与的慢性炎症性疾患，是呼吸系统的常见疾病。主要病变为炎症引起支气管痉挛，并伴有呼吸道黏膜充血水肿，腺体分泌增加。其主要临床表现为反复发作性喘息、呼吸困难、胸闷和咳嗽等。

平喘药是能缓解或消除哮喘及其他疾病所致喘息症状的药物，常用药物可分为肾上腺素受体激动药、茶碱类药、M 受体阻断药、肾上腺皮质激素类药和肥大细胞膜稳定药五类。

一、肾上腺素受体激动药

本类药物主要通过激动支气管平滑肌细胞膜上的 β_2 受体，激活腺苷酸环化酶，使细胞内 cAMP 浓度增加，再通过细胞内信号传导，使细胞内 Ca^{2+} 浓度下降，从而导致支气管平滑肌松弛，解除支气管痉挛。肾上腺素、异丙肾上腺素、麻黄素（详见第八章）因对 β_1 和 β_2 受体缺乏选择性，在平喘时易发生心悸等心血管系统不良反应，且前两药口服易被破坏，须气雾或注射给药，除紧急情况外临床一般已少用。目前临床常用的为选择性较强的 β_2 受体激动药。

沙丁胺醇（salbutamol，舒喘灵）

本品气雾吸入约 5 分钟显效，疗效持续 2～4 小时；口服 15～30 分钟起效，作用维持 4～6 小时。平喘作用与异丙肾上腺素同等强度，但维持时间更长；兴奋心脏作用较弱，仅为异丙肾上腺素的 1/10，是一种选择性 β_2 受体激动药。临床主要用于防治支气管哮喘、喘息性支气管炎，预防多以口服为主，制止发作宜气雾吸入；也可兴奋子宫平滑肌 β_2 受体，松弛子宫，用于防治早产；此外，本药可降低血管平滑肌张力并增加心肌收缩力，在一定程度上能缓解充血性心力衰竭。常见恶心、头晕、肌震颤等不良反应，反复用药可产生耐受性，剂量过大可出现心动过速。高血压、心功能不全和甲亢患者慎用。

特布他林（terbutaline，博利康尼）

本品为选择性较高的 β_2 受体激动药，口服 30 分钟生效，持续 5～8 小时；气雾吸入 5～10 分钟生效，可维持 4～6 小时。平喘作用较沙丁胺醇弱，但作用时间持久，兴奋心脏作用仅为异丙肾上腺素的 1/100，也有舒张子宫平滑肌的作用。临床用于预防支气管哮喘，治疗支气管炎、肺气肿引起的支气管痉挛。

偶有头痛、骨骼肌震颤等不良反应。能使血糖一过性升高，糖尿病患者须注意控制血糖。高血压、糖尿病、甲状腺功能亢进患者慎用。

克仑特罗（clenbuterol，氨哮素）

本品用药方便，可口服、气雾吸入，还可用栓剂直肠给药。每日用药一次，维持 24 小时。平喘作用是沙丁胺醇的 100 倍，较少引起心悸等心血管系统不良反应。临床主要用于治疗支气管哮喘和喘息型支气管炎，对于哮喘夜间发作者，直肠用药效果更好。偶有不安、手指震颤等不良反应，反复用药可产生耐受性。

二、茶碱类

本类药物主要通过抑制磷酸二酯酶，阻止支气管平滑肌细胞内 cAMP 降解，升高细胞内 cAMP 水平，舒张支气管；兼有促进内源性儿茶酚胺类物质释放和降低平滑肌细胞内 Ca^{2+} 浓度的作用，也可解除呼吸道平滑肌痉挛。此外，近年来研究发现，茶碱类药物还具有一定的抗炎作用和免疫调节作用。

氨茶碱（aminophylline）

是茶碱和乙二胺的复合物。

【药理作用及应用】

1. 平喘作用 本品有较强的松弛支气管作用，对痉挛的支气管作用更强，主要用于防治各型支气管哮喘。口服吸收较好，2～3 小时血药浓度达峰值，维持 5～6 小时；静脉滴注，15～30 分钟达峰值。哮喘急性发作或持续状态可静脉给药，合用 β 受体激动药和肾上腺皮质激素可提高疗效；口服适用于慢性支气管哮喘的防治。

2. 强心利尿 本药能增强心肌收缩力，增加心排出量。还能增加肾血流量和肾小球滤过率，并能抑制肾小管对钠水的重吸收而利尿。可用于心源性哮喘和心源性水肿的治疗。

3. 松弛胆道平滑肌 有解除胆道痉挛作用，可用于治疗胆绞痛。

【不良反应】

1. 局部刺激 本品有较强的碱性，局部刺激性较大，口服可致恶心、呕吐等胃肠道反应，宜餐后服。长期应用可产生耐受性。

2. 中枢兴奋 可出现烦躁、失眠、不安等中枢兴奋症状，大剂量或静滴过快可出现头晕、头痛、谵妄、惊厥等不良反应，可用镇静催眠药对抗。

3. 急性中毒 本品安全范围较窄，静注速度过快或剂量过大，可引起心悸、血压降低、心律失常，甚至猝死等，故要使用安全剂量，缓慢静脉给药，有条件者可进行血药浓度监测。儿童对本药敏感，易致惊厥，应慎用。老年人及心、肝、肾功能不全者应减量。低血压、休克、急性心肌梗死患者禁用。

胆茶碱（choline theophylline）

本药为茶碱和胆碱的复盐，溶解度较氨茶碱大 5 倍，口服吸收快，约 3 小时达峰值，作用维持时间持久。对胃刺激性较小，耐受性好。药理作用和临床用途同氨茶碱。

二羟丙茶碱（diprophylline，甘油茶碱）

本品是甘油和茶碱的复合物，其 pH 值接近中性，对胃肠刺激性小，心脏兴奋作用弱，平喘作用约为氨茶碱的 1/10。临床用于治疗支气管哮喘、喘息型支气管炎等。

三、M受体阻断药

本类药物主要通过选择性阻断支气管平滑肌M受体，拮抗乙酰胆碱的支气管痉挛作用，从而对抗各种诱因所致的内源性乙酰胆碱释放所诱发的哮喘。其机制与抑制鸟苷酸环化酶活性，减少细胞内cGMP生成，使cAMP含量相对增加，而松弛支气管平滑肌有关。阿托品、东莨菪碱、山莨菪碱等因缺乏选择性，不良反应较大，临床已少用。目前应用的是选择性较高的阿托品衍生物。

异丙阿托品（ipratropine，异丙托溴铵）

本品为阿托品的季胺盐类衍生物。通过选择性阻断支气管平滑肌M受体，抑制鸟苷酸环化酶而平喘。口服难吸收，须气雾吸入给药，5分钟后显效，维持4~6小时，作用强度是阿托品的1~2倍。全身不良反应少，主要用于支气管哮喘、喘息型支气管炎的防治，尤其适用于合并心血管疾病、对糖皮质激素疗效差及禁用β受体激动药的患者。对本品过敏者及青光眼患者禁用。

四、糖皮质激素类药

糖皮质激素类药物通过抗炎、抗过敏、抑制过敏介质释放以及增强支气管平滑肌β_2受体的反应性等作用而平喘，是目前治疗哮喘最有效的抗炎药物，在危重支气管哮喘急性发作和哮喘持续状态的救治中具有重要作用。

糖皮质激素治疗哮喘可全身给药，临床常用的有氢化可的松（hydrocortisone）、地塞米松（dexamethasone）及泼尼松龙（prednisolone）等，其作用强大，疗效确切，但不良反应重而多（详见第二十六章），仅用于其他药物无效的严重哮喘发作和哮喘持续状态。

为了减少全身用药带来的不良反应，可采用糖皮质激素局部吸入疗法治疗支气管哮喘。

倍氯米松（beclomethasone，丙酸倍氯松）

本品是地塞米松的衍生物，具有较强的局部抗炎作用，为地塞米松的500~600倍。气雾吸入直接作用于支气管产生平喘作用，因很少吸收，故几乎无全身性不良反应。起效慢，不宜用于哮喘急性发作及持续状态救治，可作为哮喘发作间歇期及慢性哮喘的治疗药物。气雾吸入后及时漱口，防止口腔念珠菌感染。

五、肥大细胞膜稳定药

本类药物能选择性稳定肥大细胞膜，减少Ca^{2+}内流，阻止肥大细胞脱颗粒释放过敏介质而呈现平喘作用。

酮替芬（ketotifen，噻哌酮）

本品口服吸收迅速，0.5～2小时血药浓度达峰值，维持12～13小时，为强效肥大细胞膜稳定药。能抑制过敏介质释放，并兼有强大的H_1受体阻断作用和抗5-HT及抑制磷酸二酯酶作用。主要用于预防各型支气管哮喘发作，疗效优于色甘酸钠，对儿童哮喘的疗效好于成年人。此外，可用于过敏性鼻炎、过敏性花粉症、过敏性眼炎、荨麻疹、接触性皮炎、食物过敏反应等，但对已发作的急性哮喘无效。

用药初期可有嗜睡、乏力、口干、头晕等不良反应，成人多见，故对从事驾驶工作及精密仪器操作者慎用。妊娠早期及哺乳期妇女禁用。

色甘酸钠（sodium cromoglycate，咽泰）

本品口服很难吸收，临床采用喷雾吸入药物微细粉末的方法防治哮喘。能稳定肥大细胞膜，减少过敏介质释放而产生平喘作用。起效慢，仅用于各型支气管哮喘的预防，对外源性哮喘的作用更好，对已发作的哮喘无效。此外，也用于预防过敏性鼻炎、溃疡性结肠炎及其他胃肠道过敏性疾病。合用异丙肾上腺素，可防止气雾吸入时引起的咽痒、呛咳。

小 结

呼吸系统疾病的病因多为感染或变态反应等因素所致，故镇咳药、祛痰药和平喘药是在对因治疗的同时，能缓解呼吸系统疾病症状的药物。镇咳药通过阻断咳嗽反射而镇咳，有效缓解因咳嗽带来的并发症，有痰并咳嗽的患者，宜先用祛痰药，后用镇咳药。黏痰不易咳出者，宜选用黏痰溶解药或黏痰调节药。合并哮喘者，要合用平喘药。哮喘急性发作或持续状态可用肾上腺素受体激动药或M受体阻断药雾化吸入。

思 考 题

1. 可待因是怎样镇咳的？有何不良反应？
2. 乙酰半胱氨酸是如何产生祛痰作用的？
3. 氨茶碱的药理作用和不良反应有哪些？
4. 酮替芬的平喘机制是什么？

第二十六章 肾上腺皮质激素类药

肾上腺皮质激素是肾上腺皮质所分泌激素的总称，按其主要生理功能可分为三类：糖皮质激素，由肾上腺皮质束状带细胞分泌，包括氢化可的松、可的松；生理剂量的糖皮质激素主要调节糖、蛋白质和脂肪代谢；超生理剂量的糖皮质激素则具有多种药理作用，临床应用广泛。盐皮质激素，由肾上腺皮质球状带细胞分泌，包括醛固酮、去氧皮质酮；主要影响机体水盐代谢。性激素，由肾上腺皮质网状带细胞分泌，包括雄激素及雌激素。

通常肾上腺皮质激素所指的是糖皮质激素和盐皮质激素，简称皮质激素，不包括性激素。

【构效关系】肾上腺皮质激素的基本结构为类固醇，即由 17 个碳原子组成的甾核，其化学结构与药物作用关系密切。①C_3 酮基、C_{20}羰基、C_{21}羟基及 $C_{4\sim5}$ 双键是保持生理活性的必需结构；②糖皮质激素 C_{17} 有羟基，C_{11} 有氧（可的松）或 C_{11} 有羟基（氢化可的松）；③盐皮质激素 C_{17} 无羟基，C_{11} 无氧，或 C_{11} 的 O 与 C_{18} 氧合（醛固酮）；④甲基的引入可使抗炎作用增强，如 C_{16} 位引入甲基变成地塞米松，抗炎作用显著增强，对水盐代谢几乎没有影响；⑤氟的引入可使抗炎作用和水、钠潴留作用同时增强，如氟轻松。

为了提高皮质激素类药物的临床疗效、减少不良反应，现已合成了一系列的糖皮质激素衍生物。常用药物的结构和作用特点见图 26 - 1 和表 26 - 1。

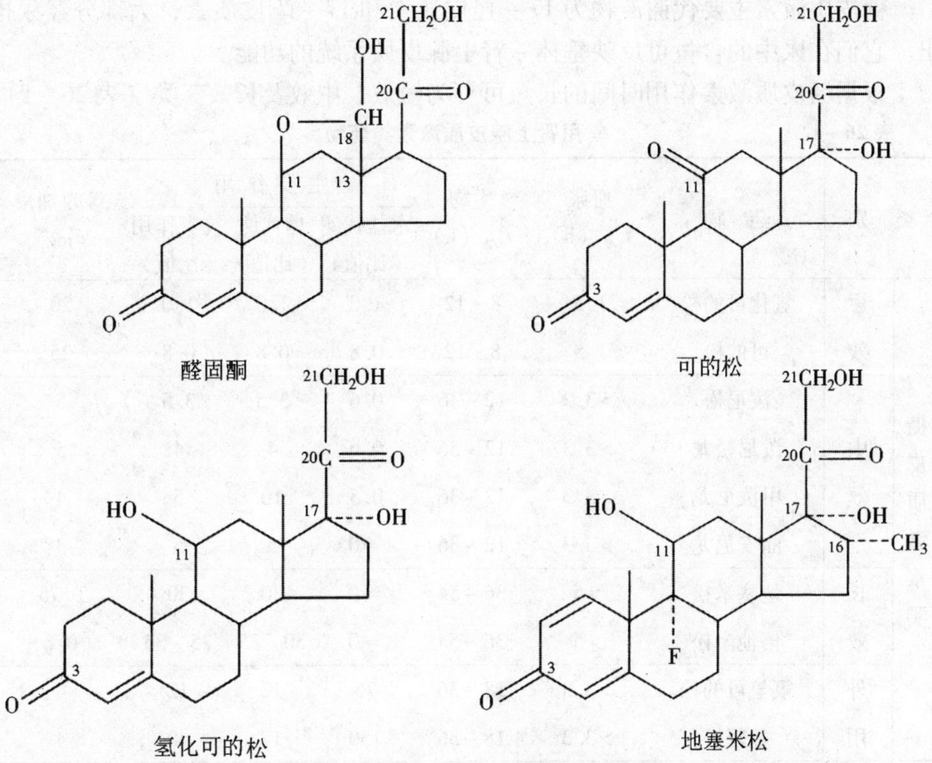

醛固酮　　可的松

氢化可的松　　地塞米松

图 26－1　肾上腺皮质激素的基本结构

第一节　糖皮质激素类药

【**体内过程**】糖皮质激素脂溶性大，口服、注射均可吸收完全，也可从皮肤、黏膜、眼结膜等局部给药。氢化可的松口服后 1～2 小时血药浓度达峰值，作用持续 8～12 小时。氢化可的松约 90% 与血浆蛋白结合，其中 80% 与皮质激素转运蛋白（CBG）结合，10% 与白蛋白结合。肝病时 CBG 合成减少，肾病时 CBG 排出增多，故肝、肾病患者体内游离型药物增多，作用较强，较易产生不良反应。

本类药物主要在肝脏代谢，可的松与泼尼松在肝内分别转化为氢化可的松和泼尼松龙才有活性，故严重肝病患者宜使用氢化可的松和泼尼松龙。当与苯妥英钠、苯巴比妥等肝药酶诱导剂合用时，其分解加快，则需增加糖皮质激素的用量。

糖皮质激素主要代谢产物为17－羟皮质素和17－酮皮质素，大部分经尿排出。它们在尿中的含量可反映垂体－肾上腺皮质系统的功能。

根据糖皮质激素作用时间的长短可分为短效、中效及长效三类（表26－1）。

表26－1　常用肾上腺皮质激素类药物

类别		药物	血浆 $t_{1/2}$（h）	生物 $t_{1/2}$（h）	主要作用 水盐代谢（比值）	糖代谢（比值）	抗炎作用（比值）	等效剂量（mg）
糖皮质激素类	短效	氢化可的松	1.5	8～12	1.0	1.0	1.0	20
		可的松	1.5	8～12	0.8	0.8	0.8	25
	中效	泼尼松	>3.3	12～36	0.6	3.5	3.5	5
		泼尼松龙	>3.3	12～36	0.6	4	4	5
		甲泼尼龙	>3.3	12～36	0.5	10	5	4
		曲安尼龙	>3.3	12～36	≈0	5	5	4
	长效	地塞米松	>5	36～54	≈0	30	30	0.75
		倍他米松	>5	36～54	≈0	30～35	25～35	0.6
	外用	氟氢可的松	>3.3	18～36	75	12	12	4
		氟轻松	>3.3	18～36	150	17	40	4
盐皮质激素类		去氧皮质酮			25	0.006	0	
		醛固酮			2500			

【生理作用】

1. 糖代谢　可促进糖原异生，减慢葡萄糖分解，减少组织对葡萄糖的利用，使肝糖原、肌糖原含量增加并升高血糖。

2. 蛋白质代谢　可增强蛋白分解酶活性，促进蛋白质分解，抑制蛋白质合成，造成负氮平衡。长期大量使用可致生长减慢、肌肉消瘦、皮肤变薄、伤口愈合延缓等。

3. 脂肪代谢　可抑制脂肪合成，促进脂肪氧化分解。长期大量应用，能增高血浆胆固醇含量，并使四肢皮下脂肪分解，重新分布于面部和躯干，出现向心性肥胖。

4. 水和电解质代谢　糖皮质激素有较弱的盐皮质激素样作用，引起水钠潴留。此外，糖皮质激素减少肠道钙磷吸收和肾小管的再吸收，促进肾脏钙磷排泄，引起低血钙，长期应用可致骨质脱钙和骨质疏松。

【药理作用】

1. 抗炎　糖皮质激素对各种原因，如物理、化学、生物、免疫等引起的炎症，均有强大的抗炎作用。在炎症早期，能抑制炎症区域毛细血管的扩张，减轻渗出、水肿、白细胞浸润及吞噬反应，从而改善红、肿、热、痛症状，使炎症反应得到缓解。在炎症后期可抑制毛细血管和纤维母细胞的增生，延缓肉芽组织生成，防止粘连及瘢痕形成，减轻炎症后遗症。

糖皮质激素的抗炎作用机制十分复杂，尚未完全阐明。目前认为其抗炎作用与多种因素有关：①抑制致炎物质的释放；②稳定溶酶体膜，减少蛋白水解酶释放；③抑制炎症因子的产生；④抑制肉芽组织增生。

但需注意的是，炎症反应是机体的一种防御性反应，糖皮质激素在抗炎的同时也降低了机体的防御功能，可导致感染扩散和伤口愈合迟缓。故对于感染性炎症，使用糖皮质激素时必须合用足量、有效的抗感染药物，而对于病毒性感染，一般不宜使用糖皮质激素类药物。

2. 抑制免疫　糖皮质激素对免疫过程的许多环节均有抑制作用。首先糖皮质激素可抑制巨噬细胞对抗原的吞噬和处理；其次，小剂量糖皮质激素可阻碍淋巴细胞增殖，加速致敏淋巴细胞破坏，促进淋巴细胞移行至血液以外的组织，使血液中淋巴细胞数量减少，从而抑制细胞免疫；大剂量糖皮质激素能抑制由B细胞转化成浆细胞的过程，使抗体生成减少，还可干扰补体参与抗原-抗体反应，从而抑制体液免疫。此外，糖皮质激素还可抑制免疫反应引起的局部组织炎症改变，而缓解症状。

3. 抗毒作用　糖皮质激素能提高机体对细菌内毒素的耐受力，减轻内毒素对机体的伤害性影响，如减轻细胞损伤，减少内热原释放，缓解毒血症症状。但不能中和细菌内毒素或使毒素灭活。对细菌外毒素无防御作用。

4. 抗休克　超大剂量糖皮质激素具有明显抗休克作用，广泛用于各种严重休克，特别是中毒性休克的治疗。其作用机制与下列因素有关：①降低血管对某些缩血管活性物质的敏感性，解除血管痉挛，改善微循环，增加重要脏器的血液供应，缓解休克状态。②稳定溶酶体膜，减少心肌抑制因子（MDF）的合成与释放，从而防止MDF所致心肌收缩无力，输出量降低和内脏血管收缩等循环障碍。③抗炎、抗毒和免疫抑制作用有助于缓解休克症状。

5. 血液与造血系统　糖皮质激素可刺激骨髓造血功能，使红细胞和血红蛋白含量增高，大剂量可使血小板增多，提高纤维蛋白原浓度并缩短凝血时间；使中性粒细胞数增多，但却降低其游走、吞噬、消化等功能，从而减弱对炎症区的浸润与吞噬活动；对淋巴组织也有明显影响，可使淋巴组织萎缩，血中淋巴细胞和嗜酸性粒细胞减少。

6. 中枢神经系统 糖皮质激素能提高中枢神经系统的兴奋性，引起欣快、激动、失眠等反应，偶可诱发精神失常。大剂量可致儿童惊厥。

7. 其他

(1) 退热：糖皮质激素可抑制体温中枢对致热原的反应、稳定溶酶体膜、减少内源性致热原释放，具有良好的退热作用，可用于严重感染所致的发热，如肝炎、脑膜炎、败血症，也可用于癌症晚期的发热。但对于原因不明的发热不可滥用皮质激素类药物，以免掩盖症状，延误诊断。

(2) 骨骼：糖皮质激素可抑制成骨细胞的活力，减少骨中胶原的合成，促进胶原和骨基质的分解，使骨盐不易沉积。且大剂量糖皮质激素可促进钙尿排泄，使骨盐进一步减少。故长期大剂量使用本类药物可出现骨质疏松，甚至发生压缩性骨折。

(3) 消化系统：糖皮质激素能刺激胃酸和胃蛋白酶的分泌，提高食欲、促进消化，但大剂量应用可诱发或加重溃疡。

【作用机制】类固醇类药物的脂溶性大，易于通过细胞膜进入细胞内，与靶细胞胞浆内的特异性受体结合后进入细胞核，在核内与特定 DNA 序列结合，推动转录过程，合成某些特异功能蛋白质，进而产生生物效应（图 26－2）。

【临床应用】

1. 严重感染 主要用于严重中毒性感染，如中毒性菌痢、暴发型流行性脑膜炎、中毒性肺炎、重症伤寒、急性粟粒性肺结核、猩红热及败血症等。在应用有效抗菌药抗感染的同时，可用皮质激素作辅助治疗，以发挥抗炎和增强机体对应激的耐受力等作用，迅速缓解症状度过危险期。对病毒性感染（带状疱疹、水痘等）一般不用激素，以免减弱机体防御功能，使感染扩散而加剧病情，但对严重传染性肝炎、流行性腮腺炎、麻疹和乙型脑炎等病毒感染，为改善症状和防止并发症，可在短期内使用突击量，病情缓解后立即停用。

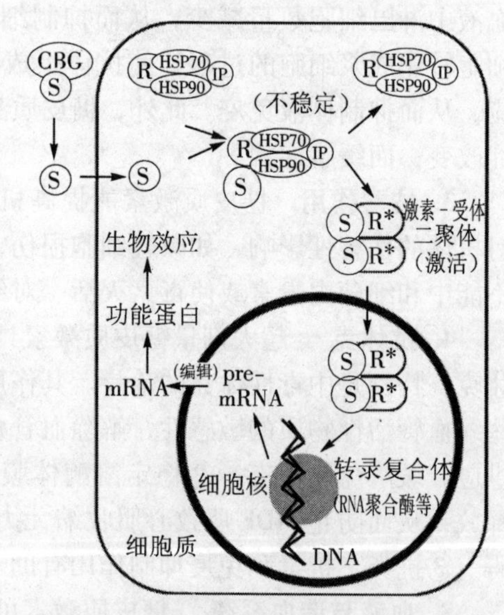

图 26－2 糖皮质激素作用机制示意图

S：糖皮质激素；CBG：皮质激素转运球蛋白

R：糖皮质激素受体；R^*：激活的糖皮质激素受体；HSP：热休克蛋白；IP：免疫亲和素

2. 预防某些炎症后遗症 如结核性脑膜炎、脑炎、心包炎、风湿性心瓣膜炎、损伤性关节炎、睾丸炎及烧伤后瘢痕收缩等，早期应用糖皮质激素，可防止瘢痕和粘连等后遗症发生。对虹膜炎、角膜炎、视网膜炎和视神经炎等非特异性眼炎，应用后也可迅速消炎止痛、防止角膜混浊和瘢痕粘连。

3. 自身免疫性疾病和过敏性疾病　自身免疫性疾病如风湿性关节炎、类风湿性关节炎、风湿热、风湿性心肌炎、全身性红斑狼疮、结节性动脉周围炎和肾病综合征等，应用皮质激素后可缓解症状。一般采用综合疗法，不宜单独使用，以免引起不良反应。

过敏性疾病如荨麻疹、枯草热、血清病、血管神经性水肿、支气管哮喘、过敏性鼻炎、过敏性休克等，应以拟肾上腺素药和抗组胺药治疗，对无效或严重的病例，也可选用或并用本类药物，抑制抗原–抗体反应所引起的组织损害和炎症过程。

4. 各种休克　早期使用糖皮质激素有利于患者度过危险期，并应采取综合性治疗措施。如中毒性菌痢、流行性脑脊髓膜炎、败血症等引起的感染性休克，在使用足量有效的抗菌药同时，及早突击使用大剂量糖皮质激素。但一般不得超过 3 天，待微循环改善后即可停用。而但抗菌药需持续到感染症状基本控制后，方可停用。对过敏性休克宜首选肾上腺素，病情较重或发展较快者辅以糖皮质激素。对于心源性休克，应在使用强心药、利尿药等基础上辅以本药。对于低血容量性休克，应先补充血容量，疗效不佳时，可合用大剂量糖皮质激素。

5. 血液病　用于治疗粒细胞减少症、血小板减少症、过敏性紫癜、再生障碍性贫血、急性淋巴细胞性白血病等，但停药后易复发。

6. 皮肤与关节疾病　对湿疹、肛门瘙痒、牛皮癣、接触性皮炎，局部外用有效，宜用氢化可的松、强的松龙或氟轻松等。对剥脱性皮炎、天疱疮等需全身用药。对关节或肌肉韧带损伤可与局麻药（如普鲁卡因）一起局部注射，达到消炎止痛目的。

7. 器官移植　用于抑制肝移植、肾移植、骨髓移植等器官移植后的排斥反应，常与环孢素合用。

8. 替代疗法　用于急、慢性肾上腺皮质功能减退症（包括肾上腺危象）、脑垂体前叶功能减退、肾上腺次全切除术后作替代治疗。

【用药方法】

1. 大剂量突击疗法　用于严重感染和各种休克治疗，一般不超过 3 天。如氢化可的松首剂静脉滴注 200 ~ 300mg，一日剂量可达 1g 以上。

2. 一般剂量长期疗法　用于自身免疫性疾病、血液病、恶性淋巴瘤、顽固性支气管哮喘等的治疗，用药可持续数月或更长时间。如开始时口服泼尼松 10 ~ 20 mg，一日 3 次，作用明显后，逐渐减量维持疗效即可。

3. 小剂量替代疗法 用于肾上腺皮质功能减退症、垂体前叶功能减退、肾上腺次全切术后，需长期使用接近生理剂量糖皮质激素，以供机体代谢需要。如可的松每日 12.5 ~25 mg 或氢化可的松每日 10 ~20 mg。

4. 隔日疗法 内源性肾上腺皮质激素分泌具有昼夜节律性，即每日上午 8 时为生理分泌高峰，至午夜时最低。故在某些慢性疾病需要长期用药时，可根据这一节律将 2 日总药量于隔日早晨一次给予。此时血药高峰与内源性皮质激素生理分泌高峰重叠，对肾上腺皮质反馈性抑制作用最小，可减轻停药不良反应。

【不良反应】

1. 长期用药不良反应

(1) 类肾上腺皮质功能亢进综合征：因物质代谢和水盐代谢紊乱所致，表现为满月脸、水牛背、向心性肥胖、骨质疏松、皮肤变薄、痤疮、水肿、低血钾、高血压、高血糖、糖尿等；男性可出现性早熟，女性可见音粗、停经、多毛。一般停药后可自行消退，必要时采用对症治疗，如应用抗高血压药、降血糖药、氯化钾、维生素 D 等，也可采用低糖、低盐、高蛋白饮食。

(2) 诱发或加重感染：长期应用糖皮质激素类药物因抑制机体防御功能，常可诱发感染或使体内潜在病灶扩散，如静止的结核病灶可能扩散、恶化。本身抵抗力降低的患者（如肾病综合征患者）尤应注意。

(3) 诱发或加重消化性溃疡：糖皮质激素类药物可抑制前列腺素（PG）合成，使胃酸、胃蛋白酶分泌增多，胃黏液分泌减少，降低胃黏膜的抵抗力，故可诱发或加重胃、十二指肠溃疡，甚至导致出血或穿孔。

(4) 心血管系统并发症：因水钠潴留可诱发高血压，血脂升高可诱发动脉粥样硬化，血糖升高可诱发糖尿病。

(5) 骨质疏松、肌肉萎缩、伤口愈合缓慢：骨质疏松多见于儿童、老人或绝经期妇女，严重者可引起自发性骨折。因抑制生长素的分泌和负氮平衡，影响生长发育，特别是儿童。妊娠妇女偶可致畸胎或新生儿皮质功能低下，故妊娠期不宜使用。

(6) 其他：长期应用糖皮质激素可因其中枢兴奋作用而致激动、失眠，儿童大剂量应用可引起惊厥，个别可诱发精神失常或癫痫发作。

2. 停药反应

(1) 药源性肾上腺皮质萎缩和功能不全：连续大剂量应用糖皮质激素，通过负反馈调节，使垂体分泌促皮质激素（ACTH）减少，肾上腺皮质废用性萎缩，引起下丘脑 - 垂体 - 肾上腺皮质功能不全。若骤然停药或减药过快，可出现疲乏无力、情绪低沉、发热、恶心、呕吐、肌无力等症状；如遇严重感染、创伤、手术等时，则可能发生心率加快、低血压、甚至昏迷或休克等肾上腺危象而危及生命。为避免停药后肾上腺皮质功能不全症，久用糖皮质激素者可采用隔日给药法，病情得到控制后逐步减量。因萎缩的肾上腺皮质需数月才能恢复正常分泌，在停药后可连续适量应用ACTH，停药一年内如遇应激情况，需及时给予足量糖皮质激素应激替代治疗。

(2) 反跳现象：指减量过快或骤然停药时，出现原有疾病复发或加重的现象，是由于病人对激素产生依赖性或原有疾病尚未完全控制所致。此时需加大剂量重新治疗，待症状缓解后，再缓慢减少激素用量，直至停药。

【禁忌证】严重精神病或癫痫，活动性消化性溃疡，骨折、创伤修复期，角膜溃疡，肾上腺皮质功能亢进症，严重高血压，糖尿病，孕妇，抗菌药不能控制的感染如水痘、霉菌感染等，均应禁用糖皮质激素类药物。

需要注意的是，当适应证与禁忌证并存时，应全面分析，权衡利弊，慎重抉择。一般来讲，病情危急的疾病，虽有禁忌证存在，仍不得不用皮质激素，待危急病情缓解后，应尽早减量或停用。对于慢性疾病，尤其需要使用大剂量激素时，必须严格掌握禁忌证。

第二节 盐皮质激素类药

内源性盐皮质激素包括醛固酮、去氧皮质酮等，常用盐皮质激素类药物如下：

去氧皮质酮（desoxycorticosterone）

去氧皮质酮有明显的留钠排钾作用，可促进远曲小管对 Na^+、Cl^- 的重吸收，并促进 K^+、H^+ 的分泌，对维持体内电解质的平衡起重要作用，其活性为醛固酮的1% ~3%。

可用于治疗原发性慢性肾上腺皮质功能减退症（阿狄森症），纠正水、电解质紊乱，恢复水、电解质的平衡。

氟氢可的松（foudrocortisone）

水钠潴留作用为氢化可的松的100倍，促进糖代谢及抗炎作用为氢化可的松的10倍。常与糖皮质激素一起用于原发性慢性肾上腺皮质功能减退症的替代治疗，还可用于低肾素低醛固酮综合征和自主神经病变引起的体位性低血压。外用可治疗接触性皮炎、神经性皮炎、脂溢性皮炎、皮肤湿疹、肛门和阴部瘙痒等。

第三节　促皮质激素与皮质激素抑制药

促皮质激素（adreno－corticotropic hormone，ACTH）

简称促皮质素，是从家畜垂体前叶提取的具有39个氨基酸残基的多肽制剂。口服被消化酶破坏，只能注射给药。

【药理作用】 ACTH通过促进肾上腺皮质合成并分泌糖皮质激素而发挥作用，有以下特点：

1. 作用、用途、不良反应均与糖皮质激素相似。
2. 对肾上腺皮质已萎缩或功能已衰退患者无效。
3. 显效较慢，难以应急，用药后2小时，肾上腺皮质才开始分泌氢化可的松。
4. 口服无效。

【临床应用】 主要用于测定肾上腺皮质功能（ACTH兴奋试验）。以往曾于久用糖皮质激素停药过程中间歇注射ACTH，以防止皮质功能不全；后发现在继续使用激素的情况下，效果不佳，并可引起过敏反应，现已少用。

米托坦（mitotane）

是杀虫剂DDT的类似物，可选择性破坏肾上腺皮质束状带和网状带细胞，使之萎缩、坏死，但不影响球状带细胞。故可使血中糖皮质激素及其代谢产物迅速减少，但不影响盐皮质激素的分泌。

用于不能手术的肾上腺皮质癌患者或皮质癌手术后辅助治疗。可引起厌食、恶心、腹泻、嗜睡、乏力、中枢抑制和运动失调等不良反应。

美替拉酮（metyrapone，甲吡酮）

能抑制胆固醇合成皮质激素过程中的11β－羟化酶，使11－去氧皮质酮和11－去氧皮质醇不能转化为皮质酮和氢化可的松，导致内源性皮质激素合成减少。

可用于肾上腺皮质肿瘤所致的肾上腺皮质功能亢进症。还常用于垂体释放ACTH功能试验，正常人使用美替拉酮后因内源性皮质激素合成减少，可反馈性促进ACTH的分泌，导致11－去氧皮质醇合成增多，故尿中17－羟类固醇排泄增加（可达2倍以上），而垂体功能低下者尿中17－羟类固醇增加不明显。

不良反应少，偶可见眩晕、胃肠道反应等。

小结

临床常用的皮质激素指糖皮质激素，作用广泛而复杂。生理剂量的糖皮质激素主要影响物质代谢，超生理剂量的糖皮质激素有抗炎、抑制免疫、抗毒素、抗休克等药理作用。糖皮质激素临床应用广泛，如用于肾上腺皮质功能减退、严重感染、某些炎症、自身免疫性疾病及过敏性疾病、休克及某些血液病等，但同时可引起多种不良反应，需严格掌握适应证。

思考题

1. 糖皮质激素的药理作用及临床用途有哪些?
2. 长期使用糖皮质激素类药物有何不良反应?

第二十七章 甲状腺激素与抗甲状腺药

甲状腺激素（thyroid hormones，TH）是由甲状腺滤泡上皮细胞合成及释放的、促进生长发育和维持正常代谢所必需的生物活性物质，是含碘的氨基酸，包括甲状腺素（thyroxine，T_4，四碘甲状腺原氨酸）和三碘甲状腺原氨酸（triiodothyronine，T_3）两种激素。T_3 生物活性高，T_4 转变为 T_3 后才具有生物活性。正常人每天释放一定量的 T_4 和 T_3，释放过多或过少均能引起疾病。甲状腺功能低下时甲状腺激素合成及释放减少，可引起呆小病（克汀病）或黏液性水肿等甲状腺功能减退症，需要用甲状腺激素类药物治疗。甲状腺功能亢进时甲状腺激素合成及释放增多，可引起慢性弥漫性甲状腺肿或毒性结节性甲状腺肿等甲状腺功能亢进症（甲亢），需要用抗甲状腺药物治疗。

第一节　甲状腺激素类药

甲状腺激素类药物参与体内的代谢而发挥作用。

【合成、贮存、释放与调节】

1. 摄碘　甲状腺滤泡通过碘泵主动摄取血液中的碘化物，对碘具有浓集作用，正常时甲状腺中碘化物的浓度是血浆中的25倍，甲亢时可达250倍。

2. 合成

（1）活化：在过氧化物酶的作用下，碘离子被氧化成活性碘（I^o、I^+）。

（2）碘化：活性碘与甲状腺球蛋白（TG）上的酪氨酸残基结合，生成一碘酪氨酸（MIT）和二碘酪氨酸（DIT）。

（3）耦联：在过氧化物酶的作用下，一分子 MIT 和一分子 DIT 耦联成 T_3，两分子 DIT 耦联成 T_4。

$$\text{MIT} + \text{DIT} \xrightarrow{\text{过氧化物酶}} T_3$$

$$\text{DIT} + \text{DIT} \xrightarrow{\text{过氧化物酶}} T_4$$

3. 贮存　T_3、T_4 与 TG 结合贮存于甲状腺滤泡腔胶质中。正常时 T_4 较多，碘缺乏时 T_3 的比例增大。

4. 释放　在垂体前叶分泌的促甲状腺激素（TSH）作用下，甲状腺球蛋白被甲状腺滤泡上皮细胞吞入胞内，并与溶酶体结合，在溶酶体蛋白水解酶作用下，结合型 TG 被水解，T_3、T_4 释放入血。

5. 调节　甲状腺激素受下丘脑－垂体前叶－甲状腺轴调节。下丘脑释放促甲状腺激素释放激素（TRH），引起垂体前叶 TSH 分泌增加；TSH 的释放促进甲状腺组织中甲状腺激素的合成和释放；血中游离 T_3、T_4 浓度的增高，又对 TRH 和 TSH 的释放产生负反馈调节作用（图 27－1）。

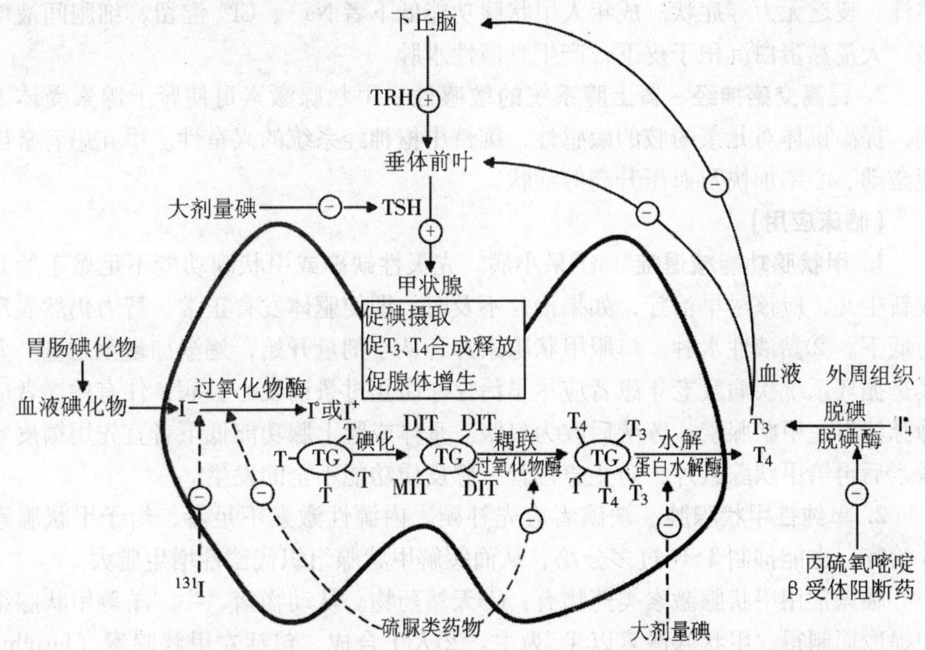

图 27－1　甲状腺激素合成、释放、调节及抗甲状腺药物作用示意图

①I⁻：碘离子　②I°、I⁺：活性碘　③TG：甲状腺球蛋白　④TRH：促甲状腺激素释放激素　⑤TSH：促甲状腺激素　⑥T_3：三碘甲状腺原氨酸　⑦T_4：四碘甲状腺原氨酸　⑧MIT：一碘酪氨酸　⑨DIT：二碘酪氨酸　⑩⊖：抑制　⑪⊕：促进

【体内过程】甲状腺激素口服易吸收，血浆蛋白结合率达 99% 以上。T_3 较 T_4 生物利用度高，吸收速率也较 T_4 恒定。T_3 起效快、作用强、维持时间短，用药后 6 小时内起效，24 小时达高峰，$t_{1/2}$ 为 48 小时。而 T_4 约 35% 需要在外周组织中脱碘才能产生效应，所以起效慢、作用弱、维持时间长，服药后 7～8 天达

高峰，$t_{1/2}$为5天。T_3、T_4在肝、肾线粒体脱碘和氨后与葡萄糖醛酸结合，经肾排泄，能通过胎盘和进入乳汁，孕妇及哺乳期妇女慎用。

【药理作用】

1. 维持正常生长发育 甲状腺激素能促进蛋白质合成、促进骨骼生长发育、促进中枢神经系统发育并维持正常功能。在胚胎神经系统发育期，母体缺碘或应用抗甲状腺药等，可使胎儿神经及骨骼系统发育障碍，产生智力低下、身材矮小的呆小病患儿。

2. 促进新陈代谢 甲状腺激素可促进物质氧化，提高基础代谢率，产热增加；促进糖的吸收、增加糖原分解和糖的氧化利用；加速脂肪分解，促进胆固醇氧化；增加蛋白质合成，促进生长发育。因此，甲亢患者常出现身体消瘦、怕热多汗、疲乏无力等症状。成年人甲状腺功能低下者Na^+、Cl^-潴留，细胞间液增多，大量黏蛋白沉积于皮下，产生黏液性水肿。

3. 提高交感神经－肾上腺系统的敏感性 甲状腺激素可使肾上腺素受体上调，提高机体对儿茶酚胺的敏感性，维持中枢神经系统的兴奋性。甲亢患者常出现激动、心率加快及血压升高等症状。

【临床应用】

1. 甲状腺功能减退症 ①呆小病。先天性缺碘或甲状腺功能不足始于胎儿或新生儿，应该尽早治疗，如果治疗不及时，即使躯体发育正常，智力仍然表现为低下。②黏液性水肿。口服甲状腺素片，从小剂量开始，逐渐加量至足量。尤其是循环系统疾病及老年患者应尽早治疗，防止过量诱发心脏病；伴有昏迷者应静脉注射左甲状腺素，苏醒后改为口服。垂体或肾上腺功能低下者宜先用糖皮质激素后再给甲状腺素片，防止急性肾上腺皮质功能不全的发生。

2. 单纯性甲状腺肿 缺碘者应先补碘。内源性激素不足者，给予甲状腺素片治疗，也能抑制TSH过多分泌，从而缓解甲状腺组织代偿性增生肥大。

临床常用甲状腺激素类药物有：①天然药物。从动物猪、牛、羊等甲状腺组织提取而制得，甲状腺激素以T_4为主。②人工合成。包括左甲状腺素（levothyroxine，T_4）和碘赛罗宁（liothyronine，T_3）。

【不良反应】过量易引起类似甲亢的临床症状，如心率加快、多汗怕热、失眠、激动多虑、多食消瘦和手震颤等表现，老年人和心脏病患者甚至发生心绞痛、心肌梗死、心律失常、心力衰竭等，应立即停药，必要时应用β受体阻断药。

第二节　抗甲状腺药

抗甲状腺药是一类能干扰甲状腺激素合成或释放，消除甲状腺功能亢进症状的药物。

常用药包括硫脲类药物、碘和碘化物、放射性碘和β受体阻断药四类。

一、硫脲类

硫脲类是临床常用的抗甲状腺药物，分为两类：①硫氧嘧啶类，包括甲硫氧嘧啶（methythiouracil，MTU）、丙硫氧嘧啶（propylthiouracil，PTU）。②咪唑类，包括甲巯咪唑（thiamazole，他巴唑 tapazole）、卡比马唑（carbimazole，甲亢平）。

【体内过程】 硫氧嘧啶类口服吸收快，生物利用度80%，血浆蛋白结合率75%。丙硫氧嘧啶作用强、代谢快，口服后20～30分钟生效，2小时血药浓度达峰值，$t_{1/2}$为2小时；甲硫氧嘧啶作用缓慢而持久，$t_{1/2}$为4.7小时。硫脲类药物分布于全身组织，但甲状腺组织浓度较高，易通过胎盘，能进入乳汁。主要在肝内代谢（约60%），其余以结合型经肾排出。咪唑类吸收慢，甲巯咪唑 $t_{1/2}$为6～13小时，卡比马唑在体内转化成甲巯咪唑才生效，所以作用更慢，不宜用于甲状腺危象。

【药理作用】 本类药物作用性质相同，但作用强度不同，甲巯咪唑效价比丙硫氧嘧啶大10倍。

1. 抑制甲状腺激素合成　本类药物不影响碘的摄取，主要通过抑制过氧化物酶的作用而阻止酪氨酸碘化及耦联，最终抑制 T_3、T_4 的生物合成。其不能阻止已经合成的甲状腺激素从甲状腺滤泡释放及发挥作用，所以应用硫脲类药物须待已合成的甲状腺激素耗竭后才能显效。一般用药半个月后甲亢症状开始改善，1～3个月基础代谢率恢复正常。

2. 抑制外周组织 T_4 转化为 T_3　丙硫氧嘧啶能较强地抑制外周组织中 T_4 脱碘转化为 T_3，迅速控制血清中生物活性较强的 T_3 水平，故可作为妊娠甲亢、重症甲亢和甲状腺危象的首选药物。

3. 免疫抑制作用　甲亢发病机制与自身免疫反应异常有关，可见血中免疫球蛋白水平升高，本类药物能轻度抑制甲状腺刺激免疫球蛋白生成作用，对自身免疫性甲亢，除了控制高代谢的症状外，也有一定的对因治疗作用。

【临床应用】

1. 甲亢的内科治疗　适用于青少年、儿童、老年轻症、不宜手术、术后复发及不宜使用^{131}I治疗的甲亢患者，或伴有心、肝、肾疾病的中、重度患者。开始治疗用大剂量，使其对甲状腺激素的合成产生最大的抑制作用；1～3个月后症状明显改善或基础代谢率接近正常时，即可递减药量，直至维持剂量；疗程1～2年，疗程过短易于复发。

2. 甲亢术前准备 甲状腺次全切除术前服用硫脲类药物降低甲状腺功能，使之接近或恢复正常，以减少麻醉和术后并发症及防止甲状腺危象的发生。因用药后TSH分泌增多，使甲状腺体及其血管增生，组织脆而充血，不利于手术，所以术前两周还需要加服大剂量碘剂，促使甲状腺缩小、变硬，减少充血，以便于手术进行。

3. 甲状腺危象的辅助治疗 甲亢患者在精神刺激、感染、手术、外伤等情况下，会发生大量甲状腺激素释放入血的现象，患者出现高热、虚脱、心力衰竭及肺水肿等，病情急剧恶化，称为甲状腺危象，严重者会导致死亡。临床主要用大剂量碘剂抑制甲状腺激素释放，同时对症应用大剂量硫脲类药物阻止新的甲状腺激素合成。

【不良反应】

1. 过敏反应 常见的有皮疹、瘙痒、皮炎等轻度过敏反应，多数不需停药可自行消除。也可引起红斑狼疮样反应、淋巴结病及关节痛等，偶可发生肝炎。

2. 胃肠道反应 呕吐、厌食、腹痛、腹泻等。

3. 粒细胞缺乏症 此为严重的不良反应，发生率约0.3%～0.6%，多出现在治疗后2～3个月内，发展迅速，用药后应定期检查血象，如果白细胞总数明显降低或患者出现发热、咽痛、乏力和感染等现象，应及时停药，停药后可恢复。注意与甲亢本身引起的白细胞减少相区别。

4. 甲状腺肿和甲状腺功能减退症 长期大量应用时易发生，但一般不严重，及时停药后可恢复，必要时可考虑甲状腺激素替代治疗。硫脲类使TSH分泌增多，刺激甲状腺组织增生，对结节性甲状腺肿合并甲亢者有促使癌变的可能。哺乳期妇女及甲状腺癌患者等禁用，妊娠妇女慎用。

二、碘与碘化物

临床常用的有碘化钾（potassium iodide）、碘酸钾（potassium iodate）、复方碘溶液（Lugol's solution，卢戈液）、碘油。

【药理作用】 不同剂量碘化物对甲状腺功能产生不同影响。

1. 小剂量碘促进甲状腺激素合成 当甲状腺摄碘不足时，甲状腺激素合成减少，反馈性地使垂体前叶分泌TSH增多，刺激甲状腺组织增生、肥大，称单纯性甲状腺肿（地方性甲状腺肿）；严重者则引起甲状腺功能减退、地方性克汀病等碘缺乏病。小剂量碘作为合成甲状腺激素的原料，参与甲状腺激素合成。

2. 大剂量碘产生抗甲状腺作用　作用机制是：①通过抑制甲状腺球蛋白水解酶，而抑制甲状腺激素从甲状腺球蛋白上分离、释放；②通过抑制过氧化物酶，而抑制酪氨酸碘化和碘化酪氨酸的缩合，减少甲状腺激素的合成；③抑制垂体前叶分泌 TSH，使肥大的甲状腺缩小、变硬、血管减少。大剂量碘的抗甲状腺作用迅速而强大，用药 1～2 天即起效，10～15 天能达最大效应。此时如果继续用药，腺泡细胞内碘离子达到一定高的浓度，细胞摄碘自动降低，反而失去抑制甲状腺激素合成的效应，使甲亢复发。所以碘化物不能长期单独用于甲亢的内科治疗。

【临床应用】

1. 碘缺乏症　小剂量碘主要预防碘缺乏病，如地方性克汀病及单纯性甲状腺肿等，食盐中按 $1:10^5 \sim 1:10^4$ 的比例加入碘化钠或碘化钾，可预防发病。疾病早期用复方碘溶液或碘化钾即可，必要时加用甲状腺素片以抑制腺体增生，严重者可服用碘丸或肌内注射碘油。对晚期患者疗效差，应考虑手术治疗。孕妇和 2 岁以下的婴幼儿，补充碘尤为重要，可以保护胎儿及婴幼儿的智力正常发育。

2. 甲亢术前准备　甲亢患者须在手术前用硫脲类药物控制症状，再于术前两周服用复方碘溶液，纠正硫脲类引起的甲状腺组织及血管增生、充血，以减少出血而利于手术进行。

3. 甲状腺危象　大剂量碘能抑制甲状腺激素的释放，口服复方碘溶液每次 1.5～2.0ml，每天 4 次，两周内逐渐减量至停服，同时须与硫脲类药物合用；或用碘化钾 0.5g 加于 10% 葡萄糖溶液中静脉滴注，每 8 小时 1 次，一般 24 小时即可充分发挥效应。甲状腺危象缓解后，立即停药。

【不良反应】

1. 过敏反应　是对碘过敏引起的急性反应，用药后即刻或几小时内发生，表现为皮疹、药热、血管神经性水肿、上呼吸道刺激症状等，严重者可因喉头水肿而窒息，停药后可消退，必要时给予抗过敏药物治疗。

2. 慢性碘中毒　久用引起口腔及咽喉部烧灼感、流涎、铜腥味、齿及齿龈疼痛、鼻炎、眼刺激症状、胃部不适、剧烈头痛等，还可出现高钾血症，停药即可消退。碘还能进入乳汁、透过胎盘，引起新生儿甲状腺肿，严重者可压迫气管而危及生命，故孕妇及哺乳期妇女慎用。

三、放射性碘

临床常用的放射性碘（radioiodine）为 ^{131}I，$t_{1/2}$ 为 8 天，用药后 1 个月其放射性消除约 90%，两个月内能消除 99%。此外，放射性碘的同位素还有 ^{125}I、^{123}I，

但是前者 $t_{1/2}$ 过长（60天），后者 $t_{1/2}$ 过短（13小时），均不适合临床应用。

【药理作用】 $Na^{131}I$ 溶液经口服或静脉注射后，^{131}I 被甲状腺摄取，作为合成甲状腺激素的原料，贮存于甲状腺滤泡中。在腺泡中 ^{131}I 释出 99% β 射线和 1% γ 射线。β 射线穿透力弱，在组织内的射程仅为2mm，辐射损伤限于甲状腺内，又因增生细胞较周围组织对辐射更为敏感，很少损伤周围其他组织。主要的损伤是破坏甲状腺滤泡上皮，使其萎缩，释放甲状腺激素减少，引起类似切除部分甲状腺的作用；此外也抑制甲状腺内淋巴细胞，加强治疗作用。γ 射线射程远，在体外可通过仪器测得，用于测定甲状腺摄碘功能。

【临床应用】

1. 甲亢治疗 ^{131}I 适用于手术禁忌证、手术后复发及抗甲状腺药物治疗无效或过敏的甲状腺功能亢进症，用药1个月后见效，3～4月后甲状腺功能可恢复正常。

2. 甲状腺摄碘功能检查 空腹口服小剂量 ^{131}I，分别于服后1小时、3小时及24小时测定甲状腺的放射性，计算摄碘率，并绘制曲线图。甲状腺功能亢进时，摄碘率高，摄碘高峰时间前移；反之，则摄碘率低，摄碘高峰时间后延。服用 ^{131}I 前两周应停用一切碘剂和含碘食物。

【不良反应及注意事项】 可引起甲状腺功能低下，补充甲状腺激素可以对抗。卵巢也能浓集碘，^{131}I 对儿童也可能产生致癌作用。所以禁用于妊娠、哺乳妇女及年龄小于20岁者。白细胞减少和重度甲亢患者也不宜应用。放射性物质对人体有广泛影响，应该严格限制其使用。

四、β 受体阻断药

β 受体阻断药主要用于控制甲亢症状、甲亢术前准备及甲状腺危象的辅助治疗。甲亢时，交感神经系统兴奋而出现焦虑、激动、心悸、多汗、震颤等症状。本类药物通过阻断 β 受体而抑制交感神经对心脏的兴奋，其中普萘洛尔和阿替洛尔等，也能抑制脱碘酶而减少外周组织中 T_4 脱碘变成 T_3 而控制上述症状。甲亢术前将本类药物与硫脲类合用产生协同作用，单用作用有限。甲状腺危象患者静脉注射本类药物有助于渡过危险期。β 受体阻断药不干扰硫脲类药物的作用，也较少影响常用的甲状腺功能测验。

小　结

甲状腺激素包括 T_4 和 T_3，T_3 生物活性高，T_4 转变为 T_3 后才具有生物活性。

甲状腺激素类药物用于治疗呆小病或黏液性水肿等甲状腺功能减退症，此类药物有天然和合成两类。

硫脲类、碘及碘化物、放射性碘、β受体阻断药等抗甲状腺药物用于治疗甲状腺功能亢进症（甲亢）。硫脲类抑制甲状腺激素的合成，其中丙硫氧嘧啶还能抑制外周的 T_4 转化为 T_3；碘及碘化物小剂量用于单纯性甲状腺肿，大剂量碘则有抗甲状腺作用，主要抑制甲状腺激素的释放，也能抑制其合成；放射性碘可产生β射线，破坏甲状腺滤泡上皮使其萎缩，减少甲状腺激素的分泌，产生的γ射线用于甲状腺摄碘功能的检查；β受体阻断药通过阻断β受体改善甲亢症状，并减少外周组织中 T_4 变成 T_3。

思 考 题

1. 简述甲状腺激素的药理作用和临床应用。
2. 简述硫脲类药物的药理作用、临床应用及不良反应。
3. 简述碘与碘化物的药理作用及临床应用。
4. 试述甲亢手术前应用硫脲类和复方碘溶液的意义分别是什么？

第二十八章 抗糖尿病药

糖尿病是由于遗传、环境、生活等因素或其他疾病作用而引起的临床综合征。因胰岛素分泌绝对或相对不足，或靶组织细胞对胰岛素敏感性降低，而引起的糖、蛋白质、脂肪、水及电解质等代谢紊乱。临床以慢性高血糖为主要表现，伴有糖尿、多食、多饮、多尿等症状。慢性并发症以血管和神经病变多见，可遍及全身各重要脏器；急性并发症有糖尿病酮症酸中毒、高渗性非酮症糖尿病昏迷等。

临床糖尿病可分为：1 型：胰岛素依赖型糖尿病（IDDM）。可发生在任何年龄，但多见于青少年，患者自主免疫反应损害胰腺 B 细胞，胰岛素分泌绝对不足，必须使用外源性胰岛素治疗。本型发病急、病情重，易发生酮症酸中毒。2 型：非胰岛素依赖型糖尿病（NIDDM）。也可发生在任何年龄，但多见于中老年。多因与正常细胞受体结合减少，胰岛素分泌相对缺乏所致。多数通过严格控制饮食或口服降血糖药能控制病情，少数需用胰岛素治疗。本型发病缓、病情轻，在感染等应激情况下也可发生酮症酸中毒。

糖尿病必须采取综合治疗，在饮食疗法和运动治疗的基础上，根据病情应用胰岛素及口服降血糖等药物治疗。治疗目的是控制高血糖和纠正代谢紊乱，缓解或消除糖尿病症状，防止或延缓并发症的出现。

第一节 胰岛素

【来源】胰岛素（insulin）是由 A、B 两条多肽链组成的酸性蛋白质，其中 A 链含 21 个氨基酸残基，B 链含 30 个氨基酸残基，二者通过两个二硫键以共价键相连。药用胰岛素有：①动物胰岛素。即普通胰岛素，多从猪、牛胰腺中提取制成，纯度低，疗效差，具有抗原性，可产生抗体降低胰岛素作用。②半合成人胰岛素。即单组分猪胰岛素，用酶切技术获得纯度较高，抗原性较弱的半合成品。③人胰岛素。即单组分人胰岛素，通过重组 DNA 技术，利用大肠杆菌等生物合成，为高纯度无抗原制剂，可供静脉注射。

【体内过程】胰岛素口服无效，易被消化酶破坏，其制剂必须注射给药，皮下注射吸收迅速。主要以游离型存在，血浆蛋白结合率约 10%，$t_{1/2}$ 为 10 分钟，但与靶细胞结合后，作用可维持数小时。主要由谷胱甘肽转氨酶还原二硫键，再由蛋白水解酶水解成短肽或氨基酸，经肝、肾灭活。也可由肾胰岛素酶直接水解，严重肝、肾功能减退者作用时间延长。为延长胰岛素的作用时间，可将碱性蛋白质（如精蛋白、珠蛋白等）加入胰岛素内，使其等电点提高到 7.3，接近体液 pH 值，降低其溶解度（蛋白质在等电点时溶解度最低），再加入微量锌，提高其稳定性。这类制剂经皮下或肌内注射后，沉淀于注射部位，再被缓慢吸收，作用维持时间延长。临床上常用的胰岛素制剂按起效快慢和维持时间长短，分为短效、中效和长效三类（表 28－1）。所有中、长效制剂均为混悬剂，不可静脉注射。

表 28－1　　常用胰岛素制剂及用法

类别	制剂	给药途径	作用时间（h）开始	高峰	维持	给药时间
短效	普通胰岛素	静注	立刻	0.5	2	酮症昏迷需急救时
		皮下	0.5～1	2～4	6～8	每次餐前 0.5～1h，3～4 次/d
	胰岛素锌混悬液	皮下	1～2	4～6	10～16	3～4 次/d
中效	低精蛋白锌胰岛素	皮下	3～4	8～12	18～24	早餐或晚餐前 0.5～1h 1～2 次/d
	珠蛋白锌胰岛素	皮下	2～4	6～10	12～18	早餐或晚餐前 0.5～1h 1～2 次/d
长效	精蛋白锌胰岛素	皮下	3～6	16～18	24～36	早餐或晚餐前 0.5～1h 1 次/d

【药理作用】胰岛素影响三大营养物质的代谢。

1. 糖代谢　通过减少血糖来源，增加血糖去路，产生降血糖作用。促进葡萄糖进入细胞，加速葡萄糖无氧酵解和有氧氧化，并促使其转化为脂肪和氨基酸，增加糖原合成和储存；抑制糖原的分解和异生。胰岛素分泌不足时，可引起血糖增高，当血糖超过肾糖阈值 160mg% 时，即出现糖尿。

2. 脂肪代谢　促进合成，减少分解。增加脂肪酸的转运，促进脂肪合成，促进糖转化为脂肪；抑制脂肪分解，减少游离脂肪酸和酮体的生成，防止糖尿病患者酮症酸中毒的发生。

3. 蛋白质代谢　促进合成，减少分解。促进核酸、蛋白质的合成，抑制蛋白质分解，对人体的生长有促进作用，并与生长激素有协同作用。

4. 钾离子转运　可激活 Na^+-K^+-ATP 酶，促进 K^+ 内流，增加细胞内的

K^+浓度。

【作用机制】胰岛素通过激活胰岛素受体而发挥作用。肝、肌肉和脂肪细胞是主要靶组织。胰岛素受体是由两个α亚单位和两个β亚单位组成的大分子糖蛋白。α亚单位在细胞膜外，含胰岛素结合点；β亚单位为跨膜蛋白，其内含有酪氨酸蛋白激酶，具有接受与传递信息的功能。当胰岛素与受体上的α亚单位结合后，能激活酪氨酸蛋白激酶，引起受体β亚单位自身及其胞内酪氨酸蛋白激酶磷酸化，继而引起其他胞内蛋白的酪氨酸残基磷酸化，从而启动了磷酸化的连锁反应，激活了多种酶的活性而产生降血糖作用。此外，胰岛素还可使葡萄糖转运蛋白从细胞内重新转移到细胞膜，从而加速葡萄糖的转运。

【临床应用】

1. 糖尿病 用于以胰岛素缺乏为主的各型糖尿病。

(1) 1型糖尿病：胰岛素是唯一有效的治疗药物，且须终身用药。

(2) 2型糖尿病：经饮食控制或用口服降血糖药物疗效不佳者。

(3) 糖尿病急症或严重并发症：如糖尿病酮症酸中毒、高渗性高血糖昏迷及乳酸性酸中毒伴高血糖。

(4) 糖尿病合并症：合并严重感染、消耗性疾病、高热、急性心肌梗死、脑血管意外、创伤及需要手术等情况。

(5) 妊娠糖尿病及因垂体疾病、胰腺疾病、胰腺切除、药物及化学物质等引起的继发性糖尿病。

2. 细胞内缺钾 临床上用葡萄糖、胰岛素和氯化钾组成极化液静脉滴注，能促进K^+内流，纠正细胞内缺钾，并提供能量，用于防治心肌梗死及其他心脏病变引起的心律失常。

【不良反应】

1. 低血糖 最为多见，常因胰岛素用量过大、未按时进食或活动量增加所致。患者出现饥饿感、心慌、出汗、焦虑、震颤等症状，严重者会出现惊厥、休克，甚至死亡。一般轻者可口服糖水救治，重者须立即静脉注射高渗葡萄糖。应注意，有些老年患者发生低血糖时，早期症状不典型，迅速发展为昏迷，称为“无警觉性低血糖昏迷”。必须将严重糖尿病酮症酸中毒昏迷与低血糖昏迷相鉴别。

2. 过敏反应 发生率较低，且反应轻微而短暂，偶尔有过敏性休克。可用H_1受体阻断药及糖皮质激素治疗。应用牛胰岛素易发生过敏反应，猪胰岛素及人胰岛素较少发生。

3. 胰岛素耐受性 分为两种类型。急性型常由于并发感染、创伤、情绪激动等应激状态导致血中抗胰岛素物质增多，或酮症酸中毒时降低了血液pH值，导致胰岛素与受体结合减少，需在短时间内增加剂量，消除诱因后可恢复常规治疗剂量。慢性型见于临床每日需用胰岛素200U以上，且无并发症者。产生原因可能与体内产生胰岛素抗体或受体数目下调及亲和力降低有关。注射部位脂肪萎缩也可导致产生慢性耐受。

4. 脂肪萎缩 表现为胰岛素注射部位皮下组织硬化和脂肪萎缩，改用高纯度胰岛素可减少此反应。注射后局部热敷及更换部位注射均能减轻反应。

低血糖、肝硬化、急性肝炎、胰腺炎及肾炎患者禁用胰岛素。

【药物相互作用】噻嗪类、呋塞米、二氮嗪等抑制内源性胰岛素分泌；糖皮质激素、雌激素、甲状腺激素、肾上腺素、苯妥英钠等可减弱胰岛素的作用；雄激素、单胺氧化酶抑制药等可增强胰岛素作用；水杨酸盐、磺胺类、抗凝血药、甲氨蝶呤等可与胰岛素竞争与血浆蛋白结合，而增强胰岛素的作用。

第二节 口服降血糖药

一、磺酰脲类

本类药物属于促进胰岛素释放药，常用的有：第一代，甲苯磺丁脲（tolbutamide，甲糖宁）、氯磺丙脲（chlorpropamide）。第二代，格列本脲（glibenclamide 优降糖）、格列吡嗪（glipizide，美吡达）、格列美脲（glimepiride）、格列波脲（glibonuride）、格列喹酮（gliquidone）等。第二代较第一代降血糖作用大数十倍至数百倍。第三代，格列齐特（gliclazide，达美康），本代兼有抑制血小板聚集作用。

表 28-2 常用磺酰脲类药物的药动学特点

药 物	达峰时间(h)	维持时间(h)	血浆蛋白结合率(%)	$t_{1/2}$(h)	剂量/天	服药次数/天
甲苯磺丁脲	3~5	6~12	88	4~6	500~3000	2~3
氯磺丙脲	10	35~60	>90	25~40	100~500	1
格列本脲	2~5	10~24	90~95	10~16	2.5~20	1~2
格列齐特	2~6	24	95	10~12	40~320	1~2
格列喹酮	2~3	8~24	>90	1.5	30~180	1~3
格列美脲	2~3	24	99.5	2.7~7	1~8	1~2

【体内过程】本类药物口服吸收迅速而完全，与血浆蛋白结合率高。多数药物在肝内代谢，代谢物迅速经肾排出。氯磺丙脲主要以原形由肾小管分泌，缓慢

排泄，故其作用时间长，每天服药一次。常用药物药动学特点见表 28－2。

【药理作用】

1. 降血糖 对正常人和胰岛功能尚存的糖尿病患者均有降血糖作用，但对胰岛功能完全丧失的患者无效。作用机制：与胰岛 B 细胞表面的磺酰脲受体结合，刺激细胞释放胰岛素，提高血中胰岛素浓度；增强胰岛素靶细胞膜上胰岛素受体的数目和亲和力，大剂量能抑制胰岛素酶，降低胰岛素代谢；提高靶细胞对胰岛素敏感性；减少胰高血糖素的释放。

2. 促进抗利尿激素分泌 氯磺丙脲不仅能促进抗利尿激素的分泌、还能增强其作用，减少水的排泄而发挥抗利尿作用。此外，格列本脲也有利尿作用。

3. 影响凝血功能 第三代磺酰脲类药物能抑制血小板黏附、聚集；还刺激纤溶酶原的生成，增强纤溶活性，改善微循环。对糖尿病微血管并发症有一定预防作用。

【临床应用】

1. 糖尿病 单用饮食控制无效的 2 型糖尿病，胰岛功能尚存 30% 以上者；对胰岛素产生耐受的患者，本类药物能刺激内源性胰岛素的分泌，减少胰岛素的用量。

2. 尿崩症 氯磺丙脲有此作用，与氢氯噻嗪合用可进一步提高疗效。

【不良反应】

1. 胃肠道反应 常见厌食、恶心、呕吐、腹痛和腹泻等症状，减少剂量或继续服药可消失。饭后服药或同时服用抗酸药能减轻症状。

2. 过敏反应 可出现皮疹，大剂量时易出现粒细胞减少、血小板减少、溶血性贫血等；偶有胆汁淤积性黄疸和肝损害。注意定期检查血象和肝功能。

3. 低血糖反应 氯磺丙脲和格列本脲可引起持久性低血糖，与剂量有关，虽不多见却较严重，可出现不可逆性脑损伤或死亡，老年患者和肝肾功能不全者更易发生，需反复注射葡萄糖解救。新型磺酰脲类较少引起低血糖。

4. 中枢神经系统反应 大剂量氯磺丙脲可引起精神错乱、眩晕、嗜睡、共济失调等反应。

【药物相互作用】水杨酸类、保泰松、双香豆素类、磺胺类和甲氨蝶呤等血浆蛋白结合率较高的药物，可与本类药物竞争与血浆蛋白结合，使其游离型药物浓度上升，降血糖作用增强，易诱发低血糖；丙磺舒、青霉素等从肾小管分泌排泄的药物，可阻碍氯磺丙脲的排泄。糖皮质激素、噻嗪类均能减弱本类药物的降血糖作用。

二、双胍类

甲福明（metformine，二甲双胍）、苯乙福明（phenformine，苯乙双胍）

【体内过程】甲福明口服易吸收，不与血浆蛋白结合，经肝代谢少，大部分以原形从肾排泄，作用时间短且弱，$t_{1/2}$ 约 2 ~ 3 小时。苯乙福明口服易吸收，1/3在肝代谢，2/3 以原形从肾排泄，$t_{1/2}$ 约 3 小时，降血糖作用可持续 6 ~ 7 小时。

【药理作用】明显降低糖尿病患者血糖水平，对正常人血糖却无影响；由于不刺激胰岛素的释放，故当胰岛功能丧失时本类药物仍有降血糖作用。其作用机制主要是促进组织摄取和利用葡萄糖，妨碍肠道吸收，增加肌肉组织中糖的无氧酵解，减少糖异生，抑制胰高血糖素的释放。此外，本类药物尚能降低低密度脂蛋白、极低密度脂蛋白、甘油三酯和胆固醇，对延缓糖尿病血管并发症有一定意义。

【临床应用】主要用于轻、中度 2 型糖尿病患者，尤其是单用饮食不能控制、伴肥胖者，是肥胖或超重的 2 型糖尿病患者的首选药。对重度或胰岛素耐受的患者，可与胰岛素或磺酰脲类药物合用。

【不良反应】胃肠道刺激症状，还常有口中金属味、口臭等，减量逐渐消失；巨幼红细胞性贫血，为妨碍维生素 B_{12} 和叶酸吸收所致；因促进糖的无氧酵解，乳酸产生增加，在肝肾功能不全、心力衰竭及低血容量休克等情况下易发生乳酸中毒，可危及生命。苯乙福明的发生率高于甲福明 10 倍，肝肾功能不全、慢性心衰和尿酮体阳性者禁用。目前欧、美等国家已禁用双胍类药物。

三、α-葡萄糖苷酶抑制药

目前临床常用的本类药物有阿卡波糖（acarbose，拜糖平）、伏格列波糖（voglibose）、米格列醇（miglitol）。

【体内过程】口服吸收率低，约为 2%，大约 50% 经肠道排泄，35% 在肠道内被代谢，代谢物被吸收后经肾排出。

【药理作用】降低餐后高血糖作用较明显，久用能降低空腹血糖。由于本类药物化学结构与碳水化合物相似，与食物同服后，能在小肠黏膜上皮与糖类竞争葡萄糖苷酶，其竞争力比糖类大 1 万倍，通过抑制小肠中各种 α-葡萄糖苷酶，使淀粉和蔗糖等水解为葡萄糖的速度减慢，延缓了葡萄糖吸收，从而起到了降低餐后血糖的作用。其中对淀粉酶的抑制作用最强，其次是蔗糖酶和麦芽糖酶，对乳糖酶无影响。对淀粉的消化只是延缓，并未完全阻断，故久用并无热量损失。

【临床应用】主要用于轻、中度 2 型糖尿病，尤其适合老年患者及空腹血糖正常而餐后血糖明显升高者。

【不良反应】因延长碳水化合物在肠道的分解吸收和滞留时间，导致细菌酵解产气增多，如嗳气、腹胀、排气多、腹泻或便秘，一般不影响治疗。溃疡病患者慎用。服药期间提高摄食多糖比例，减少单糖摄入，以提高疗效。注意在进食开始时服药。

四、胰岛素增敏药

本类药物多为噻唑烷二酮的衍生物，包括罗格列酮（rosiglitazone）、环格列酮（ciglitazone）和吡格列酮（pioglitazone）等。

本类药物的主要作用是：①改善胰岛素耐受性并降低血糖。通过影响胰岛素反应性基因的转录而控制葡萄糖的生成、转运和利用。如增强胰岛素信号传导；促进脂肪细胞分化成大量小脂肪细胞，增加脂肪细胞总数，提高对胰岛素的敏感性等。②增强胰岛 B 细胞功能。增加胰岛面积、密度及胰岛中胰岛素含量；阻止胰岛细胞死亡。③纠正胰岛素耐受引起的脂质代谢异常，提高高密度脂蛋白水平；降低甘油三酯、游离脂肪酸等，游离脂肪酸水平升高会对胰腺产生毒性作用。④通过阻断血管平滑肌的 Ca^{2+} 内流和 K^{+} 外流，从而降低收缩压、舒张压和平均血压。

临床主要用于其他降血糖药疗效不理想的 2 型糖尿病，特别是对胰岛素产生耐受的患者，可单用也可与胰岛素或磺酰脲类药物合用。主要不良反应有嗜睡、头痛、水肿、肌肉和骨骼疼痛及胃肠道反应等。

五、其他类口服降血糖药

氯喹（chloroquine）、羟基氯喹（hydroxychloroquine）

为胰岛素降解抑制药，主要抑制胰岛素酶的活性及胰岛素在胰岛细胞外的降解，从而提高胰岛素水平，改善了胰岛素耐受性，最终达到降低血糖的作用。短期内服用即可生效，但是久用对人体的影响还不清楚。

瑞格列奈（repaglinide）

该药是苯甲酸类衍生物，属于新型的非磺酰脲类促进胰岛素分泌的药物，其降血糖作用是格列本脲的 3 ~ 5 倍。口服吸收迅速，$t_{1/2}$ 约 1 小时，经肝代谢，90% 经过胆汁排泄。主要用于 2 型糖尿病，餐前服用可降低餐后血糖。

小　结

临床糖尿病以持续性高血糖为主要表现，并常伴有多种急性或慢性并发症，可累及重要脏器，甚至危及生命，降低血糖可以有效地防止或延缓并发症的出现。降血糖药有注射用药和口服用药两种，前者是各种胰岛素制剂，为治疗1型糖尿病的唯一有效药物，且须终身用药。后者有多种，为治疗2型糖尿病的主要药物，磺酰脲类用于胰岛功能尚存30%以上的2型糖尿病或对胰岛素产生耐受者；双胍类是肥胖或超重2型糖尿病的首选药；α－葡萄糖苷酶抑制药适合空腹血糖正常而餐后血糖明显升高者。2型糖尿病经饮食控制或口服降血糖药疗效不佳者及糖尿病急症或严重并发症，应选择胰岛素治疗。

思　考　题

1. 简述胰岛素临床应用及不良反应。
2. 试述磺酰脲类和双胍类药物的降血糖机制及其临床应用和不良反应。
3. 简述α－葡萄糖苷酶抑制药降血糖机制、临床应用及不良反应。

第二十九章 抗菌药概述

抗菌药是一类能抑制或杀灭细菌，用于防治细菌感染性疾病的药物，包括抗生素和人工合成的抗菌药物。应用抗菌药物时，必须注意机体、病原体和药物三者的关系（图29－1）。即病原体对机体有致病力，而机体对病原体有防御能力；药物对病原体有抗菌作用，而病原体对药物可产生抗药性；药物对机体可产生不良反应，机体又可影响药物的作用。理想的抗菌药物应对病原体有高度的选择性，明显的抗菌作用，又对机体无毒或低毒，并能提高机体的防御能力。

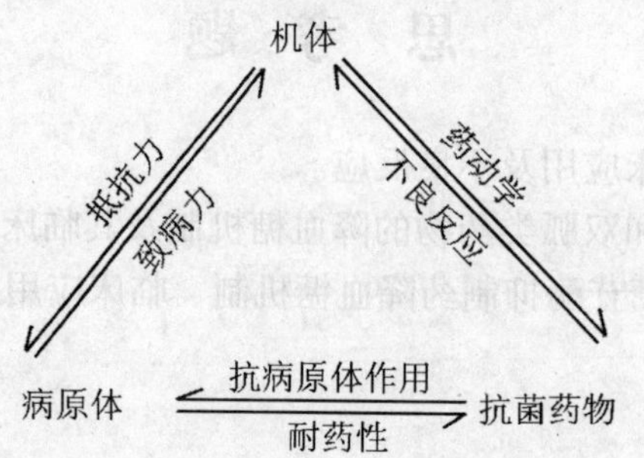

图29－1 机体、病原体和药物三者的关系

第一节 抗菌药常用术语

抗菌谱 是指药物的抗菌范围。有些抗菌药抗菌范围小，仅作用于某单一菌种或某一属细菌，称为窄谱抗菌药，如异烟肼只对结核杆菌有效。对多种致病菌、多菌属及衣原体、支原体等也有效的药物，称为广谱抗菌药，如四环素。

抗生素 是细菌、真菌和放线菌等微生物的代谢产物，低浓度时能杀灭或抑制其他病原微生物。包括天然抗生素和人工半合成抗生素。

抗菌活性 即药物抑制或杀灭细菌的能力。可用体内和体外两种方法测定。抑制细菌生长的最低药物浓度为最低抑菌浓度（MIC），杀灭细菌的最低药物浓度为最低杀菌浓度（MBC）。其中体外药敏试验对临床用药具有重要参考价值。

抑菌药和杀菌药 抑菌药一般指可抑制病原菌生长繁殖的药物，如磺胺类等。杀菌药指对病原菌具有杀灭作用的药物，如青霉素类等。

化学治疗 对微生物感染、寄生虫病及恶性肿瘤的药物治疗统称为化学治疗，简称化疗（chemotherapy）。化疗使用的药物统称为化学治疗药物，简称化疗药物。

化疗指数 是评价化疗药物安全性的重要指标。通常以动物的半数致死量（LD_{50}）和感染动物的半数有效量（ED_{50}）之比来表示，化疗指数 = LD_{50}/ED_{50}。化疗指数越大，用药越安全。有时化疗指数不能作为安全性评价的唯一依据，例如化疗指数很大的青霉素，却有引起过敏性休克的危险。

抗菌后效应（PAE） 停药后仍然持续存在的抗微生物效应，通常以时间（小时）表示，几乎所有的抗菌药都有后效应。

第二节 抗菌药作用机制

抗菌药物通过干扰病原菌的生化代谢过程而产生抑菌或杀菌作用，抗菌药物作用机制如下（图 29－2）：

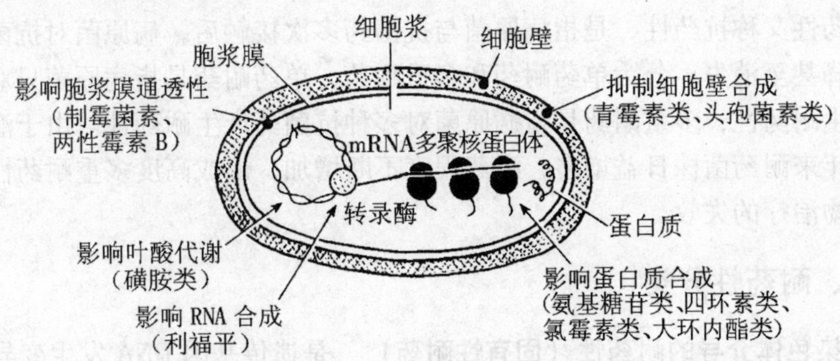

图 29－2 抗菌药作用机制

（一）抑制细菌细胞壁的合成

青霉素类、头孢菌素类等 β－内酰胺类抗生素通过抑制细菌细胞壁的合成而发挥杀菌作用。β－内酰胺类能抑制转肽酶干扰病原菌细胞壁基础成分——粘肽的合成，致使细胞壁缺损，使等渗环境的水分不断内渗，造成菌体膨胀、变形、破裂而死亡。

（二）影响胞浆膜的通透性

两性霉素 B 等抗生素能选择性与胞浆膜中的磷脂或固醇类物质结合，使胞浆膜的通透性增加，导致菌体细胞内盐类、核苷酸、氨基酸等物质外漏，细菌死亡。

（三）抑制蛋白质合成

氨基糖苷类、四环素类、大环内酯类等抗生素均能作用于细菌的核糖体，有效地抑制菌体蛋白质合成的不同环节而发挥杀菌或抑菌作用。

（四）抑制叶酸及核酸合成

磺胺类、甲氧苄啶抑制四氢叶酸合成，导致核酸代谢障碍，细菌生长繁殖受到抑制。喹诺酮类药物抑制细菌 DNA 回旋酶及拓扑异构酶Ⅳ，阻碍细菌 DNA 复制而产生杀菌作用。利福平能与细菌 DNA 指导的 RNA 多聚酶结合，使转录过程受阻，从而抑制 RNA 的合成。

第三节 细菌的耐药性

耐药性又称抗药性，是指病原菌与抗菌药多次接触后，病原菌对抗菌药的敏感性下降甚至消失。分为单药耐药和多重耐药，单药耐药是指病原菌只对一种抗菌药产生耐药性，多重耐药是指病原菌对多种抗菌药产生耐药性。由于滥用抗菌药，近年来耐药菌株日益增多，耐药程度不断增加，形成高度多重耐药性，造成化疗药物治疗的失效。

一、耐药性分类

1. 染色体介导的耐药性（固有性耐药） 是遗传基因 DNA 发生变异所致的代代相传的天然耐药性，如铜绿假单胞菌对氨苄西林的耐药性，其产生率低。

2. 质粒介导的耐药性（获得性耐药） 质粒是染色体外具有遗传功能的基因成分，携带抗药基因的质粒称为 R 因子，可通过结合、转化及传导等方式于细菌细胞间传递，其产生率高。

二、耐药性机制

（一）细菌产生灭活酶

1. 水解酶 如 β－内酰胺酶可破坏青霉素类和头孢菌素类的 β－内酰胺环。

2. 钝化酶 又称合成酶，如乙酰转移酶、磷酸转移酶可改变氨基糖苷类药物的分子结构，使之不易与菌体内的核蛋白体结合。

（二）降低胞浆膜的通透性

细菌通过降低膜的通透性而阻止药物进入菌体，如对四环素耐药的菌株主要因其产生了三种新的蛋白质阻塞了细胞壁的水孔而使药物无法通过。

（三）增强主动流出系统

主动流出机制活性增强，使菌体内的药物浓度降低。

（四）细菌改变药物作用的靶位蛋白

通过改变靶位蛋白的构象，使链霉素不能与之结合；或通过增加靶蛋白的数量，使未结合的靶蛋白仍能维持细菌的正常结构与功能。如金葡菌对甲氧西林的耐药。

（五）改变自身代谢途经

通过改变自身代谢途经而改变对营养物质的需要，如对磺胺类耐药的细菌不再利用对氨苯甲酸及二氢叶酸合成叶酸，而是直接利用叶酸，或是产生较多的对氨苯甲酸而呈现耐药。

第四节　抗菌药的合理应用原则

抗菌药合理应用是指在全面了解患者、病原菌和抗菌药三者基本情况与相互关系的基础上，安全有效地应用抗菌药。应用抗菌药物时必须注意以下一些事项：

（一）根据病原菌及药物的特点选用药物

首先在临床诊断基础上预测可能的致病菌种类，并根据细菌对各类抗菌药敏感度试验，选择适当药物进行经验性治疗。例如泌尿道感染常为大肠杆菌或变形杆菌引起，可选用喹诺酮类或头孢菌素类。如果病情严重，在进行经验治疗前，应对标本进行涂片染色检查、细菌培养和药物敏感度试验，必要时还需测定联合药敏试验，供选药参考。要熟悉抗菌药的抗菌作用、致病菌耐药变迁情况、药动学、适应证、不良反应及价格，才能有针对性地选择最有效的抗菌药物，以取得满意疗效。

（二）因人而异选用药物

应依据病人的性别、年龄、生理、病理及免疫功能等不同情况，制定用药方案。如婴儿及老人的肝、肾功能尚未发育成熟或已经减退，易产生血药浓度增高、半衰期延长的情况，选药时要减少或避免使用对肝、肾毒性作用大的药物。儿童应避免使用对生长发育有影响的药物。对妊娠及哺乳期妇女应严格控制致畸药物和影响乳儿生长药物的应用。

（三）抗菌药的预防应用

目前抗菌药在预防应用方面滥用现象严重，导致耐药菌株产生增多，甚至出现严重的不良反应。所以要严格掌握预防用药指征，应仅限于少数情况，如预防结肠或直肠手术后的多种需氧与厌氧菌感染，预防流脑、预防风湿热复发或风湿病等。对于感冒、昏迷、无菌手术等患者，则不应滥用抗菌药。

（四）抗菌药物的联合应用

联合用药的目的在于提高疗效，扩大抗菌范围，延缓或减少耐药性的产生，降低毒性反应。指征是：单一药物不易控制的混合感染；病因未明的严重感染；长期用药可能产生耐药性的慢性感染；可减少剂量，降低药物毒性的联合应用。

（五）制定适宜用药方案

按药动学参数制订用药方案，使给药途径、剂量、疗程与病情相适应。对于急性感染，一般持续用到体温正常、症状消失后 72 小时，在 48 ~ 72 小时内疗效不显著者，应考虑换药或调整剂量。

（六）控制发生二重感染

在使用广谱抗菌药物时，患者消化道、呼吸道、泌尿生殖系统会发生菌群生态失衡，即敏感菌被抗菌药物抑制，而耐药菌株乘机大量繁殖，导致菌群紊乱，即二重感染。为此，应采用对敏感菌选择性最强的药物，在适宜疗程内治疗。

（七）综合治疗感染

对有脓性渗出液、坏死性组织、结石梗阻的病人进行必要的外科引流或手术去除异物等。

小　结

抗菌药包括抗生素和人工合成的抗菌药物。应用抗菌药物时，必须注意机体、病原体和药物三者的关系。常用的抗菌药的主要作用机制是：抑制细胞壁的合成，抑制蛋白质的合成，影响胞浆膜的通透性，影响核酸的合成，抑制叶酸的代谢。由于抗菌药的毒性反应以及耐药菌株逐渐增加，临床上要注意合理使用抗菌药，使患者冒最小的风险，获得最大的治疗效果。

思　考　题

1. 简述化疗指数、抗菌谱、抗生素、耐药性的概念。
2. 各类抗菌药的抗菌作用机制是什么？

第三十章 β－内酰胺类抗生素

β－内酰胺类是一类化学结构中含有β－内酰胺环的抗生素，包括青霉素类、头孢菌素类及新型β－内酰胺类。

第一节 青霉素类抗生素

青霉素类抗生素分为天然青霉素和半合成青霉素两类。本类药物基本结构（图30－1）均含有母核6－氨基青霉烷酸（6－APA）。母核由噻唑环和β－内酰胺环构成，为抗菌活性重要结构，β－内酰胺环破坏后抗菌活性即消失。

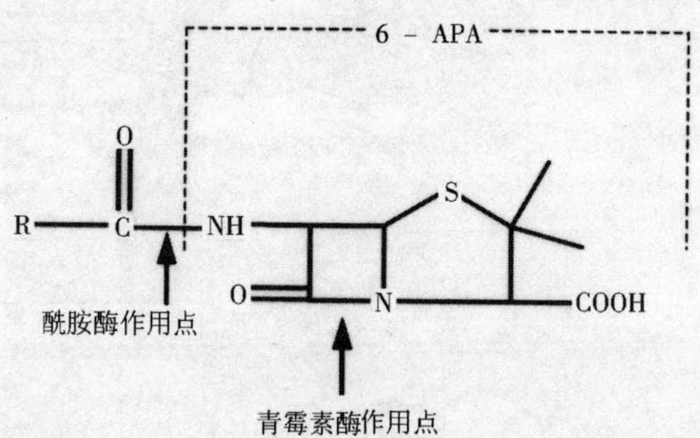

图30－1 青霉素类抗生素基本结构和酶作用点

一、天然青霉素

青霉素G（penicillin G，苄青霉素）

青霉素G具有抗菌作用强、疗效高、毒性低、价格廉等优点，自1940年临床应用以来，一直是治疗敏感菌感染的首选药。常用其钠盐和钾盐，易溶于水。水溶液极不稳定，其降解产物易致过敏，故需现用现配。主要缺点是不能口服，不耐酶，抗菌谱窄，可引起过敏反应，严重者发生过敏性休克。

【体内过程】 青霉素 G 口服易被胃酸及消化酶破坏。一般采用肌内注射，吸收迅速完全，30 分钟血药浓度达高峰。吸收后分布广，主要分布于细胞外液，不易透过血脑屏障、骨组织和脓液腔中，脑膜炎时使用大剂量青霉素可使脑脊液中达有效浓度。主要以原形从肾小管分泌排出，$t_{1/2}$为 0.5～1 小时，有效血药浓度可维持 4～6 小时。

【药理作用】 青霉素 G 为快速杀菌药。主要作用于大多数革兰阳性菌、革兰阴性球菌、螺旋体和放线菌等。敏感菌主要有：溶血性链球菌、草绿色链球菌、脑膜炎奈瑟菌、白喉棒状杆菌、炭疽芽孢杆菌和不产酶的金葡菌、厌氧的破伤风梭菌、产气荚膜梭菌，以及梅毒螺旋体、钩端螺旋体、放线菌。对淋病奈瑟菌敏感性明显下降，肠球菌敏感性极差，对立克次体、阿米巴原虫、真菌、病毒完全无效。

【作用机制】 青霉素 G 抑制转肽酶的活性，干扰细菌细胞壁的合成。β－内酰胺类抗生素的作用靶点称为青霉素结合蛋白，属细菌细胞壁合成酶系，转肽酶是其中一种重要的酶。青霉素与转肽酶结合，抑制其活性，使粘肽不能交叉联结，从而抑制细菌细胞壁的合成，使细菌胞壁缺损，水分内渗，导致菌体膨胀变形而崩解。

青霉素的杀菌特点：①对繁殖期细菌作用强，对静止期细菌作用弱；②对革兰阳性菌作用强，对革兰阴性菌作用弱。革兰阴性菌细胞壁含粘肽少，胞浆渗透压也较低，外层又具有青霉素不易透过的大量脂蛋白，故对青霉素敏感性低；③对人和动物毒性小，对真菌无效。因为哺乳类动物和真菌无细胞壁。

【耐药性】 金葡菌对青霉素较易产生耐药性，肺炎链球菌、淋病奈瑟菌等细菌耐药菌株在不断增加。耐药机制包括：①生成水解 β－内酰胺环的 β－内酰胺酶；②青霉素结合蛋白靶位结构变化，对药物的亲和力降低；③细胞膜或胞浆通透性改变，药物透入减少，不能在作用部位达到有效浓度。

【临床应用】 青霉素为治疗敏感菌革兰阳性菌、革兰阴性菌和螺旋体所致感染的首选药。

1. 革兰阳性球菌感染　A 组和 B 组溶血性链球菌感染、肺炎链球菌、敏感葡萄球菌、草绿色链球菌等革兰阳性球菌感染首选青霉素。

2. 革兰阴性杆菌感染　为治疗白喉、气性坏疽、破伤风的首选药，应配合特异的抗毒素。

3. 革兰阴性球菌感染　脑膜炎奈瑟菌引起的流行性脑脊髓膜炎可首选青霉素 G。淋病奈瑟菌引起的淋病目前耐药菌株增多，对不产酶的菌株可首选青霉素。

4. 螺旋体感染 为治疗梅毒螺旋体、回归热螺旋体和钩端螺旋体感染的首选药。

5. 放线菌感染 治疗宜大剂量、长疗程。

【不良反应】 毒性小，过敏反应严重。

1. 过敏反应 为最常见的不良反应。以荨麻疹、药疹等皮肤过敏和血清样反应多见，但不严重。严重者可出现过敏性休克，发生率占用药人数的0.4～1.0/万，如不及时抢救，可危及生命，死于呼吸困难和循环衰竭，死亡率约为0.1/万。

主要防治措施：①避免滥用和局部用药；②详细询问过敏史，有青霉素过敏史者禁用，对其他药物过敏史者慎用；③初次使用、停药1天、换批号时必须做皮肤过敏试验；④注射液应现用现配；⑤避免在饥饿时注射青霉素，注射后应观察半小时；⑥发生过敏性休克，必须立即皮下或肌内注射0.1%肾上腺素0.5～1.0mg，严重者可稀释后静脉注射或静脉滴注肾上腺素，需要时可加用糖皮质激素或抗组胺药，呼吸困难者予以氧气吸入或人工呼吸，必要时作气管切开。

2. 局部反应 肌内注射钾盐可引起局部刺激症状，如疼痛、硬结或红肿等，钠盐症状轻。

3. 赫氏反应 青霉素治疗梅毒或钩端螺旋体病、炭疽时可出现寒战、发热、咽痛、肌痛、头痛等症状加剧现象。

4. 高钾、高钠血症 大剂量青霉素钾盐或钠盐静注或滴注，引起明显的水、电解质紊乱，尤其是肾功能下降的病人可引起高钾血症、高钠血症，甚至引起心脏功能抑制。

二、半合成青霉素

天然青霉素虽高效、低毒，但抗菌谱窄、不耐酸、不耐酶。为弥补青霉素的缺点，1959年开始以青霉素母核6－APA为原料，引入不同侧链，先后合成了具有耐酸、耐酶、广谱、抗铜绿假单胞菌、抗革兰阴性菌等特性的半合成青霉素，与青霉素存在交叉过敏反应。用药前需用青霉素做皮肤过敏试验。常用的半合成青霉素分为四类，其作用特点见表30－1。

表30－1　半合成青霉素的分类和作用特点

常用药物	作用特点
1. 耐酸青霉素	
青霉素V（penicillin V）	①抗菌谱及抗菌活性类似青霉素G ②不耐酶，但耐酸，可口服 ③仅用于轻度敏感菌感染

（续表）

常用药物	作用特点
2. 耐酶青霉素	
苯唑西林（oxacillin） 氯唑西林（cloxacillin） 双氯西林（dicloxacillin） 氟氯西林（flucloxacillin）	①对产酶金葡菌有效，对不产酶的菌株作用不如青霉素G ②耐酸，可口服，不能透过血脑屏障 ③用于耐青霉素G的各种金葡菌感染 ④以双氯西林和氟氯西林作用较强
3. 广谱青霉素	
氨苄西林（ampicillin） 阿莫西林（amoxicillin） 哌拉西林（piperacillin）	①对革兰阳性菌作用与青霉素相似，对肠球菌有较好作用 ②对革兰阴性菌作用较强，对铜绿假单胞菌无效 ③耐酸，可口服，但不耐酶 ④用于敏感菌引起的全身感染，阿莫西林还用于伤寒及幽门螺杆菌感染
4. 抗铜绿假单胞菌青霉素	
羧苄西林（carbenicillin） 替卡西林（ticarcillin） 呋苄西林（furbenicillin）	①对革兰阳性菌作用与青霉素相似 ②对革兰阴性菌抗菌谱广，作用强，对铜绿假单胞菌有效 ③不耐酶 ④常用于烧伤继发铜绿假单胞菌感染，也可用于铜绿假单胞菌、大肠埃希菌、变形杆菌引起的尿路感染

第二节 头孢菌素类抗生素

头孢菌素类抗生素的母核为7－氨基头孢烷酸（7－ACA），其活性基团也是β－内酰胺环（图30－2）。

【常用药物】本类抗生素具有抗菌谱广、杀菌力强、对β－内酰胺酶较稳定以及过敏反应少等特点。

抗菌机制与青霉素相似。根据头孢菌素的抗菌谱、抗菌强度、对β－内酰胺酶的稳定性分为四代。

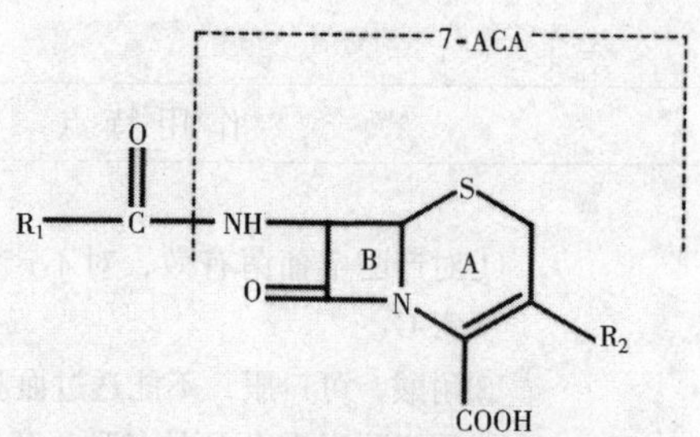

图 30－2　头孢菌素类抗生素结构图

第一代头孢菌素：头孢氨苄（cefalexin）、头孢羟氨苄（cefadroxil）、头孢唑啉（cefazolin）、头孢噻吩（cefalothin）、头孢拉定（cefradine）。

第二代头孢菌素：头孢呋辛（cefuroxime）、头孢孟多（cefamandole）。

第三代头孢菌素：头孢噻肟（cefotaxime）、头孢他啶（ceftazidime）、头孢曲松（ceftriaxone）、头孢哌酮（cefoperazone）。

第四代头孢菌素：头孢匹罗（cefpirome）、头孢吡肟（cefepime）、头孢利定（cefelidin）。

【药理作用及应用】 本类药物为杀菌药，抗菌原理与青霉素相同，已有多种细菌对其产生耐药性，耐药机制同青霉素类。

第一代头孢菌素对革兰阳性菌作用比第二、三代强，但对革兰阴性菌的作用差。可被细菌 β－内酰胺酶破坏。主要用于敏感菌所致呼吸道感染、尿路感染、皮肤及软组织感染。

第二代头孢菌素对革兰阳性菌抗菌作用不及第一代，对革兰阴性菌有明显作用，对厌氧菌有一定作用，但对铜绿假单胞菌无效。对多种 β－内酰胺酶稳定，可作为一般革兰阴性菌感染的首选药物。适用于治疗敏感菌所致呼吸道、胆道、泌尿道、菌血症和其他组织感染。

第三代头孢菌素对革兰阳性菌抗菌作用不及第一、二代，对革兰阴性杆菌抗菌作用强。对 β－内酰胺酶有较高的稳定性。能有效控制严重的铜绿假单胞菌感染，用于重症耐药的革兰阴性杆菌感染，特别是威胁生命的严重革兰阴性杆菌感染。如革兰阴性菌为主要致病菌、兼有厌氧菌和革兰阳性菌的混合感染且病情危重者。

第四代头孢菌素对革兰阳性菌、革兰阴性菌均有高效，对 β－内酰胺酶高度稳定，可用于治疗对第三代头孢菌素耐药的细菌感染。

【不良反应】

1. 过敏反应　多为皮疹、荨麻疹等。与青霉素类抗生素有部分交叉过敏反应，青霉素皮试阳性或有青霉素过敏史者不可用，必要时做皮试。

2. 胃肠道反应 口服给药可发生恶心、食欲下降、腹泻等反应。

3. 肾毒性 第一代头孢菌素大剂量给药可发生。应注意用药量及病人的肾功能，避免与其他具有肾功能损害作用的药物合用。

4. 其他 偶有二重感染。

小 结

青霉素G对革兰阳性菌、革兰阴性球菌、螺旋体和放线菌有较强的作用。具有高效低毒的优点，但抗菌范围窄、不耐酸、不耐酶，过敏反应较多。广谱半合成青霉素耐酸、耐酶，扩大了抗菌范围。与青霉素G之间存在交叉过敏反应，用药前需作皮试。

头孢菌素类抗生素，已经有四代药物问世。具有广谱、高效、低毒、耐酶的特点，第一代主要用于革兰阳性菌及抗药金葡菌感染；第二代可用于一般性革兰阴性杆菌感染；第三代用于重症耐药的革兰阴性杆菌感染，特别是威胁生命的严重革兰阴性杆菌感染；第四代用于对第三代头孢菌素耐药的细菌感染。使用第一代时要注意其对肾脏的损害。

思 考 题

1. 青霉素G的抗菌谱及抗菌机制是什么？
2. 青霉素G引起的过敏性休克的防治措施有哪些？
3. 头孢菌素类药物各代的抗菌特点及应用有哪些？

第三十一章 大环内酯类抗生素

大环内酯类抗生素是一类具有多元碳的大环类结构的抗菌药。临床使用的有红霉素（erythromycin）、麦迪霉素（medecamycin）、螺旋霉素（spiramycin）等天然药物及罗红霉素（roxithromycin）、克拉霉素（clarithromycin）、阿奇霉素（azithromycin）等人工半合成品。

第一节　大环内酯类抗生素的共性

一、抗菌作用及机制

大环内酯类抗菌谱较窄，天然药物主要对大多数革兰阳性菌、厌氧球菌及脑膜炎奈瑟菌、淋病奈瑟菌、流感嗜血杆菌、百日咳杆菌等革兰阴性菌等有强大抗菌活性；对军团菌、弯曲菌、衣原体、支原体、立克次体及某些螺旋体等有效；对产生β－内酰胺酶的葡萄球菌和耐甲氧西林金黄色葡萄球菌（MRSA）有一定抗菌活性。人工半合成品扩大了抗菌范围，提高了对革兰阴性菌的抗菌活性。

大环内酯类通常为抑菌剂，抑制细菌蛋白质合成，与细菌核蛋白体50S亚基P位结合，抑制多肽链由A位到P位的位移作用，阻止肽链延长，终止蛋白质合成。

二、耐药机制

细菌对红霉素易产生耐药性，本类药物之间有完全交叉耐药性。其耐药机制多与下列因素有关：①靶位改变：耐药菌诱导产生甲基化酶，将核蛋白体上的结构甲基化，使其与药物的亲和力下降而出现耐药；②产生水解酶：如肠杆菌属产生酯酶水解红霉素；③摄入减少，外排增多：改变耐药菌基因，降低细胞膜的通透性，或促进药物外排。

三、体内过程

1. 吸收　红霉素不耐酸，易被胃酸破坏，口服吸收少，故临床一般用其肠衣片或酯化物，在十二指肠溶出吸收，但肠溶型药物生物利用度较差。新大环内酯类不易被胃酸破坏，生物利用度高，血浆和组织内浓度均增加。

2. 分布　红霉素能广泛分布到除脑脊液以外的各种体液和组织中达到抗菌浓度。在胆汁和前列腺中浓度较高。阿奇霉素的血药浓度较低，主要集中在中性粒细胞、巨噬细胞、肺、痰、皮下组织、胆汁和前列腺等。罗红霉素的血药浓度、细胞内浓度较其他药物高。

3. 代谢　红霉素主要在肝脏代谢，并能通过与细胞色素 P_{450} 系统相互反应而抑制许多药物的氧化。

4. 排泄　红霉素和阿奇霉素主要以活性形式聚积和分泌在胆汁中，部分药物经肝肠循环被重吸收。克拉霉素及其代谢产物经肾脏排泄，肾功能不良者应适当调整用药剂量。

四、临床应用

大环内酯类可用于以下感染：

1. 红霉素是治疗支原体肺炎、衣原体感染（如婴儿衣原体肺炎等）的首选药。

2. 红霉素是防治军团菌肺炎、白喉和百日咳的首选药。

3. 可作为弯曲菌肠炎的首选药。

4. 可作为耐青霉素的金葡菌感染及对青霉素过敏者的替换药。

5. 用于由溶血性链球菌、肺炎球菌等革兰阳性菌引起的咽炎、扁桃体炎、猩红热及丹毒等的治疗。

6. 用于梅毒、放线菌病、气性坏疽、破伤风等的治疗，但疗效不及青霉素。

五、不良反应

大环内酯类毒性低，严重的不良反应少。

1. 胃肠道反应　表现为腹痛、腹胀、恶心、呕吐及腹泻等。红霉素口服或静注均可引起。新大环内酯类的胃肠道反应发生率较红霉素为低。

2. 肝损害　以胆汁淤积为主，亦可发生肝实质损害，常见阻塞性黄疸、转氨酶升高等。红霉素酯化物易引起肝毒性及肝功能异常，发生率可达 40%。其他大环内酯类发生率较低。肝功能不良者禁用红霉素。

有局部刺激作用，不宜肌内注射，静注可引起血栓性静脉炎。

第二节　常用大环内酯类抗生素

红霉素（erythromycin）

红霉素曾广泛应用于许多感染，由于胃肠道反应和耐药性，已逐渐被第二代半合成的大环内酯类取代。红霉素口服经肠道吸收，但易被胃酸破坏，临床一般采用肠衣片或酯化物，常用的制剂有红霉素硬脂酸盐依托红霉素（无味红霉素）、红霉素酯琥珀酸盐和红霉素乳糖酸盐。红霉素是治疗军团菌病、百日咳、白喉带菌者、空肠弯曲菌肠炎和支原体肺炎的首选药。常用于治疗耐青霉素的金葡菌感染和对青霉素过敏者，也常用于厌氧菌引起的口腔感染和肺炎支原体、肺炎衣原体、溶脲脲原体等非典型病原体所致的呼吸系统、泌尿生殖系统感染。红霉素的不良反应主要为胃肠道反应，许多病人不能耐受而停药。大剂量或长期应用可致胆汁淤积和转氨酶升高等，尤其在应用酯化红霉素时。孕妇及慢性肝病或肝病患者不宜应用，婴幼儿慎用。

阿奇霉素（azithromycin）

抗菌谱较红霉素更广，抗菌活性为大环内酯类中最强者，具有口服吸收快，分布广，细胞内浓度高，$t_{1/2}$长达68～76小时等优点，每日仅需给药一次。对革兰阴性菌具有较高抗菌活性，对肺炎支原体的作用则为大环内酯类中最强者。

小　结

大环内酯类抗生素现有两代。以红霉素为代表的第一代，主要对革兰阳性菌、革兰阴性菌中的百日咳杆菌、变形杆菌和厌氧菌等作用强，对军团菌、弯曲菌、衣原体、支原体、立克次体及某些螺旋体有良效。但抗菌范围窄，口服吸收差，生物利用度低，耐药性及胃肠道反应多，酯化红霉素有肝毒性等。第二代以阿奇霉素、罗红霉素为代表，抗菌范围广，抗菌作用增强，对酸稳定，口服吸收好，生物利用度高，给药次数少，不良反应少。

思 考 题

1. 两代大环内酯类抗生素的主要不同点是什么？
2. 大环内酯类抗生素的抗菌特点及应用是什么？
3. 大环内酯类抗生素的不良反应有哪些？

第三十二章　氨基糖苷类抗生素

第一节　氨基糖苷类抗生素的共性

临床常用的氨基糖苷类抗生素有：链霉素（streptomycin）、庆大霉素（gentamycin）、妥布霉素（tobramycin）、奈替米星（netilmicin）、阿米卡星（amikacin）、卡那霉素（kanamycin）及大观霉素（spectinomycin）等。新霉素（neomycin）毒性最大，主要用于局部；巴龙霉素（paromomycin）毒性较大，仅口服用于阿米巴痢疾。本类药物均具有氨基糖分子与苷元结合成苷的相似结构，而具有共同特点。

一、抗菌作用及机制

氨基糖苷类的共同优点：①比青霉素类和头孢菌素类抗革兰阴性菌活性强；②抗菌谱广；③水溶性好，性状稳定。

共同缺点：①消化道不吸收；②损伤肾功能和第八对脑神经；③无抗厌氧菌活性。

氨基糖苷类对各种需氧革兰阴性杆菌包括大肠埃希菌、铜绿假单胞菌、变形杆菌属、克雷伯杆菌属、肠杆菌属、志贺菌属、枸橼酸杆菌属具有强大抗菌活性；对沙雷菌属、沙门菌属、产碱杆菌属、不动杆菌属和嗜血杆菌属也有一定抗菌作用；对淋病奈瑟菌、脑膜炎奈瑟菌等革兰阴性球菌作用差；对甲氧西林敏感葡萄球菌包括金葡菌和表皮葡萄球菌也有较好抗菌活性，对各组链球菌作用微弱。肠球菌和厌氧菌对其不敏感。链霉素、卡那霉素还对结核分枝杆菌有效。

本类药物主要抑制细菌蛋白质的合成，还能破坏细菌胞浆膜的完整性。进入菌体细胞内与核糖体30S亚基结合，通过阻碍蛋白质合成的启动及干扰信使核糖核酸的释译与校对过程，导致异常的、无功能蛋白质的合成。还可使细菌细胞膜缺损，膜通透性增强，细胞内容物外漏和加快氨基糖苷类药物的转运，更加速了细菌死亡。

二、耐药机制

1. 产生修饰氨基糖苷类的钝化酶，包括乙酰化酶、腺苷化酶和磷酸化酶，可分别将乙酰基、腺苷、磷酸连接到氨基糖苷类抗生素的氨基糖或羟基上，使其失去抗菌活性。

2. 通过改变细胞壁通透性，阻止抗生素进入。

3. 靶位修饰，基因突变使菌株核糖体靶位蛋白改变，影响进入细胞内的抗生素与核糖体结合。

三、体内过程

本类药物极性及解离度较大，口服不易吸收。多采用肌内注射，30～90 分钟即可达高峰浓度，为避免血药浓度过高而导致不良反应，通常不主张静注给药。

除链霉素外，血浆蛋白结合率小于 10%；穿透力很弱，主要分布在细胞外液，在肾皮质及内耳外淋巴液中浓度高，与肾毒性及耳毒性有关；可通过胎盘屏障到达胎儿体内，孕妇禁用；但不能透过血脑屏障。在体内不代谢，主要以原形经肾小球滤过，$t_{1/2}$ 约为 2～3 小时，肾衰患者可延长 20～30 倍以上而致药物蓄积。

四、临床应用

1. 氨基糖苷类主要用于革兰阴性杆菌所致全身感染，如脑膜炎、呼吸道感染、泌尿道感染、皮肤软组织感染、胃肠道感染、烧伤或创伤感染及骨关节感染等。对于败血症、肺炎、脑膜炎等革兰阴性杆菌引起的严重感染，需要联合应用其他对革兰阴性杆菌具有强大抗菌作用的抗菌药，如广谱半合成青霉素、第三代头孢菌素及喹诺酮类等。

2. 还可用于消化道感染、肠道术前准备、肝昏迷用药，如新霉素。

3. 链霉素、卡那霉素可作为结核病治疗药物。

4. 外用：可制成软膏、眼膏或冲洗液，治疗局部感染。

五、不良反应

1. 耳毒性 包括前庭功能障碍和耳蜗听神经损伤。前庭功能障碍多见于链霉素和庆大霉素，表现为头昏、视力减退、眼球震颤、眩晕、恶心、呕吐和平衡失调。耳蜗听神经损伤多见于阿米卡星和卡那霉素，表现为耳鸣、听力减退和永久性耳聋。妥布霉素与奈替米星耳毒性相对较低。孕妇用药可影响胎儿耳蜗功能，造成先天性耳聋，所以孕妇慎用。不宜与强效利尿药等其他具有耳毒性药物同服。

2. 肾毒性　药物对肾组织亲和力极强，大量聚集在肾皮质，导致肾皮质近曲小管上皮细胞溶酶体肿胀破裂，线粒体损害，钙调节转运过程受阻，轻者引起肾小管肿胀，重则产生急性坏死。临床可见蛋白尿、血尿、管型尿等，肾小球滤过减少，严重者可致氮质血症及无尿等。一般是可逆的，常用剂量肾毒性顺序为庆大霉素和阿米卡星>妥布霉素>链霉素，奈替米星肾毒性很低。肾毒性易发生于老年、脱水、休克、原有肾病的患者以及并用如两性霉素B、呋塞米、磺胺类等有肾毒性作用药物的患者。

3. 神经肌肉麻痹　大剂量静脉滴注或腹腔给药阻断神经肌肉接头，出现四肢软弱无力、呼吸困难乃至呼吸停止。可能因药物与突触前膜钙结合部位结合，抑制ACh释放所致。应立即静脉注射新斯的明和钙剂抢救。

4. 过敏反应　氨基糖苷类可引起嗜酸性粒细胞增多、各种皮疹、发热等，也可导致过敏性休克。链霉素的过敏性休克发生率仅次于青霉素，但死亡率较青霉素高，防治措施同青霉素。

第二节　常用氨基糖苷类抗生素

链霉素（streptomycin）

是最早应用的氨基糖苷类抗生素，也是第一个用于治疗结核病的药物。对一般革兰阴性杆菌的抗菌活性较低，由于毒性和耐药性日益增多，目前应用局限于：①治疗土拉菌病、鼠疫有特效，常为首选，特别是与四环素合用效果好；②与四环素或氯霉素联合治疗布氏杆菌病效果也较满意；③作为一线抗结核药，与其他抗生素合用，治疗结核病。

庆大霉素（gentamycin）

是目前最常用的氨基糖苷类抗生素。抗菌活性强。临床主要用于：①革兰阴性杆菌感染，如败血症、骨髓炎、肺炎、腹腔感染、脑膜炎等；②铜绿假单胞菌感染，可与羧苄西林合用；③细菌性心内膜炎，应针对不同的病原菌与青霉素、羧苄西林、氯霉素、头孢菌素等联合应用以增强疗效；④口服用于菌痢、伤寒及婴儿致病性大肠埃希菌肠炎等肠道感染或作结肠手术前准备；⑤原因未明的严重感染，常与羧苄西林或头孢菌素类合用。

阿米卡星（amikacin）

为氨基糖苷类中抗菌谱最广的一种。对革兰阴性杆菌和金葡菌均有较强的抗菌活性，但比庆大霉素弱。突出优点是对氨基糖苷类抗生素钝化酶稳定，适用于对庆大霉素或妥布霉素耐药的革兰阴性菌感染，尤其是铜绿假单胞菌的感染。

妥布霉素（tobramycin）

口服吸收很少，肌内注射吸收迅速，可维持 8～9 小时。24 小时内约有 93%以原形由肾排出，$t_{1/2}$约为 2 小时。抗菌谱与庆大霉素相似，对铜绿假单胞菌作用比庆大霉素强，对耐药菌株仍有效。适用于治疗铜绿假单胞菌所致的各种感染。通常与能抗铜绿假单胞菌的青霉素类或头孢菌素类药物合用。对其他革兰阴性杆菌活性不如庆大霉素。不良反应较庆大霉素轻。

奈替米星（netilmicin）

为新的氨基糖苷类抗生素。具有广谱抗菌作用，对肠杆菌科大多数细菌均有强大抗菌活性，对葡萄球菌和其他革兰阳性球菌的作用强于其他氨基糖苷类。其显著特点是对多种氨基糖苷类钝化酶稳定，对耐其他氨基糖苷类的革兰阴性杆菌及耐青霉素类的金葡菌感染有效。临床用于敏感菌所致尿路、肠道、呼吸道及创口感染。奈替米星是氨基糖苷类抗生素中耳毒性及肾毒性发生率最低的，但也不是绝对安全。孕妇禁用，哺乳期妇女用药期间禁止哺乳。

小 结

氨基糖苷类抗生素的抗菌作用、药动学、不良反应等基本相似。对革兰阴性杆菌作用最强，主要用于革兰阴性杆菌所致的各种感染。妥布霉素、庆大霉素、阿米卡星对铜绿假单胞菌有较强的抗菌作用，而对结核杆菌则以链霉素作用最强，卡那霉素次之。本类药物的毒性大，主要是耳毒性及肾毒性；相对而言，新霉素毒性最大，奈替米星毒性最小。对耐药菌株可选用本类的阿米卡星及奈替米星。由于毒性大及耐药菌株增多，现不作为革兰阴性杆菌的首选药，主要用于严重敏感菌感染。

思 考 题

1. 氨基糖苷类抗生素的抗菌特点及应用是什么？
2. 氨基糖苷类抗生素的不良反应有哪些？

第三十三章 四环素类与氯霉素类抗生素

四环素类和氯霉素类属于广谱抗生素，对革兰阳性菌和革兰阴性菌、立克次体、支原体、衣原体、螺旋体和阿米巴原虫等均有抑制作用。

第一节　四环素类

四环素类抗生素基本结构相似，可分为天然和半合成两类。本类药物在酸性溶液中较稳定，抗菌作用强，一般用其盐酸盐。

一、天然四环素类

四环素（tetracycline）

【体内过程】口服易吸收，但不完全，食物和药物中的 Ca^{2+}、Mg^{2+}、Al^{3+}、Fe^{2+} 等金属离子易与四环素形成络合物影响其吸收，至少应间隔3小时以上。与血浆蛋白结合率较低，广泛分布于全身各组织和体液，易渗入胸腔、腹腔、胎儿循环及乳汁中，能与钙络合而沉积于骨和牙齿中。但不易透过血脑屏障，脑膜炎时静脉给药透入增加，可达到有效浓度。四环素可经肝排入胆汁，且有明显的肝肠循环，在胆汁中浓度约为血药浓度的10~20倍。主要以原形（约为60%）经肾排泄，有利于泌尿系统感染的治疗。肾功能不良者及老年人易蓄积中毒，应慎用。

【药理作用】抗菌谱广，对革兰阳性菌和革兰阴性菌均有抑制作用。对革兰阳性菌作用不如青霉素类及头孢菌素类，对革兰阴性菌作用不如氨基糖苷类。对立克次体、支原体、衣原体具有较强的抑制作用，对螺旋体、放线菌及阿米巴原虫也有抑制作用。但对铜绿假单胞菌、结核杆菌、伤寒沙门菌无效。

抗菌机制主要是抑制细菌蛋白质合成，通过与敏感菌核糖体30S亚基结合，阻止肽链的延伸而抑制蛋白质的合成，是快速抑菌剂。此外还可通过改变细菌细胞膜通透性，使细胞内重要成分外漏而抑制细菌生长繁殖。

【**耐药性**】四环素类耐药菌株日益增多，故限制了其应用。但对天然四环素耐药的细菌对半合成四环素敏感。耐药机制通过耐药质粒介导，诱导其他敏感菌转为耐药菌，使抗生素内流减少而排出增加。天然品间存在交叉耐药性。

【**临床应用**】

1. 立克次体感染 如斑疹伤寒、Q热和恙虫病等，首选四环素类药物。

2. 支原体感染 如支原体肺炎和泌尿生殖系统感染等，首选四环素类或大环内酯类。

3. 衣原体感染 如鹦鹉、沙眼和性病性淋巴肉芽肿以及某些螺旋体感染（如回归热等），首选四环素类或青霉素类。

4. 其他 鼠疫、布鲁菌病、霍乱、幽门螺旋杆菌感染引起的消化性溃疡、肉芽肿鞘杆菌感染引起的腹股沟肉芽肿。

使用四环素类时，常先选用多西环素。由于耐药菌株增多以及不良反应，四环素已不再作为治疗细菌性感染的首选药。

【**不良反应**】

1. 局部刺激症状 口服时刺激胃肠道黏膜引起恶心、呕吐、腹胀、腹痛等。减量或饭后服用可缓解此症状。长期静脉滴注可引起血栓性静脉炎，故输液应稀释，待病情好转即改用口服。

2. 二重感染 正常人口腔、咽喉部、胃肠道存在完整的微生态系统。长期大量应用四环素类，使敏感菌被抑制，不敏感菌乘机大量繁殖，造成新的感染，即二重感染。老年、幼儿、抵抗力差者及同用肾上腺皮质激素、抗恶性肿瘤药者更易发生。常见白色念珠菌引起的鹅口疮及耐药难辨梭菌引起的伪膜性肠炎，一旦发生应立即停用四环素类，前者用抗真菌药，后者应口服万古霉素和甲硝唑治疗。

3. 影响骨、牙生长 可致牙齿黄染及牙釉质发育不全，还可抑制婴幼儿骨骼生长。孕妇、哺乳期妇女及8岁以下儿童禁用四环素和其他四环素类药物。

4. 其他 长期大量（每日超过1～2g）使用可引起肝损伤和致死性肝中毒，易发于孕妇及伴有肾功能异常者，偶见过敏反应。肝肾功能不良患者及孕妇禁用。

二、半合成四环素类

多西环素（doxycycline，强力霉素）与米诺环素（minocycline）

【体内过程】半合成四环素类脂溶性高，口服吸收快而完全，不易受食物影响，但仍受金属离子的干扰，需分开服用。分布广泛，在脑脊液中浓度较高。$t_{1/2}$为 14 ~22 小时，故每日可服药一次。多西环素约 20% 经肾排出，肾功能减退时由粪便排出量增多，故肾衰竭患者仍可使用。米诺环素经肾排出量较低，在体内长期存留于脂肪组织，肝功能不良者 $t_{1/2}$并不延长，故肝肾功能损害者应用本品无影响。

【药理作用及应用】抗菌谱与四环素相同，但抗菌活性较强，耐药菌株少，具有速效、强效、长效的特点。

临床应用同四环素，多西环素是四环素类药物中的首选药，也是四环素类中治疗肾功能不全患者肾外感染的最安全的一种药物。米诺环素主要用于敏感菌、衣原体、支原体、螺旋体、立克次体等引起的泌尿道、呼吸道、胆道、乳腺及皮肤软组织感染。

【不良反应】多西环素常见胃肠道刺激症状及皮疹。米诺环素易致光敏反应，也可引起前庭功能改变，产生眩晕、耳鸣、恶心、呕吐、共济失调等。

第二节　氯霉素类

氯霉素（chloramphenicol）

【体内过程】口服吸收快而完全，分布广泛，脑脊液中分布浓度较其他抗生素均高。主要在肝内代谢，5% ~10% 的药物以原形经肾排出，可在尿中达有效浓度。$t_{1/2}$为 1.5 ~4 小时，肾功能受损、严重肝功能不全时 $t_{1/2}$延长。

【药理作用】为广谱、速效抑菌药。对革兰阴性杆菌作用强度与链霉素相似，特别对伤寒沙门菌、流感嗜血杆菌作用最强；厌氧菌（脆弱类杆菌）、百日咳杆菌、布鲁杆菌作用较强；对革兰阳性菌作用不如青霉素和四环素，对立克次体和沙眼衣原体、肺炎支原体等有效。

抗菌机制是与敏感菌核糖体 50S 亚基结合，阻止肽链延伸，抑制蛋白质合成。

大肠埃希菌、志贺菌属和变形杆菌对氯霉素较易产生耐药。耐药机制是细菌通过质粒的结合、转移等途径，产生特异的乙酰转移酶或降低对药物的通透性。

【临床应用】

1. 对其他药物耐药或疗效不佳时敏感菌所致脑膜炎。

2. 敏感菌株所致伤寒、副伤寒。

3. 立克次体和其他敏感菌引起的败血症、肺部感染等严重疾病。

4. 厌氧菌感染，尤其病变累及中枢神经系统的严重感染。

【不良反应】

1. 抑制骨髓造血系统功能 是氯霉素的主要不良反应。

（1）可逆性血细胞减少：与剂量和疗程有关，可表现为白细胞和血小板减少，并可伴贫血，一旦发生应及时停药。

（2）不可逆性再生障碍性贫血：与剂量和疗程无关，可能因骨髓造血细胞线粒体内的核蛋白体与细菌体内核蛋白体同是70S组成，所以对氯霉素敏感。通常有数周至数月的潜伏期，病死率高（达50%）。少数存活者可发展为粒细胞性白血病，妇女、儿童及肝肾功能不全者发生率偏高。

因此应注意：①严格控制用药指征及剂量（每天不超过1g）；②用药期间定期检查血象，一旦发现异常应立即停药。

2. 灰婴综合征 是指早产儿、新生儿肝功能和血脑屏障发育不全，肝药酶的含量及活性低，肾排泄功能也低下，使用大剂量氯霉素易引起蓄积中毒。表现为腹胀、吐奶、呼吸不规则、面色灰紫、循环衰竭等。一般发生于治疗的第2天至第9天，症状出现2天内的死亡率可高达40%；因此，早产儿和新生儿禁用，妊娠末期或分娩期的孕妇及老人慎用。

3. 其他 长期大量用药会引起二重感染，口服发生胃肠道反应，少数病人可出现视神经炎、中毒性精神病或皮疹、药热、血管神经性水肿等过敏反应，停药后可消失。

甲砜霉素（thiamphenicol）

是氯霉素的衍生物，仅供口服。抗菌谱与氯霉素相似，主要用于伤寒、副伤寒及其他沙门菌感染，也用于呼吸道、胆道及尿路感染，骨髓抑制较氯霉素轻，可引起周围神经炎。肾功能不全者、孕妇和新生儿慎用。

小 结

四环素类为广谱抗生素，分为天然四环素及半合成四环素。四环素滥用严重，造成耐药菌株明显增加，因此，现主要用于立克次体、支原体、衣原体感染，多用半合成四环素多西环素。半合成四环素具有速效、强效、长效的优点，受食品影响小，原形经肾排泄少，每日只需给药一次，可用于肾衰竭伴有敏感菌感染的患者。氯霉素由于引起骨髓抑制等严重不良反应，除有些地区仍作为伤寒、副伤寒首选药外，一般不宜作为首选药。

思考题

1. 天然四环素和半合成四环素类抗生素的不同点是什么？
2. 四环素类抗生素主要用于哪些微生物所致感染？
3. 四环素类抗生素的不良反应有哪些？

第三十四章 人工合成抗菌药

第一节 喹诺酮类

一、概述

喹诺酮类药（quinolones）是一类具有4-喹诺酮母核基本结构的人工合成抗菌药。60年代合成第一代喹诺酮类，以萘啶酸为代表，因抗菌谱窄，抗菌作用弱，现已极少使用。70年代合成以吡哌酸为代表的第二代喹诺酮类，抗菌谱较第一代扩大，耐药性发展快，只对革兰阴性杆菌有抗菌作用，临床仅用于敏感菌引起的泌尿道和肠道感染。80年代研制的第三代氟喹诺酮类发展迅速，相继出现氧氟沙星、环丙沙星等，抗菌活性强，抗菌谱广，对革兰阳性菌和阴性菌均有抗菌作用，临床广泛用于泌尿道、胃肠道和呼吸道等全身感染。近年来喹诺酮类已进入第四代，如莫西沙星，口服生物利用度高，抗菌活性强，不良反应少，临床应用广。

【体内过程】第二代吡哌酸口服易吸收，绝大部分24小时内以原形经肾脏排泄，少部分经肠道排泄。第三代氟喹诺酮类，大多口服吸收好，生物利用度高，血浆蛋白结合率低，大多在14%~30%，血药浓度高，$t_{1/2}$较长，多数为4小时以上。在体内分布较广，可进入骨、关节、前列腺，也可分布到肺、扁桃体、肝、肾、胆汁、子宫、唾液、皮下软组织、牙髓、齿和齿龈等，在这些部位和组织均可达到有效浓度。少数药物如诺氟沙星、环丙沙星通过肝脏代谢，部分经胆道排泄，胆汁中的浓度较高，大多数药物主要以原形经肾脏排泄，尿液中的浓度较高。第四代喹诺酮类莫西沙星，口服生物利用度高（约90%），表观分布容积大。

【药理作用】本类药物的抗菌谱广，抗菌活性强，尤其第三代疗效强于第一、二代。喹诺酮类药抗菌机制与其他抗菌药机制不同，多数对其他抗菌药产生耐药性的革兰阴性菌，对本类药仍然敏感，有强大的杀菌作用。包括淋病奈瑟菌、铜绿假单胞菌、大肠埃希菌、变形杆菌、克雷伯菌属、伤寒沙门菌属、志贺菌属等；对流感嗜血杆菌、枸橼酸杆菌、不动杆菌、弯曲菌、军团菌等也有抗菌作用。对革兰阳性菌包括产酶金葡菌、肺炎链球菌、溶血性链球菌有很强抗菌作用。对厌氧菌、结核分枝杆菌、衣原体和支原体也有作用。但耐药性亦呈增长趋势，以金葡菌、大肠埃希菌、铜绿假单胞菌较多。本类药物之间有交叉耐药性，与其他抗菌药之间还未发现交叉耐药性。

【作用机制】喹诺酮类主要通过抑制敏感菌 DNA 回旋酶、阻碍 DNA 合成而导致细菌死亡发挥抗菌作用。细菌 DNA 复制时必须将其双螺旋结构解旋，才能进行 DNA 的复制和转录。细菌的 DNA 回旋酶具有水解 ATP，使闭环双链 DNA 断裂及重新连接的作用，并催化双链 DNA 形成负超螺旋结构。喹诺酮类抑制细菌回旋酶切割正超螺旋的后链及封口，阻碍前链后移。同时也阻碍拓扑异构酶的解旋活性，使细菌负超螺旋不能形成。DNA 复制、重组、转录等均须在此种负超螺旋状态下进行。喹诺酮类药物选择性抑制该酶活性，使细菌的 DNA 无法保持正常的形态和功能，从而干扰 DNA 复制而起到杀菌作用。哺乳动物真核细胞中不含 DNA 回旋酶，因此喹诺酮类不良反应少，对细菌选择性高。

【临床应用】目前临床抗感染治疗中，喹诺酮类尤其是氟喹诺酮类占有极为重要的地位。主要用于：①泌尿生殖系统感染，包括单纯性尿路感染、急慢性膀胱炎、急慢性前列腺炎、单纯性淋病、奈瑟菌性尿道炎或宫颈炎，均有较好效果；②呼吸系统感染，包括细菌性支气管炎和肺炎，替代大环内酯类用于支原体肺炎、衣原体肺炎、军团菌肺炎；③肠道感染，包括急慢性细菌性痢疾、中毒性菌痢、伤寒或副伤寒、急性胃肠炎；④骨关节感染，包括急慢性骨髓炎和化脓性关节炎，因本类药物易渗入骨组织而常作为首选药；⑤皮肤和软组织感染，如疖、痈、创伤和烧伤创面感染；⑥眼、耳、鼻、喉感染，如结膜炎、中耳炎、咽炎、喉炎和鼻窦炎。

【不良反应】

1. 胃肠道反应　大剂量发生率增高，常见食欲减退、呕吐、腹痛、腹泻等。

2. 中枢神经系统反应　少数人大剂量出现中枢兴奋症状，轻者有头痛、眩晕、烦躁、失眠，重者有精神异常、抽搐、惊厥等。

3. 皮肤反应和光敏反应　皮肤反应以皮疹较多见，其次为皮肤瘙痒、血管神经性水肿。光敏反应表现为日照部位皮肤出现瘙痒性红斑、皮肤糜烂、脱落，停药后可恢复。

4. 软骨损害　在动物实验中发现有潜在致畸作用和影响幼龄动物关节发育，引起关节肿胀、疼痛和诱发肌腱炎，故孕妇、儿童不宜使用。

二、常用喹诺酮类药

吡哌酸（pipemidic acid，PPA）

为第二代喹诺酮类代表药。口服易吸收，血浆蛋白结合率较高，血中游离型药物较低，在体内不被代谢，多以原形经肾排泄，尿液中药物浓度可达血药浓度100倍以上。抗菌谱窄，对革兰阴性杆菌如大肠埃希菌、克雷伯杆菌、痢疾杆菌和变形杆菌较敏感，主要用于尿路感染和肠道感染。

诺氟沙星（norfloxacin，氟哌酸）

为第三代喹诺酮类代表药，也是第一个合成的氟喹诺酮类药。抗菌谱广，抗菌作用强，对革兰阴性菌和革兰阳性菌均有杀灭作用。口服吸收少，血药浓度低，但尿道、肠道药物浓度高，主要以原形经肾排泄，少数经肝代谢，$t_{1/2}$为3～4小时。对大多数革兰阴性菌如大肠杆菌、痢疾杆菌、流感杆菌、铜绿假单胞菌、淋病奈瑟菌等有很好疗效。主要用于泌尿道、肠道及胆道感染，也用于妇科、外科及耳鼻喉科等感染和无并发症的急性淋病。

氧氟沙星（ofloxacin，氟嗪酸）

为高效广谱抗菌药。口服吸收快而完全，体内分布广泛，在前列腺、肺、骨、耳鼻喉及痰液中均有较高浓度，胆汁中药物浓度为血药浓度的7倍。脑脊液和尿液中药物浓度很高，脑膜炎时为血药浓度的50%～75%，尿液中药物浓度居氟喹诺酮类药之首。对革兰阳性菌、革兰阴性菌包括铜绿假单胞菌、耐药金葡菌、厌氧菌、伤寒沙门菌、结核分枝杆菌均有较强的作用。主要用于呼吸道、泌尿生殖道、胆道、耳鼻喉及皮肤软组织等感染，也用于多重耐药的伤寒、副伤寒和结核分枝杆菌感染的治疗。

环丙沙星（ciprofloxacin，环丙氟哌酸）

是目前应用最广的氟喹诺酮类药。生物利用度高（约70%），体内分布广，穿透性强，广泛分布于全身各组织，肺、扁桃体、前列腺等组织浓度均高于血药浓度。抗菌谱广，体外抗菌活性强。对耐药金葡菌、铜绿假单胞菌、军团菌、淋球菌、肠球菌等作用强。一些对氨基苷类和第三代头孢菌素类耐药的菌株对本品仍敏感。临床主要用于呼吸道、消化道、泌尿生殖道、骨关节、皮肤、腹腔、盆腔以及耳、鼻、咽喉等部位感染。

第二节　磺胺类

磺胺类药（sulfonamides）是最早用于治疗全身感染的人工合成抗菌药。因具有对氨基苯磺酰胺的基本结构（图 34－1），故简称磺胺。其中对位氨基是抗菌活性基团，磺酰胺基上的一氢原子（R_1）被杂环取代可得到口服易吸收，治疗全身感染的磺胺药；在体内可转换为游离氨基的基团取代 R_2，可得到口服难吸收，治疗肠道感染的磺胺药。临床上虽然有些被抗生素和喹诺酮类所取代，但由于磺胺类对某些感染性疾病疗效显著，使用方便，性质稳定，价格低廉；特别是与甲氧苄啶合用后，抗菌作用增强，细菌耐药性降低，故仍是目前临床较常用的抗感染药物。

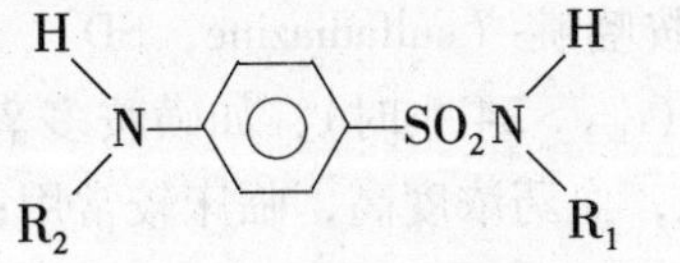

H H
N— —SO_2N
R_2 R_1

图 34－1 磺胺类药的基本化学结构

【药理作用】 磺胺类药抗菌谱较广，对大多数革兰阳性菌和革兰阴性菌都有较强抑制作用。对溶血性链球菌、肺炎链球菌高度敏感，对脑膜炎奈瑟菌、淋病奈瑟菌、流感嗜血杆菌、鼠疫杆菌较敏感；对大肠杆菌、变形杆菌、痢疾杆菌、肺炎杆菌、葡萄球菌也有效；对沙眼衣原体、放线菌、铜绿假单胞菌及疟原虫也有抑制作用。但磺胺类对病毒、立克次体、支原体、螺旋体无效。

【作用机制】 细菌生长繁殖需要叶酸，对磺胺敏感的细菌不能直接利用叶酸，必须以对氨苯甲酸（PABA）和二氢蝶啶为原料，在二氢叶酸合成酶作用下合成二氢叶酸，再在二氢叶酸还原酶作用下生成四氢叶酸及活化型四氢叶酸，后者作为一碳单位转移酶的辅酶，参与嘌呤和嘧啶的合成。磺胺类化学结构与 PABA 相似，能与 PABA 竞争二氢叶酸合成酶，抑制二氢叶酸的合成，使细菌核酸合成受阻，从而抑制细菌生长繁殖（图 34－2）。磺胺类药对已合成的叶酸无效。

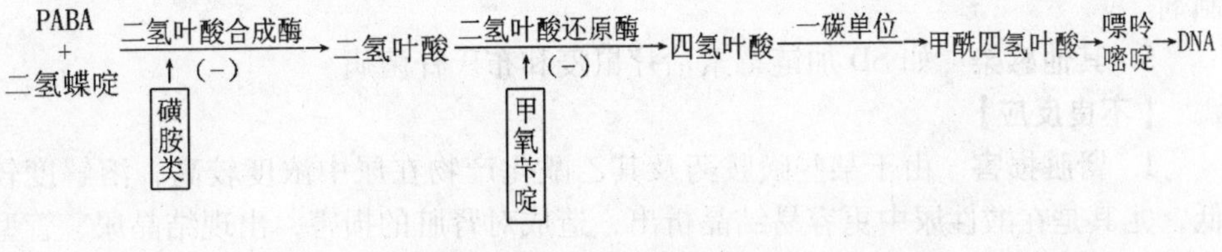

PABA + 二氢蝶啶 —二氢叶酸合成酶→ 二氢叶酸 —二氢叶酸还原酶→ 四氢叶酸 —一碳单位→ 甲酰四氢叶酸 → 嘌呤、嘧啶 → DNA
（－）↑ 磺胺类　　（－）↑ 甲氧苄啶

图 34－2 磺胺类药和甲氧苄啶抗菌作用机制示意图

【耐药性】 细菌单独反复接触磺胺类药较易产生耐药性，各类磺胺药之间有交叉耐药性。耐药性的产生或直接获得耐药质粒使二氢叶酸合成酶结构改变；或由基因突变导致 PABA 合成增加与利用能力提高；或引起耐药菌株改变代谢途径；或降低细菌外膜对磺胺类渗透性。磺胺类耐药性一般较为持久、不可逆，但与甲氧苄啶合用可延缓耐药性的产生。

一、治疗全身感染的磺胺类药

用于治疗全身感染的磺胺类药，口服易吸收，根据其 $t_{1/2}$ 长短可分为三类：①短效类（$t_{1/2}<10$ 小时），如磺胺异噁唑（sulfafurazole，SIZ）；②中效类（$t_{1/2}$ 为 10～24 小时），如磺胺嘧啶（sulfadiazine，SD）、磺胺甲噁唑（sulfamethoxazole，SMZ）；③长效类（$t_{1/2}>24$ 小时），如磺胺多辛（sulfadoxine，SDM′）。其中短、中效类抗菌作用强，血药浓度高，临床较常用；长效类抗菌作用弱，血药浓度低，临床已少用。

【体内过程】 大部分口服易吸收，血药浓度较高，血浆蛋白结合率为 25%～95%。可广泛分布于全身各组织和体液，易透过胎盘进入胎儿体内，SD 较易透过血脑屏障，分布到脑脊液，达到血药浓度的 70% 左右，有利于治疗流脑。主要在肝脏乙酰化代谢，代谢产物及部分原形药物经肾脏排泄，尿液中药物浓度较高，有利于治疗泌尿系统感染，但本类药溶解度低，易在中性或酸性尿中析出结晶，造成对肾脏的损害。

【临床应用】

1. 中枢感染 治疗与预防流行性脑脊髓膜炎首选 SD。

2. 呼吸道感染 用于敏感菌引起的急慢性呼吸道感染、支气管炎、大叶性肺炎、扁桃体炎等。常选用 SD 和 SMZ + 甲氧苄啶（TMP）。

3. 泌尿道感染 用于敏感菌引起的尿道炎、膀胱炎和肾盂肾炎。一般选用尿中浓度较高的 SIZ、SMZ 或 SMZ + TMP。

4. 肠道感染 轻度肠道感染可选用肠道难吸收的磺胺类药，严重者也可用肠道易吸收的磺胺类药，如细菌性痢疾和伤寒等可选用 SMZ + TMP 或其复方制剂。

5. 其他感染 如 SD 加链霉素治疗鼠疫和布氏杆菌病。

【不良反应】

1. 肾脏损害 由于某些磺胺药及其乙酰化产物在尿中浓度较高，溶解度较低，尤其是在酸性尿中更容易结晶析出，造成对肾脏的损害，出现结晶尿、管型尿、血尿、尿痛、尿少和尿闭等症状。其中以 SD 和 SMZ 较常见，而 SIZ 较少见。所以治疗中应同服碳酸氢钠碱化尿液，增加溶解度，服药期间多饮水，定期检查尿液，发现结晶尿及时停药。此外，少尿、休克、老年人及肾功能不全者慎用或禁用。

2. 过敏反应　可见皮疹、药热及剥脱性皮炎等。一旦发现，应立即停药，严重者可用糖皮质激素和抗组胺药治疗。本类药之间有交叉过敏反应。

3. 造血系统反应　可见白细胞减少、血小板减少、再生障碍性贫血，偶见粒细胞缺乏症，与抑制骨髓和过敏反应有关。先天性葡萄糖－6－磷酸脱氢酶缺乏者，可引起急性溶血性贫血。

4. 其他反应　口服可见恶心、呕吐、食欲减退、头痛、眩晕和全身乏力等，服药期间不宜从事高空作业和驾驶等工作，以免造成意外。

【注意事项】

1. PABA 与二氢叶酸合成酶的亲和力远强于磺胺药，为避免耐药性产生，应保证足够的剂量与疗程，以充分发挥疗效。
2. 化脓和坏死组织中含有大量 PABA，可影响磺胺药抑菌作用，应先清创排脓，清洗伤口。
3. 普鲁卡因水解可产生 PABA，减弱磺胺疗效，应避免合用。
4. 人体细胞能直接利用外源性叶酸，故不受磺胺药影响。

二、治疗肠道感染的磺胺类药

柳氮磺吡啶（sulfasalazine，SASP）

用于治疗肠道感染，口服难吸收，分布在肠腔内，大部分进入远端小肠和结肠。在肠内水解释放出有微弱抗菌作用的磺胺吡啶和有抗炎作用的5－氨基水杨酸。临床主要用于溃疡性结肠炎和肠道术前准备。久用有胃肠道反应和过敏反应。

酞磺胺噻唑（phthalylsulfathiazole，PST）

口服肠道难吸收，在肠内水解释放出磺胺噻唑发挥抗炎作用。主要用于细菌性痢疾、肠炎等肠道感染和肠道术前准备。不良反应少见。

三、局部外用的磺胺类药

磺胺嘧啶银（sulfadiazine silver，SD－Ag）

是 SD 与银盐结合而成的局部外用磺胺药。抗菌谱广，几乎可抑制所有病原菌和真菌，特别是对铜绿假单胞菌作用强大，局部外用有杀菌作用，再加上银盐有收敛作用和促进创面愈合效果，临床主要用于烧伤创面的铜绿假单胞菌感染。局部应用有轻微刺激性。

磺胺米隆（mafenide，SML）

局部外用能迅速渗入创面及焦痂中，并促进创面上皮组织生长。抗菌谱广，对多数革兰阳性菌和阴性菌都有效，尤其对铜绿假单胞菌和破伤风杆菌作用较强。临床主要用于烧伤和创伤感染。不良反应有疼痛和烧灼感。

第三节　甲氧苄啶

甲氧苄啶（trimethoprim，TMP，甲氧苄氨嘧啶）

甲氧苄啶能增强磺胺类药的抗菌作用，故称为磺胺增效剂；也可与多种抗菌药合用，增强其抗菌效应，故又称为抗菌增效剂。

【体内过程】口服吸收快而完全，血药浓度升高迅速。体内分布广泛，可迅速进入肝、脾、肾、肺、前列腺、支气管分泌物、唾液；脑膜炎时，脑脊液中药物浓度约为血药浓度的50%～100%。主要以原形经肾脏排泄，肾功能不全时半衰期延长。

【药理作用】本品的抗菌谱与磺胺类药相似，对大多数革兰阳性菌和革兰阴性菌都有效，其中较敏感的有大肠杆菌、变形杆菌、痢疾杆菌、肺炎杆菌、伤寒杆菌等。单用抗菌作用稍强于磺胺类。其抗菌机制是抑制细菌二氢叶酸还原酶，使二氢叶酸不能还原成四氢叶酸，阻止细菌核酸合成而抑制其生长繁殖（图34－2）。当与磺胺类合用时，通过抑制二氢叶酸合成酶及二氢叶酸还原酶使细菌叶酸代谢被双重阻断，可使磺胺类抗菌作用提高数倍或数十倍，甚至由抑菌变为杀菌。但单独应用易产生耐药性。

【临床应用】多与磺胺类药物合用。常与SMZ或SD合用，因其半衰期接近，体内过程相似，也可制成复方制剂，如复方新诺明和双嘧啶片。临床主要用于敏感菌所引起的呼吸道、胃肠道和泌尿道感染，也可用于脑膜炎、败血症、伤寒及副伤寒等。

【不良反应】毒性较低，可引起恶心、呕吐等胃肠道反应和皮疹等过敏反应。长期大剂量应用可影响人体叶酸代谢，引起白细胞和血小板减少、巨幼红细胞性贫血等，应及时停药并给予甲酰四氢叶酸制剂治疗。妊娠和哺乳期妇女、婴幼儿、严重肝肾功能不全者禁用。

第四节　硝基呋喃类

硝基呋喃类抗菌谱广，对革兰阳性菌和革兰阴性菌均有杀菌作用，抗菌机制是通过抑制乙酰辅酶A、干扰菌体糖代谢而发挥作用的。一般细菌不易产生耐药性，与其他抗菌药无交叉耐药性，本类药毒性较大。常用药物有呋喃妥因和呋喃唑酮。

呋喃妥因（nitrofurantoin，呋喃坦啶）

口服吸收迅速而完全，吸收后部分很快被组织代谢，其余迅速从尿液排泄，故血药浓度低，而尿液中药物浓度高，可达到有效治疗浓度。

【药理作用及应用】抗菌谱广，对葡萄球菌、肠球菌、大肠埃希菌、淋病奈瑟菌、痢疾志贺菌、沙门菌属等有较强抗菌作用。临床主要用于敏感菌所引起的急性肾盂肾炎、膀胱炎、尿道炎等泌尿道感染。

【不良反应】常见恶心、呕吐、食欲减退等胃肠道反应。偶见皮疹、药热、哮喘等过敏反应。用量过大或肾功能不全可出现肢体麻木、感觉异常等外周神经炎。

呋喃唑酮（furazolidone，痢特灵）

口服吸收差，肠内浓度高。对肠道内大多数致病菌有抑制作用，较敏感的有沙门菌属、志贺菌属、大肠杆菌、肺炎杆菌、霍乱弧菌和弯曲菌属等。临床上主要用于细菌性痢疾、肠炎等肠道感染。近年来也用于治疗消化性溃疡。不良反应与呋喃妥因相似，但少而轻。

小　结

人工合成抗菌药是临床治疗感染性疾病的重要药物，其中喹诺酮类抗菌谱广，抗菌活性强，特别是氟喹诺酮类种类多，发展快，不良反应轻，临床应用广泛。磺胺类是应用最早的人工合成抗菌药，抗菌谱较广，种类较多，对某些感染性疾病如流脑、鼠疫和泌尿道感染有很好疗效；与磺胺增效剂 TMP 合用后，抗菌活性增强、耐药性延缓，是值得推广使用的一类抗菌药。硝基呋喃类药虽然抗菌谱广，抗菌作用强，但因毒性大，临床应用受到限制，不宜用于全身性感染，仅用于泌尿道和肠道感染。

思 考 题

1. 简述氟喹诺酮类药物的抗菌谱和临床应用。
2. 简述磺胺类药物的抗菌作用和抗菌机制。
3. 为什么磺胺类药物和甲氧苄啶合用能增强抗菌疗效？
4. 呋喃妥因和呋喃唑酮的主要临床应用有哪些？

第三十五章 抗结核、抗真菌与抗病毒药

第一节 抗结核病药

结核病是由结核分枝杆菌感染引起的一种慢性传染病，其中以肺结核最常见，其次有骨结核、肾结核、淋巴结核及结核性脑膜炎等。随着科学技术的进步，世界范围内的结核病流行曾得到有效控制，发病率和死亡率明显下降。但近几年来，结核病疫情回升速度之快、范围之广、感染人数之多，已引起全社会的高度重视。

抗结核病药物种类较多，根据临床应用及作用特点可分为两类：一线抗结核病药，作用较强，毒性低，大多数结核患者可以治愈。包括异烟肼、利福平、乙胺丁醇、链霉素和吡嗪酰胺等；二线抗结核病药，作用较弱，毒性较大，多作为对一线抗结核药产生耐受性或不能使用一线药时备选。包括对氨水杨酸、丙硫异烟胺、卡那霉素和阿米卡星等。近年来，还有一些新的氟喹诺酮类药和氨基苷类抗生素也开始用于耐药结核病的治疗。

一、常用抗结核病药

异烟肼（isoniazid，INH，雷米封）

【体内过程】口服吸收迅速而完全，1～2小时血药浓度达峰值。广泛分布于全身各组织和体液中，易透过血脑屏障，脑脊液中药物浓度与血浆相似。也可分布到细胞内、胸水、腹水、骨关节及纤维化或干酪化的结核病灶内。主要在肝脏经乙酰化酶代谢，代谢产物和少量原形药主要由肾脏排泄。其乙酰化速率受遗传因素影响，分为快乙酰化型和慢乙酰化型。中国人多为快乙酰化型，欧美人慢乙酰化型居多。因此，同样剂量因个体差异及人种不同，药效、作用时间及不良反应的表现，可能产生较大差异。

【**药理作用**】对结核分枝杆菌有高度选择性，对静止期杆菌仅有抑制作用，对繁殖期杆菌产生杀灭作用，对其他细菌无效。穿透力强，易透入细胞内，可渗入结核纤维化、干酪样病灶内产生杀菌作用，故异烟肼是杀菌剂。

抗菌机制主要是通过抑制结核分枝杆菌细胞壁的重要成分分枝菌酸的合成，使结核分枝杆菌失去细胞壁结构完整性而死亡；也可通过抑制结核分枝杆菌膜磷脂合成，使其膜通透性增加而产生杀菌作用。单独应用易产生耐药性，与其他抗结核病药之间无交叉耐药性，适宜联合用药，以增强疗效和延缓耐药性产生。

【**临床应用**】是临床目前治疗各种类型结核病的首选药。如急性粟粒性肺结核、浸润型肺结核、结核性脑膜炎、胸膜炎、腹膜炎、肾结核、骨结核、淋巴结核等。尤其对急性粟粒性肺结核和结核性脑膜炎需增大剂量，延长疗程，必要时采用静脉滴注。除预防或早期轻症可单独用药外，均应与其他抗结核药联合应用。

【**不良反应**】发生率与剂量有关，一般治疗量时较少发生。

1. 周围神经炎　多见于大剂量、长时间及慢乙酰化型患者，常表现为手足感觉异常、四肢麻木、肌力减退、反射减弱、肌肉疼痛，严重时肌肉萎缩和共济失调。可能由于异烟肼与维生素 B_6 结构相似，竞争同一酶系有关，可同服维生素 B_6 防治。

2. 中枢神经系统反应　多见于用药过量，可表现为兴奋、失眠、精神错乱或惊厥等。有癫痫及精神病史者慎用。

3. 肝脏损害　治疗量可有暂时性转氨酶升高，较大剂量可引起肝损害，表现为转氨酶持续升高、黄疸、肝细胞坏死。多见于快乙酰化型患者，可能与异烟肼代谢产物乙酰异烟肼增多有关，与利福平合用时发生率增高，长期用药应定期检查肝功能，肝病患者慎用。

4. 其他反应　可见恶心、呕吐等胃肠道反应，偶见过敏反应，如皮疹、药热及粒细胞减少等。

利福平（rifampicin，甲哌利福霉素）

【**体内过程**】口服吸收迅速而完全，2 ~4 小时血药浓度达峰值。吸收后广泛分布于全身各组织和体液，穿透力强，胸腔渗出液、腹水、脑脊液、结核空洞和细胞内均可达到有效浓度。主要在肝脏代谢为去乙酰利福平，由胆汁排泄，可形成肝肠循环，延长其抗菌作用时间。代谢产物和部分原形药物呈橘红色，可由尿、粪、唾液、汗液、泪液排出体外。

【**药理作用**】利福平抗菌谱广，抗菌活性强。对结核分枝杆菌、麻风分枝杆菌有较强杀灭作用，对多数革兰阳性球菌如金葡菌和革兰阴性菌如大肠埃希菌、变形杆菌、铜绿假单胞菌、脑膜炎球菌有杀灭作用，高浓度时对某些病毒和沙眼衣原体也有抑制作用。利福平对繁殖期结核菌杀菌作用强，抗菌作用与异烟肼相似，而强于链霉素。

利福平特异性抑制敏感菌DNA依赖性RNA多聚酶，阻碍mRNA的合成。单独应用易产生耐药性，与其他抗结核病药无交叉耐药性，故不宜单用需合用，既增强疗效，又延缓耐药性产生。

【临床应用】 主要与其他抗结核病药合用于各种类型结核病。也可用于治疗麻风病，及耐药金葡菌及其他敏感菌感染。因胆汁浓度高，特别适用于严重胆道感染。外用可治疗沙眼、急性结膜炎及病毒性角膜炎等眼部感染。

【不良反应】 发生率较低而轻，大剂量长期应用常见胃肠道反应，表现为恶心、呕吐、腹痛、腹泻等。少数人出现黄疸、肝肿大等，原有慢性肝病、嗜酒者或与异烟肼合用较易发生，应定期检查肝功能。可见皮疹、药热、白细胞和血小板减少。大剂量间歇治疗出现流感综合征，表现为寒战、发热、头痛和肌痛症状。

乙胺丁醇（ethambutol）

口服吸收好，2~4小时血药浓度达峰值，广泛分布于全身各组织和体液，主要以原形经肾排泄，肾功能不全时可导致蓄积中毒。

【药理作用及应用】 对结核分枝杆菌有较强抗菌作用，可杀灭细胞内、外结核分枝杆菌，对异烟肼或链霉素耐药者也有效，对其他细菌无效。抗菌机制可能与干扰菌体RNA合成而导致死亡有关。临床用于各种类型结核病，常与异烟肼或利福平合用提高疗效，减少耐药性产生。因毒性较小，基本代替了对氨基水杨酸的抗结核病应用。

【不良反应】 较少见。球后视神经炎发生率高低与剂量和疗程有关，表现为视力减退、视野缩小、红绿色盲等，及早发现、及时停药后可恢复，长期用药应定期眼科检查。偶见胃肠道反应、过敏反应和肝损害，与异烟肼、利福平合用要慎重，肝功能异常者禁用。服药期间定期检查肝功能。

吡嗪酰胺（pyrazinamide）

口服吸收快而完全，1~2小时血药浓度达峰值。吸收后广泛分布到全身各组织体液中，脑脊液中浓度较高。主要经肝代谢，其产物及部分原形药物经肾排泄，尿液中药物浓度高。

【药理作用及应用】 对结核分枝杆菌有杀灭作用，对其他细菌无效。抗菌机制可能是吡嗪酰胺进入含有巨噬细胞的结核分枝杆菌体内，使其转化为吡嗪酸而发挥作用。单用易产生耐药性，与其他抗结核病药无交叉耐药性。主要用于对异烟肼、链霉素、对氨基水杨酸耐药或不能耐受者。是目前短疗程、小剂量强化治疗方案中的基本药物之一。

【不良反应】大剂量长疗程应用出现转氨酶升高、黄疸、甚至肝细胞坏死，应定期检查肝功能，肝病患者禁用。还有胃肠道反应和过敏反应。

对氨基水杨酸（para - aminosalicylic acid，PAS）

口服吸收迅速而完全，吸收后分布于全身各组织和体液中，也可分布于干酪化的病灶中，但不易透过血脑屏障，也不易进入细胞内。大部分经肝脏乙酰化代谢后失活，迅速由肾脏排泄。

【药理作用及应用】对结核分枝杆菌仅有抑制作用。抗菌机制与磺胺类药相似，竞争性抑制二氢叶酸合成酶，干扰菌体叶酸代谢。单独应用不易产生耐药性，与其他抗结核病药合用，可延缓其他药耐药性产生。主要作为二线抗结核病药，辅助异烟肼或链霉素。可明显抑制利福平吸收，不宜同时口服。因其作用较弱，现已被乙胺丁醇、吡嗪酰胺取代。

【不良反应】可出现食欲减退、恶心、呕吐、腹痛、腹泻，甚至胃溃疡和胃出血等，饭后服药可减轻，必要时用抗酸药。经肝脏乙酰化代谢，其产物可致转氨酶升高；经肾脏排泄可在尿中析出结晶而损害肾脏，碱化尿液可减轻损害。有皮疹、药热、剥脱性皮炎等反应。

链霉素（streptomycin）

是最早用于抗结核病的药物。抗结核病作用比异烟肼和利福平弱。对结核分枝杆菌有杀灭作用，其穿透力弱，不易渗入细胞内、纤维化、干酪化及厚壁空洞病灶，也不易通过血脑屏障。因耳毒性大和易产生耐药性，严重限制了其应用，主要与其他抗结核病药合用治疗浸润性肺结核和粟粒性结核，对急性渗出性病灶疗效较好。

丙硫异烟胺（protionamide）

为异烟酸的衍生物。口服吸收迅速，体内分布较广，易通过血脑屏障，在脑脊液中达有效浓度，也容易到达结核病灶内。仅对结核分枝杆菌有作用，抗菌活性较异烟肼、链霉素弱。临床主要作为二线抗结核病药，宜与其他抗结核病药合用。不良反应多见，主要有胃肠道反应，其次是周围神经炎和肝损害。

二、抗结核病药的应用原则

1. 早期用药 早期病灶内结核分枝杆菌生长旺盛，对药物敏感，血液循环好，药物易渗入，而且早期患者抗病能力和恢复功能较强，所以要早期用药，可获得最好疗效。

2. 联合用药 联合两种或其以上药物，可增强疗效，降低毒性，延缓耐药性的产生，并且可交叉杀灭对其他药物耐药的菌株，提高治愈率，减少复发率。常采用二联或三联，甚至四联治疗方案。

3. 规律用药 为了充分发挥药物疗效，尽量避免病变的迁延和复发，应根据病情需要确定剂量、用法及疗程。临床多采用短期强化疗法，对病情严重、病灶广泛的，常采用最初2个月强化治疗，以后4个月巩固治疗。

4. 全程督导 就是患者的病情、用药、复查等都应在医务人员的监视之下进行，在治疗期间全程均有医生指导，确保得到规范治疗。

第二节 抗真菌药

真菌感染一般可分为浅部感染和深部感染两类。浅部感染较多见，常由各种癣菌引起，主要侵犯皮肤、毛发、指（趾）甲等，引起手癣、足癣、头癣、体癣和指（趾）甲癣等各种癣症。深部感染发生率相对较低，但危害性大，常由白色念珠菌、新型隐球菌等引起，主要侵犯内脏器官和深部组织。抗真菌药分为抗浅表真菌感染药，如灰黄霉素、制霉菌素、克霉唑等；以及抗深部真菌感染药，如两性霉素、氟胞嘧啶等。

灰黄霉素（griseofulvin）

口服易吸收，吸收后分布于各组织，以皮肤、脂肪、毛发及指（趾）甲组织含量最高，主要经肝代谢，由肾排泄。

【药理作用及应用】为浅表抗真菌药。对皮肤癣菌属、小孢子菌属、毛癣菌属等具有较强的抑制作用，对深部真菌和细菌无效。抗菌机制主要是干扰真菌有丝分裂，从而抑制其生长。主要用于治疗各种癣症，如头癣、体癣、股癣、甲癣等。因不易透过表皮角质层，外用无效。因口服不良反应多，疗程长，现已少用。

【不良反应】常见胃肠道反应（恶心、呕吐、腹泻等）和中枢反应，以及头痛、眩晕、嗜睡、乏力、共济失调等。偶见白细胞减少等。

两性霉素B（amphotericin B）

口服、肌注均难吸收，且刺激性大，一般采用静脉滴注给药。在有炎症时胸膜、腹膜、关节液中有效浓度达血药浓度的67%，不易透过血脑屏障。消除缓慢，$t_{1/2}$较长，达24小时。

【药理作用及应用】为深部抗真菌药。对多种深部真菌如白色念珠菌、新型隐球菌、球孢子菌、荚膜组织胞浆菌等具有强大抗菌作用，对浅表真菌无效。抗菌机制是选择性与真菌胞浆膜麦角固醇结合，增加其通透性，导致菌体内重要物质外漏，而造成真菌死亡。是目前治疗深部真菌感染的首选药，主要用于各种真菌性肺炎、心内膜炎、脑膜炎、败血症和尿路感染等。也用于眼科、皮肤科及妇产科的真菌感染病。治疗真菌性脑膜炎时，可加用小剂量鞘内注射。治疗肠道念珠菌感染可采用口服给药。

【不良反应】 较多见，较严重，毒性较大。静脉滴注时可出现寒战、高热、头痛、厌食、恶心、呕吐及血压下降等，滴注过快可出现心室颤动和心脏骤停。其次还有肾脏损害、低钾血症、贫血等。偶见过敏反应。长期用药应定期作血尿常规、血钾、肝肾功能和心电图检查。

制霉菌素（nystatin）

属多烯类抗真菌药。体内过程、抗真菌作用和作用机制与两性霉素 B 基本相同，但毒性更大，口服难吸收，不能注射。目前局部应用治疗口腔、皮肤及阴道念珠菌感染。

克霉唑（clotrimazole）

属咪唑类广谱抗真菌药。对浅表癣菌和深部真菌都有抑制作用。对浅表癣菌的作用与灰黄霉素相似，对深部真菌作用不如两性霉素 B。临床主要供局部外用，治疗浅表真菌感染或皮肤黏膜的念珠菌感染。不良反应较多而严重。

酮康唑（ketoconazole）

为口服咪唑类广谱抗真菌药。对多种浅表真菌和深部真菌均有抗菌活性，对浅表真菌感染，疗效与灰黄霉素相似，对深部真菌感染疗效相当于或优于两性霉素 B。主要用于白色念珠菌病，也用于皮肤癣菌感染。因肝损害较大，故全身应用受限。外用疗效较好。不良反应多，常见恶心、呕吐等胃肠道反应以及肝损害和过敏反应。

氟胞嘧啶（flucytosine）

为人工合成的广谱抗真菌药。对多种皮肤癣菌、白色念珠菌、新型隐球菌有抑制作用，高浓度有杀菌作用。疗效不如两性霉素 B，但比酮康唑强。单用易产生耐药性，主要与两性霉素 B 合用治疗白色念珠菌、新型隐球菌所致的深部感染。不良反应较少。

第三节　抗病毒药

病毒是一种结构简单的微生物，不具有细胞结构，主要由 DNA 或 RNA 组成核心，外包以蛋白质外壳，需寄生于宿主细胞内，利用宿主细胞代谢系统进行增殖。病毒感染性疾病的发病率高，传染性强，传播迅速。抗病毒药可通过干扰病毒吸附，阻止病毒穿入和脱壳，阻碍病毒在细胞内复制，抑制病毒释放或增强宿主抗病毒能力而发挥作用。目前常用的药物有阿昔洛韦、金刚烷胺、利巴韦林、碘苷、干扰素等。

阿昔洛韦（aciclovir，无环鸟苷）

为广谱抗疱疹病毒药。对疱疹病毒有强大的抑制作用，对单纯疱疹病毒、水痘带状疱疹病毒有效，对爱泼斯坦－巴尔病毒（EB）和乙型肝炎病毒也有一定作用。临床上为治疗单纯疱疹病毒感染的首选药，主要用于单纯疱疹病毒所致的角膜炎、生殖器疱疹、带状疱疹、皮肤黏膜感染和疱疹病毒性脑炎以及乙型病毒性肝炎。不良反应较少，可见皮疹、恶心、厌食等，静脉给药可见静脉炎。

碘苷（idoxuridine，疱疹净）

为碘化胸腺嘧啶衍生物。对单纯疱疹病毒、水痘带状疱疹病毒有较强抑制作用，对 RNA 病毒无效。由于全身应用毒性大，目前仅限于短期局部用药，治疗单纯疱疹病毒引起的急性疱疹病性角膜炎、结膜炎。不良反应有眼部痛痒和过敏反应。

金刚烷胺（amantadine）

为人工合成的饱和三环癸烷的氨基衍生物。能特异性抑制甲型流行性感冒病毒，阻止病毒进入宿主细胞，影响病毒的吸附、穿入和脱壳过程。主要用于甲型流感病毒感染的防治，也用于帕金森病的防治。

利巴韦林（ribavirin，病毒唑）

为嘌呤三氮唑化合物的广谱抗病毒药。对多种 RNA 和 DNA 病毒都有抑制作用，如甲、乙型流感病毒、呼吸道合胞病毒、腺病毒、鼻病毒、带状疱疹病毒、流行性出血热病毒和肝炎病毒等。临床上用于甲、乙型流感、呼吸道合胞病毒肺炎、小儿腺病毒肺炎、疱疹、麻疹、结膜炎、流行性出血热及甲型肝炎等。口服有厌食、呕吐、腹泻等，大剂量使用可致心脏损害。

干扰素（interferon）

是机体细胞受病毒感染或其他诱导剂刺激产生的，有多种生物活性的一类糖蛋白。具有广谱抗病毒、抑制细胞增殖、抗恶性肿瘤和调节免疫作用。目前临床应用的干扰素是采用基因重组技术生产提纯的，分为 α、β、γ 三种主要类型，其中最常用的是 α－干扰素。干扰素通过阻断病毒蛋白的合成、组装和释放，从而抑制病毒生长繁殖。主要用于治疗急性病毒感染性疾病，如流感、流行性腮腺炎、流行性乙型脑炎等；以及慢性病毒感染性疾病，如慢性活动性肝炎等。不良反应有胃肠道反应和中枢症状，偶见白细胞和血小板减少，停药可恢复。

小 结

抗结核病药是临床一类重要抗感染药，一线药物抗菌活性强，毒性小，临床常用；二线药物抗菌活性较弱，毒性较大，但有些药耐药性产生较慢，为治疗结核病的辅助药。抗真菌药种类较多，发展也较快，有许多新药不断出现，为治疗真菌感染，特别是皮肤癣菌感染所致顽固性疾病的首选药、常用药，但毒性大，临床应用受限制。抗病毒药目前发展较慢，可用于治疗病毒感染性疾病。

思 考 题

1. 临床上常用的抗结核病药有哪些?
2. 比较异烟肼和利福平的抗菌谱、临床应用和主要不良反应。
3. 哪些抗真菌药可治疗皮肤癣症?

第三十六章 抗寄生虫病药

第一节 抗疟药

疟疾是由按蚊传播的疟原虫所引起的传染病。我国疟疾主要有三种：间日疟、三日疟及恶性疟。前两者属良性疟。疟原虫的生活史可分为人体内的无性繁殖阶段和蚊体内的有性繁殖阶段（图36－1）。抗疟药可作用于疟原虫生活史不同环节，用以治疗或预防疟疾。

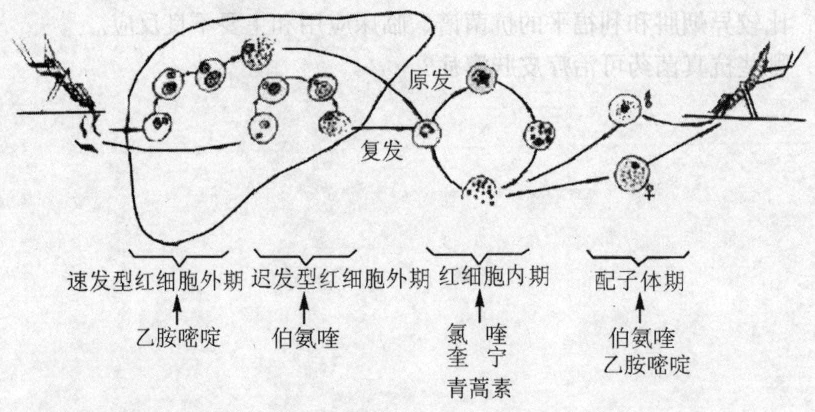

图36－1 疟原虫的生活史及抗疟药作用阶段

1. 有性繁殖阶段 在雌性按蚊体内进行。雌、雄配子体在蚊体内经一定的发育和有性生殖成为子孢子。当按蚊叮人时，子孢子则侵入人体。蚊体内的子孢子是疟疾传播的根源。乙胺嘧啶能抑制此期疟原虫，故可防止疟疾的传播。

2. 无性繁殖阶段 在人体肝细胞和红细胞内进行。

（1）红细胞外期（红外期）：是在肝细胞内发育阶段。子孢子进入肝细胞后，有的立即进行裂体增殖，形成大量裂殖子，此期无临床症状，称为速发型红外期。乙胺嘧啶能杀灭此期疟原虫，起到病因性预防作用；部分良性疟子孢子侵入肝细胞后暂不发育和增殖，而经一段较长时间的休眠状态后再缓慢增殖，此称为迟发型红外期，疟疾复发的根源。伯氨喹能杀灭此期疟原虫，可防止良性疟疾的复发。

(2) 红细胞内期(红内期):即疟原虫在红细胞内的发育阶段。裂殖子进入红细胞后发育成滋养体,破坏红细胞,释放出大量裂殖子,如此反复进行,引起疟疾症状。氯喹、奎宁、青蒿素等对此期疟原虫有杀灭作用,可控制疟疾症状,也可预防症状产生。

(3) 配子体期:红内期疟原虫经几代裂殖后,不再进行分裂,而发育成雌、雄配子体,成为疟疾流行传播的根源。伯氨喹能杀灭配子体,可防止传播。

一、主要用于控制症状的抗疟药

氯喹(chloroquine)

本品是人工合成的4-氨基喹啉衍生物。

【体内过程】 口服吸收快而完全。肝、脾、肾、肺组织中的浓度常达血浆浓度的200~700倍,红细胞内的浓度比血浆浓度高约10~20倍,而被疟原虫入侵的红细胞又比正常红细胞高出25倍。药物大部分在肝脏代谢,从尿中排出。

【药理作用及应用】

1. 抗疟作用 对各型疟原虫的红细胞内期裂殖体有杀灭作用,能迅速有效地控制症状发作。其特点是起效快、疗效高、作用持久。是控制临床症状的首选药。

2. 抗肠道外阿米巴病作用 能杀灭阿米巴滋养体。详见本章第二节。

3. 免疫抑制作用 大剂量氯喹能抑制免疫反应,用于风湿性关节炎、系统性红斑狼疮等。

【不良反应】 氯喹用于治疗疟疾时,不良反应较少,常见的不良反应有头痛、头晕、胃肠道反应、耳鸣、烦躁等,停药后可消失。长期大剂量应用时可引起视力障碍,应定期作眼科检查。大剂量或快速静脉给药可致低血压、心功能受抑、心脏骤停等。有致畸作用,孕妇禁用。

奎宁(quinine)

奎宁是从金鸡纳树皮中提取的一种生物碱,对各种疟原虫的红细胞内期裂殖体有杀灭作用,能控制临床症状,但疗效不及氯喹。由于奎宁控制临床症状较氯喹作用弱,维持时间短且毒性较大,故一般不作首选药。主要用于耐氯喹的恶性疟,尤其是脑型疟。

不良反应多且严重,少数病人应用小剂量也引起急性溶血。静脉给药速度过快可致血压下降和致命性心律失常。重复给药时,易出现金鸡纳反应,表现为耳鸣、头痛、恶心、呕吐、腹痛、腹泻、视力和听力减退等。

青蒿素（artemisinin）

青蒿素是我国学者从黄花蒿中提取的倍半萜内酯过氧化物，是一种高效、速效、低毒的新型抗疟药。

青蒿素作用与氯喹相似，能快速、有效杀灭红细胞内期疟原虫，对红细胞外期无效。青蒿素易透过血脑屏障。主要用于耐氯喹的恶性疟，包括脑型疟的抢救。因有效血药浓度维持时间短，杀灭疟原虫不彻底，复发率高达30%。

青蒿素不良反应少见，少数患者出现轻度恶心、呕吐、腹泻等，偶有血清转氨酶轻度升高。孕妇慎用。

二、主要用于控制复发和传播的抗疟药

伯氨喹（primaquine）

本品是人工合成的8-氨基喹啉类衍生物。

【药理作用及应用】本药对间日疟迟发型红细胞外期子孢子（休眠子）有较强的杀灭作用，能杀灭各种疟原虫的配子体，阻止疟疾传播。是控制良性疟疾复发和传播的首选药。

【不良反应】治疗量可引起头晕、恶心、呕吐、腹痛等。少数特异质者在小剂量时可发生急性溶血，是因特异质者红细胞内缺乏葡萄糖-6-磷酸脱氢酶(G-6-PD)，红细胞保护作用减弱，易受伯氨喹代谢产物氧化而发生溶血和高铁血红蛋白血症。

三、主要用于病因性预防的抗疟药

乙胺嘧啶（pyrimethamine）

本品是人工合成的抗疟药。

【药理作用及应用】乙胺嘧啶能杀灭各种疟原虫速发型红细胞外期子孢子，用于病因性预防。是目前用于病因性预防的首选抗疟药。不能直接杀灭配子体，但含药血液随配子体被按蚊吸食后，能阻止疟原虫在蚊体内的发育，起控制传播的作用。

【不良反应】治疗剂量毒性小，可出现恶心、呕吐、发热、发绀等，偶可致皮疹、血细胞减少。长期大剂量服用可干扰人体叶酸代谢，引起巨幼红细胞性贫血，及时停药或用甲酰四氢叶酸治疗可恢复。

四、抗疟药的联合应用

表 36－1　抗疟药的联合应用

	各型疟急性发作	耐氯喹恶性疟	脑型恶性疟	病因性预防用药	休止期
选用药物	氯喹 ＋ 伯氨喹	青蒿素 或 奎宁	奎宁 或 青蒿素	乙胺嘧啶 或 氯喹	乙胺嘧啶 ＋ 伯氨喹

第二节　抗阿米巴病药及抗滴虫病药

一、抗阿米巴病药

阿米巴病是由溶组织阿米巴原虫所引起的一类传染性疾病。溶组织阿米巴有两种形态：包囊和滋养体。滋养体为致病因子，侵入肠壁引起痢疾症状，也可随肠壁血液或淋巴迁移至肠外组织（肝、肺、脑等）而引起肠外阿米巴病；包囊是其感染体的传染源。

抗阿米巴原虫药根据作用部位不同，可分为抗肠内阿米巴病药、抗肠外阿米巴病药及抗肠内外阿米巴病药。

（一）抗肠内、肠外阿米巴病药

甲硝唑（metronidazole，灭滴灵）

本品为人工合成的硝基咪唑类化合物。

【体内过程】口服吸收迅速，分布广，渗入全身组织和体液，脑脊液中药物可达有效浓度。$t_{1/2}$为8～10小时。主要在肝脏代谢，代谢物与原形药经肾排泄。

【药理作用及应用】

1. 抗阿米巴作用　对肠内、肠外阿米巴滋养体有强大杀灭作用，是治疗肠内、肠外阿米巴病的首选药。

2. 抗滴虫作用　为阴道毛滴虫感染治疗首选药，对感染阴道毛滴虫的男女患者均有较高的治愈率。

3. 抗厌氧菌作用　对G^+或G^-厌氧球菌和杆菌均有杀灭作用。疗效高、毒性小。用于厌氧菌引起的盆腔炎、败血症、骨髓炎及口腔感染等治疗。

4. 抗贾第鞭毛虫作用　治疗贾第鞭毛虫病，治愈率达90％。

【不良反应】常见的不良反应有头痛、恶心、呕吐、口干、金属味感等。极少数患者出现头昏、眩晕、惊厥、共济失调和肢体感觉异常等神经系统症状，一旦出现，应立即停药。服药期间饮酒可出现恶心、呕吐、腹痛、腹泻、甚至头痛，故用药期间应禁酒。

（二）抗肠内阿米巴病药

巴龙霉素（paromomycin）

本品属于氨基糖苷类抗生素，口服吸收少，肠道浓度高。既直接杀灭阿米巴滋养体；又能抑制肠内阿米巴原虫生长、繁殖的共生菌，影响阿米巴生存与繁殖。治疗急性阿米巴痢疾效果好，对慢性者无效。可见胃肠道反应。

（三）抗肠外阿米巴病药

氯喹（chloroquine）

本品为抗疟药，对阿米巴滋养体亦有杀灭作用。肝中药物浓度远高于血浆药物浓度，用于治疗肠外阿米巴病，如阿米巴肝脓肿、肺脓肿等。为了防止复发，应与抗肠内阿米巴病药合用。

二、抗滴虫病药

抗滴虫病药用于治疗阴道毛滴虫所引起的阴道炎、尿道炎和前列腺炎。甲硝唑是治疗滴虫病最有效的药物。乙酰胂胺（acetarsol）外用也能直接杀灭滴虫。应用时应夫妇同时治疗，以保证疗效。

第三节　抗肠蠕虫药

抗肠蠕虫药是驱除或杀灭肠道蠕虫类药物。肠道蠕虫分为肠道线虫和绦虫两大类，常见的肠道线虫包括蛔虫、蛲虫、钩虫和鞭虫等。近年来，高效、低毒、广谱抗肠蠕虫药不断问世，多数药物对两种或两种以上肠虫有效。各种肠虫对药物的敏感性不同，临床应注意正确选药（表36－2）。

表36－2　常用驱肠虫药的特点及临床应用

药物	蛔虫	蛲虫	钩虫	鞭虫	牛绦虫	猪绦虫	机制	特点
哌嗪（piperazine）	+++	++					阻断虫体神经肌肉接头传导功能	驱虫谱窄

（续表）

药物	蛔虫	蛲虫	钩虫	鞭虫	牛绦虫	猪绦虫	机制	特点
左旋咪唑（levamisole）	+++	+	++				抑制虫体线粒体能量代谢，导致虫体麻痹	有免疫调节作用
噻嘧啶（pyrantel）	+++	+++	++				使虫体神经肌肉除极化，导致痉挛和麻痹	溃疡病、心脏病及孕妇禁用
甲苯咪唑（mebendazole）	+++	+++	++	+++	++	++	抑制虫体对糖的摄取利用，使其发育受阻	高效、广谱低毒
阿苯达唑（albendazole）	+++	+++	++	+++	++	++	作用机制同甲苯咪唑	可致颅内压升高
扑蛲灵（pyrvinium embonate）		+++	+	+			抑制需氧呼吸	粪便红染
槟榔（semen arecae）					+++		对猪绦虫全虫节片有麻痹作用	
南瓜子（semen ucurbitae）					+++		对牛绦虫的孕卵节片有麻痹作用	需与槟榔合用
氯硝柳胺（niclosamide）		+			++	++	抑制线粒体的氧化磷酸化反应	要合用止吐药以防虫卵逆流入胃

小　结

抗疟药的种类很多，它们分别对疟原虫生长、发育、繁殖的不同阶段发挥作用，从而产生防治效果。作用于红内期的氯喹、青蒿素和奎宁等，可抑制疟疾症状发作；作用于红外期及配子体期的伯氨喹，可控制疟疾的复发和传播；作用于红前期的乙胺嘧啶，可收到病因性预防效果。

抗阿米巴原虫药物根据作用部位不同分为抗肠内阿米巴病药、抗肠外阿米巴病及抗肠内外阿米巴病药物。除巴龙霉素和氯喹外，甲硝唑是治疗肠内、肠外阿米巴病的首选药，也是抗滴虫感染的首选药，兼有抗厌氧菌作用。抗肠蠕虫药分为抗肠道线虫和抗绦虫两大类，前者主要有哌嗪、左旋咪唑、噻嘧啶、甲苯咪唑等，后者主要有氯硝柳胺、槟榔和南瓜子等。

思考题

1. 简述抗疟药的临床选用及其依据。
2. 比较抗肠蠕虫药的抗虫谱有何异同？
3. 甲硝唑的作用及应用有哪些？

第三十七章　抗恶性肿瘤药

恶性肿瘤是当前危害人类健康的主要疾病之一。药物治疗是抗肿瘤三大主要手段之一，广泛应用于临床。但由于恶性肿瘤的生物学特性及抗肿瘤药物自身的局限性，临床疗效仍不够理想。主要问题为药物对肿瘤细胞选择性作用不强，全身毒性大，可产生耐药性。

第一节　抗恶性肿瘤药的基本作用与药物分类

一、细胞增殖周期与药物的基本作用

肿瘤组织中主要有两类细胞：增殖细胞群及非增殖细胞群（图 37－1）。

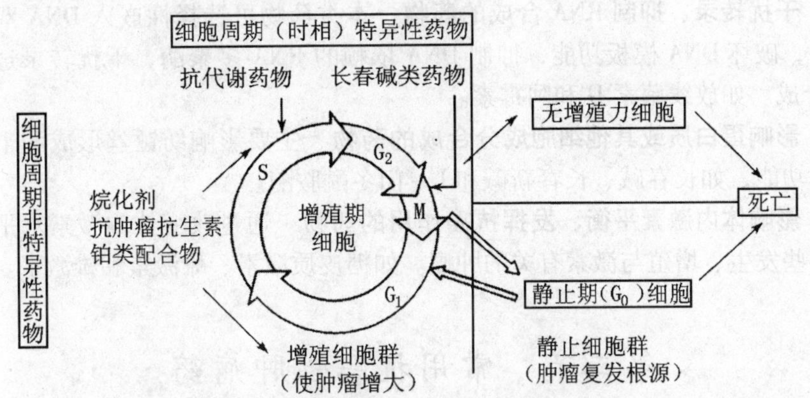

图 37－1　细胞增殖周期及药物作用部位示意图

1. 增殖细胞群　指肿瘤细胞中能持续地按指数方式分裂增殖的细胞，按其分裂过程中 DNA 含量的变化分为四期：M 期（分裂期）、G_1 期（DNA 合成前期）、S 期（DNA 合成期）、G_2 期（DNA 合成后期）。增殖细胞群对多数抗恶性肿瘤药物敏感性高。

2. 非增殖细胞群　包括三类细胞：①静止期（G_0）细胞，为暂不增殖的后备细胞，当增殖细胞群减少时，此期细胞可进入增殖周期。G_0 期细胞是肿瘤复

发的根源，且对药物不敏感。②无增殖力或已分化细胞。③死亡细胞。

二、抗恶性肿瘤药的分类

（一）按细胞增殖周期分类

1. 周期非特异性药物 该类药物作用于增殖细胞群中各期细胞。如烷化剂，抗癌抗生素。

2. 周期特异性药物 该类药物作用于某一增殖期的肿瘤细胞。如对 S 期作用的甲氨蝶呤、阿糖胞苷；对 M 期作用的长春碱类药物。

（二）按作用机制分类

1. 影响核酸生物合成的药物 本类药物化学结构与核酸合成的必需物质叶酸、嘌呤、嘧啶等结构相似，可与有关代谢物质发生特异性对抗，从多个环节干扰核酸的生物合成。如甲氨蝶呤、巯嘌呤、氟尿嘧啶和阿糖胞苷。

2. 直接破坏 DNA 并阻止其复制的药物 可直接破坏 DNA 结构或与 DNA 交叉联结而影响其功能。如环磷酰胺、噻替派、洛莫司汀、白消安、顺铂、丝裂霉素、博莱霉素和平阳霉素。

3. 干扰转录、抑制 RNA 合成的药物 本类药物可选择性嵌入 DNA 双螺旋结构中，破坏 DNA 模板功能，抑制 DNA 依赖的 RNA 多聚酶，干扰转录过程及 RNA 合成。如放线菌素 D 和阿霉素。

4. 影响蛋白质或其他细胞成分合成的药物 主要影响纺锤丝形成和干扰核蛋白体功能，如长春碱、长春新碱和 L－门冬酰胺酶。

5. 影响体内激素平衡、发挥抗癌作用的药物 通过改变体内激素水平，以对抗某些发生、增殖与激素有关的肿瘤。如糖皮质激素、雌激素和雄激素。

第二节 常用抗恶性肿瘤药

（一）影响核酸生物合成的药物

本类药物又称抗代谢药，属细胞周期特异性药物，主要作用于 S 期。

甲氨蝶呤（methotrexate，MTX，氨甲蝶呤）

本类药化学结构与叶酸相似，为抗叶酸药物。作用强大而持久，使四氢叶酸缺乏，干扰 DNA 及 RNA 合成。主要作用于 S 期，对 G_1 期也有一定作用。对急性白血病、恶性葡萄胎、绒毛膜上皮癌等有显著疗效。与糖皮质激素、长春新碱和巯嘌呤联合使用，可使小儿急性淋巴细胞性白血病完全缓解率达 90%；与放线菌素 D 联合使用，使绒癌完全缓解率近 80%。

不良反应较多，常见消化道反应，还有骨髓抑制、脱发等。大剂量应用可致肾损害，有致畸及致突变作用。

巯嘌呤（mercaptopurine，6－MP）

本品结构类似次黄嘌呤，为抗嘌呤药物。临床应用对急性白血病效果较好，对儿童急性白血病骨髓缓解率高于 40%。对慢性粒细胞性白血病也有效，但起效较慢，主要用于维持治疗。大剂量还可用于恶性淋巴瘤、绒癌、多发性骨髓瘤、恶性葡萄胎等。肿瘤细胞易对本品产生耐药性，与其他抗嘌呤类药物间有交叉耐药性。临床多为联合用药以提高疗效，减少耐药性发生。不良反应主要为骨髓抑制、胃肠道反应，少数可致肝、肾损害，有致畸可能。

氟尿嘧啶（fluorouracil，5－FU）

本品是尿嘧啶衍生物，为抗嘧啶药物，干扰 DNA 合成。另外，在体内还可转变为 5－氟尿嘧啶核苷酸，作为伪代谢物掺入 RNA，干扰蛋白质合成。主要作用于 S 期，对其他各期细胞也有作用。临床可用于多种实体瘤的治疗。对食道癌、胃癌、结肠癌、直肠癌等消化系统癌及乳腺癌效果较好。对卵巢癌、绒毛膜上皮癌、恶性葡萄胎、宫颈癌、膀胱癌、皮肤癌、头颈部癌等也有效。不良反应主要为消化道反应。另外，还有脱发、骨髓抑制（主要为白细胞减少）等。局部刺激大，注射部位可致血管内膜炎。

阿糖胞苷（cytarabine，Ara－C）

本品是 S 期周期特异性抗嘧啶药物。对白血病选择性高，为治疗急性粒细胞性白血病、急性单核细胞性白血病和急性淋巴细胞性白血病的首选药物。也可用于恶性淋巴瘤、消化道癌及肺癌的联合治疗。本药易通过血脑屏障，脑脊液中药物浓度可达血药浓度的 40%～60%，且药物在脑脊液中代谢缓慢。鞘内给药可用于脑白血病及脑转移瘤。不良反应主要为骨髓抑制及消化道反应，还可有脱发、发热、静脉炎等。

（二）直接破坏 DNA 并阻止其复制的药物

本类药物通过不同机制或使 DNA 断裂、结构破坏，或阻止 DNA 复制，对各生长周期肿瘤均有作用，属周期非特异性抗肿瘤药。

1. 烷化剂 是一类具有活泼烷化基团的化合物。其活泼烷化基团能与 DNA 或蛋白质分子中的巯基、氨基等起烷化作用，造成细胞的 DNA 结构和功能改变，阻止细胞分裂甚至死亡。该类药物的缺点是对肿瘤细胞和正常细胞的选择性不高，在抑制肿瘤细胞生长的同时，对生长较快的正常组织也有损害，因此毒性较大。

环磷酰胺（cyclophosphamide，CTX）

本药为双功能烷化剂，体外无活性，需先在肝脏转化为醛磷酰胺，再在肿瘤细胞内分解出磷酰胺氮芥，干扰 DNA 及 RNA 功能，尤其对 DNA 的作用更大，可与 DNA 发生交叉联结，破坏 DNA 结构，导致细胞死亡。属周期非特异性药物，对 S 期作用最明显。对恶性淋巴瘤、急性淋巴细胞性白血病有突出疗效。对慢性淋巴细胞性白血病、多发性骨髓瘤、肺癌也有较好疗效。对胸腺、乳腺、卵巢、睾丸等肿瘤有效。可提高头颈部癌、前列腺癌、结肠癌、宫颈癌等患者的远期生存率。不良反应以骨髓抑制、消化道反应、脱发等多见。其活性代谢产物对膀胱有较强刺激性，可引起膀胱炎，严重者可有血尿，多饮水及碱化尿液可减轻刺激症状，降低发生率。有致畸及致突变作用。

噻替派（thiotepa）

本品为乙烯亚胺类烷化剂。属周期非特异性药物。在体内产生活性烷化基团，干扰 DNA 及 DNA 功能，抗癌谱广，对多种肿瘤有明显的抑制作用。主要用于乳腺癌、卵巢癌、癌性体腔积液的腔内注射，膀胱癌局部灌注。还可用于胃肠癌、宫颈癌、原发性肝癌、黑色素瘤等症。不良反应以骨髓抑制及消化道反应多见。

洛莫司汀（lomustine）

本品为亚硝脲类烷化剂。抗肿瘤作用主要由其分解产物氯乙胺产生，可使 DNA 断裂，RNA 及蛋白质被烃化，导致细胞死亡。对处于 G_1 ~ S 边界的细胞作用最强，对 G_2 期也有作用。因脑内浓度高且作用较持久，常用于脑部原发或继发肿瘤。对淋巴瘤、多发性骨髓瘤、黑色素瘤、肺癌、乳腺癌、急性白血病脑转移等均有效。胃肠道反应较多见。骨髓抑制于用药后 4 ~ 6 周明显，有致畸作用。

白消安（busulfan，马利兰）

本品为双功能烷化剂，可与 DNA 交叉联结，破坏 DNA 结构及功能，导致细胞产生严重的、不可修复的损伤，对造血系统有极高选择性，为慢性粒细胞性白血病治疗的首选药，缓解率可达 80% ~ 90%。不良反应与剂量及疗程有关。常见粒细胞缺乏、血小板减少，长期应用产生骨髓抑制，可引起再生障碍性贫血。其他可有肺纤维化、色素沉着、高尿酸血症等。

2. 破坏 DNA 的铂类化合物

顺铂（cisplatin）

本药为细胞周期非特异性药物。作用类似双功能烷化剂，干扰 DNA 合成，破坏其功能及结构，产生抗癌作用。具有活性强、抗瘤谱广的特点。对膀胱癌、卵巢癌、睾丸癌疗效较好，对乳腺癌、子宫内膜癌、宫颈癌、头颈部鳞癌、肺癌、胃癌、肾上腺皮质癌、前列腺癌及儿童神经母细胞瘤、骨肉瘤、卵巢生殖细胞瘤等多种肿瘤有一定疗效。与多种抗肿瘤药物合用有协同作用。不良反应以肾毒性最为重要，为本药临床应用的主要限制因素。

3. 抗肿瘤抗生素　现用于临床的铂类药物又有了第二代卡铂（carboplatin）和第三代奥沙利铂（oxaliplatin），其抗肿瘤适应证与顺铂相似，具有抗肿瘤活性强、毒性低的特点，其肾毒性轻微甚至消失。因此，临床还可与作用于其他环节抗癌药合用，提高治疗效果。

丝裂霉素（mitomycin）

本药含两个烷化中心，与 DNA 交叉联结，抑制 DNA 复制，并可引起单链断裂。为周期非特异性药物。具有抗瘤谱广、作用快的特点。对消化道肿瘤疗效好，也用于慢性淋巴瘤、子宫颈癌、乳腺癌、头颈部癌、膀胱癌等症。不良反应主要是骨髓抑制和消化道反应。

博莱霉素（bleomycin）

本品可与体内铁等金属离子螯合，在酶的作用下形成超氧化自由基及羟自由基，攻击细胞膜及核膜并损伤 DNA，阻止 DNA 复制。为细胞周期非特异性药物，对 G_2 期细胞杀伤作用最强。对多部位、多类型肿瘤有效。一般治疗量对骨髓及免疫系统无明显抑制作用。临床主要用于头颈部、皮肤、食道、肺、宫颈等部位鳞癌的治疗。对银屑病也有一定疗效。肺毒性为限制其剂量或应用的最主要原因，可有肺炎样症状，甚至肺纤维化变性。还有发热、消化道反应、色素沉着、脱发、皮肤增厚、脱屑等。

平阳霉素（pingyangmycin）

为博莱霉素中单一组分 A_5 成分，作用与博莱霉素相似，可破坏 DNA 结构，阻止 DNA 复制。与博莱霉素比较，有对鳞癌效果好、肺毒性低的特点。主要用于各部位鳞癌的治疗。也可用于恶性淋巴瘤。不良反应中消化道反应较博莱霉素重而肺毒性较轻，其余与博莱霉素相似。

（三）干扰转录过程阻止 RNA 合成的药物

本类药物可选择性嵌入 DNA 中，破坏 DNA 模板功能，抑制 DNA 依赖性

RNA 多聚酶，干扰转录过程，阻碍 RNA、尤其是 mRNA 合成。属周期非特异性药物。

放线菌素 D（dactinomycin）

本品选择性与 DNA 中鸟嘌呤结合，抑制 DNA 依赖的 RNA 多聚酶，阻碍 RNA 的合成。对缺乏鸟嘌呤碱基的 DNA 不发生作用，也不影响 DNA 复制。对 G_1 期前半段（mRNA 合成）最敏感。对绒毛膜上皮癌、恶性葡萄胎、睾丸癌、软组织肉瘤、恶性淋巴瘤、神经母细胞瘤等有效。不良反应有消化系统反应、骨髓抑制、脱发等。

阿霉素（adriamycin）

本药具有强抗癌活性。可嵌入 DNA 碱基对中，破坏 DNA 模板结构，阻止转录过程；抑制 DNA 聚合酶，抑制 DNA、RNA 合成；形成自由基攻击细胞膜及核膜，破坏膜结构等多环节产生抗肿瘤作用。对细胞周期各阶段均有作用。因抗瘤谱广、疗效好，临床应用广泛。为多种肿瘤联合化疗组分之一。对乳癌、小细胞肺癌等均有较好疗效。对肝癌、骨癌、卵巢癌、前列腺癌、头颈部肿瘤等多种实体瘤有效。对慢性白血病亦有一定疗效。严重不良反应为心脏毒性，早期可出现多种心律失常，严重者可致死。其他有骨髓抑制、胃肠道反应、脱发等。局部刺激可致静脉炎，药液外漏可造成组织坏死等。

（四）影响蛋白质合成的药物

长春碱（vinblastine，VLB）和长春新碱（vincristine，VCR）

本类为夹竹桃科长春花植物所含生物碱及半合成衍生物。抗癌作用机制是抑制微管蛋白聚合，阻止微管形成。高浓度时可使已形成的微管变形、解聚。使细胞有丝分裂停止于中期，主要作用于 M 期，属细胞周期特异性药物。还能抑制 RNA 聚合酶，使 RNA 及蛋白质合成障碍。对多种肿瘤有效，与烷化剂无交叉耐药现象。

长春碱对恶性淋巴瘤，特别是霍奇金病疗效好，对绒毛膜上皮癌亦有较好疗效。对肺癌、乳腺癌、卵巢癌、睾丸癌、肾母细胞瘤等有效。不良反应以骨髓抑制最常见，其他尚有胃肠道反应、神经毒性、脱发等。

长春新碱对急性淋巴细胞性白血病疗效突出。不良反应以神经毒性较突出，可有指（趾）端感觉异常、肌无力，甚至出现肠麻痹。骨髓抑制、胃肠道反应一般较轻。

L－门冬酰胺酶（L－asparaginase）

本品能水解血清中门冬酰胺，使肿瘤细胞缺乏门冬酰胺，导致蛋白合成障碍。正常细胞因能合成门冬酰胺，故对其影响较小。主要用于急性白血病，以急性淋巴细胞性白血病疗效最好。对恶性淋巴瘤有效。可引起过敏反应，用前必须做皮肤试验。还可发生骨髓抑制、发热、头昏、肝功能异常等。皮试过敏，肝、肾功能减退，胰腺炎病史等患者禁用。

（五）激素类

激素与许多肿瘤的发生和生长关系密切，改变体内激素水平可有效地抑制肿瘤的生长。因此一些激素及抗激素制剂可用于肿瘤的治疗。

糖皮质激素

药理剂量糖皮质激素可抑制淋巴组织，促使淋巴细胞溶解，并抑制间质组织的生长。具有疗效快但不持久，易产生耐药性的特点。主要用于急性淋巴细胞性白血病及恶性淋巴瘤。慢性淋巴细胞性白血病也有效。还可用于癌热不退、毒血症状明显时的短期治疗，应与有效抗菌药合用。常用制剂有泼尼松、泼尼松龙、地塞米松等。

雌激素

可抑制丘脑及垂体促性腺激素的分泌，使肾上腺皮质激素及睾丸雄激素分泌减少，并能直接对抗雄激素对前列腺癌的促进作用，用于治疗前列腺癌。还可用于绝经期后晚期乳腺癌有内脏转移者，绝经期前乳腺癌禁用。不良反应主要有胃肠道反应、水肿、乳房胀痛，偶有高钙血症。男性患者长期应用可导致阳痿和女性化。常用制剂有己烯雌酚、己烷雌酚等。

雄激素

可抑制垂体促卵泡激素的释放，减少雌激素释放，并能直接对抗雌激素及催乳素对乳腺肿瘤的促进作用。主要用于晚期乳腺癌的治疗，尤其对有骨转移者疗效好。不可用于子宫肌瘤、卵巢癌、肾癌、多发性骨髓瘤等治疗。其蛋白同化作用对肿瘤伴贫血者有利。不良反应有水钠潴留，久用可致胆汁淤积性黄疸，女性用药后发生男性化，舌下含服可致口腔炎。常用药物有甲睾酮、丙酸睾酮等。

第三节　抗肿瘤药的临床用药原则

制定合理的用药方案是肿瘤化疗成功的关键。联合用药是大多数抗肿瘤药物治疗的基本原则，目的是提高疗效、降低不良反应，并延缓耐药性产生。可采取先后应用几种不同药物的序贯疗法，或同时应用几种不同药物的联合疗法。药物选择及方案制定主要考虑原则如下：

1. 肿瘤细胞动力学规律 对生长缓慢的实体瘤，因其 G_0 期细胞较多，一般先用周期非特异性药物杀灭增殖期及部分 G_0 期细胞，使瘤体缩小而促进 G_0 期细胞进入增殖期，继而用周期特异性药物杀灭之。对生长比率大的肿瘤，如急性白血病等，则应先用杀灭 S 期或 M 期细胞的周期特异性药物，再用周期非特异性药物杀伤其他各期细胞。待 G_0 期细胞进入增殖周期时，再重复上述治疗。若肿瘤细胞分散于不同周期，则可将作用于不同时期药物联合给予，取得同时杀灭各期细胞的效果。

2. 药物作用机制 将不同作用机制的药物合用产生协同抗肿瘤作用。如将羟基脲与长春新碱、丙卡巴肼、泼尼松等合用治疗恶性淋巴瘤；环磷酰胺与氟尿嘧啶、平阳霉素合用治疗食道癌；环磷酰胺与长春新碱、甲氨蝶呤、鬼臼乙叉苷合用治疗小细胞肺癌等。

3. 抗瘤谱 由于不同肿瘤细胞对药物敏感性的差异及药物体内分布、作用机制等多方面因素，使抗肿瘤药物具有不同的抗瘤谱，这是药物选择的最基本依据。如慢性粒细胞性白血病宜选用白消安，胃肠道腺癌宜选用氟尿嘧啶，脑瘤宜选洛莫司汀，鳞状上皮癌宜选博莱霉素等。一般情况下，应选择有效药物联合应用。

4. 药物毒性及耐药性 在条件允许的情况下，应尽可能避免将主要毒性相同的药物合用，以防患者因不能耐受而中止治疗，导致治疗失败。同样，应避免将有交叉耐药的药物合用，以提高疗效。

5. 给药方法 应尽量采用短而强的疗程。应用最大耐受量间歇给药法，有利于药物对肿瘤细胞高选择性杀伤，降低其对正常细胞的损伤；如有骨髓抑制作用的药物给药时间不超过 1～2 个正常周期，这样对骨髓细胞毒性可明显降低，有利于骨髓造血功能、免疫功能等的恢复，提高机体抗癌能力，降低耐药性产生。

小结

临床应用抗癌药可分为烷化剂、抗代谢药、植物药和中草药、抗癌抗生素、激素等。若按肿瘤细胞增殖周期对药物的敏感性来分，则可概括为两大类：一类为细胞周期非性异性药物，其中有烷化剂、抗癌抗生素等；另一类为细胞周期特异性药物，包括抗代谢药和植物药等。这些药物多数对肿瘤细胞的选择性不高，且有抑制骨髓、损伤胃肠道黏膜等毒性，临床常以联合用药来提高疗效、降低毒性和延缓抗药性的产生。

现有抗癌药作用机制可分为下列几方面：①影响核酸合成，如甲氨蝶呤、巯嘌呤和氟尿嘧啶；②影响蛋白质合成，如长春碱、长春新碱、门冬酰胺酶等；③直接破坏DNA，如氮芥类、白消安、丝裂霉素、顺铂等；④嵌入DNA中干扰模板、影响复制和转录，如博莱霉素、阿霉素、放线菌素D等；⑤影响体内激素平衡，如雄激素、雌激素和糖皮质激素等。

思考题

1. 对生长缓慢的实体瘤和对生长速度快的肿瘤在选药时有何不同？
2. 简述MTX、5－FU、巯嘌呤、CTX、白消安、长春碱的作用特点和主要应用。

第三十八章 免疫功能调节药

免疫系统是机体一个具有识别异己和排除异己作用的特殊系统。免疫系统的功能是通过免疫应答完成的。免疫反应分非特异性免疫和特异性免疫。后者又分细胞免疫和体液免疫。淋巴组织和免疫效应细胞是特异性免疫反应的基础。淋巴组织包括中央淋巴组织和外周淋巴组织 。免疫效应细胞主要有 T 细胞、B 细胞，还有杀伤（K）细胞、自然杀伤（NK）细胞、淋巴因子激活的杀伤（LAK）细胞。

免疫反应过程分三期：①识别期：巨噬细胞和免疫活性细胞吞噬处理抗原的阶段。②激活期：免疫活性细胞被抗原激活化后增殖分化并产生免疫活性物质的阶段。③效应期：致敏淋巴细胞或抗体再次接受抗原刺激时，可产生 T 淋巴细胞介导的细胞免疫或抗体介导的体液免疫阶段。

免疫功能失调可导致免疫性疾病，影响免疫功能的药物有免疫抑制药和免疫增强药两大类。

第一节　免疫抑制药

当机体免疫功能过强、使机体正常功能和形态受到影响时，需要应用免疫抑制药治疗。免疫抑制药只控制免疫功能增强的症状，不能治愈免疫性疾病。长期应用这类药物，可降低机体的免疫功能而引起感染、提高肿瘤的发病率并影响生殖功能，因此应用这类药物要慎重。本书前面已经介绍过的糖皮质激素、氯喹、环磷酰胺、白消安、噻替派与 6 - 巯嘌呤等都有免疫抑制作用。

环孢素（cyclosporine）

环孢素是从多孢木真菌和柱孢真菌的代谢物中提取的含 11 个氨基酸的环化多肽，口服吸收不完全，生物利用度为 23%。口服后 3 ~ 4 小时血浆浓度达峰值，血浆蛋白结合率为 93%。大部分经肝脏代谢，由胆汁和粪便排出，约 1% 经尿排泄。$t_{1/2}$为 5.6 小时。

环孢素主要抑制 T 细胞的功能，选择性作用于 T 淋巴细胞活化的早期，抑制 T 细胞活化后的促增生因子白细胞介素 -2 的生成；还可抑制淋巴细胞生成干扰素。对 B 细胞的抑制作用短暂，停药后迅速恢复；不影响单核 - 吞噬细胞。

环孢素主要用于防止异体器官移植时的排斥反应。可单独应用，与糖皮质激素合用有协同作用，目前倾向与低剂量泼尼松合用。对自身免疫性疾病的疗效尚无定论。环孢素的安全范围较大，有肝、肾毒性。

霉酚酸酯（mycophenolate mofetil）

本品是霉酚酸的酯类衍生物，口服后在体内迅速水解为活性代谢产物霉酚酸而发挥免疫抑制作用，具有独特的免疫抑制作用和较高的安全性，霉酚酸酯主要用于肾脏和心脏等器官移植。也应用于银屑病和类风湿关节炎治疗。常见不良反应是胃肠道症状、造血系统损伤、机会性感染和有可能诱发肿瘤。霉酚酸酯与环孢素相比，最大的优点是无明显的肝脏和肾脏毒性。

他克莫司（tacrolimus，FK506）

本品是一种强效免疫抑制药，于 1984 年从土壤链霉菌属中分离出来，属大环内酯类抗生素。预防肝、肾及骨髓等器官移植时的免疫排斥反应，疗效满意。对多种实验性自身免疫性疾病具有治疗作用。治疗量很少引起严重的毒性作用，大剂量时可产生肾毒性、神经毒性和生殖毒性等。

糖皮质激素（glucocorticoids）

对免疫反应的多个环节均有抑制作用。作为免疫抑制药广泛用于预防器官移植的排斥反应，治疗支气管哮喘、自身免疫疾病（如类风湿关节炎、系统性红斑狼疮）等。

硫唑嘌呤（azathioprine）、甲氨蝶呤（methotrexate）与巯嘌呤（mercaptopurine）

其中硫唑嘌呤最常用，它通过干扰嘌呤代谢的所有环节，抑制嘌呤核苷合成，进而抑制细胞 DNA、RNA 及蛋白质的合成而发挥抑制 T、B 两类母细胞及 NK 细胞的效应，从而抑制细胞免疫和体液免疫反应，但不抑制巨噬细胞的吞噬功能。本类药物主要用于肾移植的排斥反应、类风湿关节炎和系统性红斑狼疮等疾病的治疗。

环磷酰胺（cyclophosphamide）、白消安（busulfan）、噻替派（thiotepa）

其中环磷酰胺最常用，它不仅杀伤增殖期淋巴细胞，而且亦影响某些静止期淋巴细胞，故使循环中淋巴细胞数目减少，其作用对B淋巴细胞较T淋巴细胞更为敏感，因而能选择性地抑制B淋巴细胞；还可明显降低NK细胞的活性，但治疗剂量不影响已活化巨噬细胞的功能。本类药物临床常用于糖皮质激素不能有效缓解的多种自身免疫病。

抗淋巴细胞球蛋白（antilymphocyte globulin）

本品是将人胸腺细胞、胸导管淋巴细胞、周围血淋巴细胞或培养的原淋巴细胞免疫牛、羊、马等动物获得抗淋巴细胞血清，其提纯的IgG抗体制剂为抗淋巴细胞球蛋白。因制备本品所使用的淋巴细胞来源不同，故临床疗效不稳定，效价及毒性取决于制备方法。或可与其他免疫抑制药如硫唑嘌呤及糖皮质激素等联合使用。

第二节　免疫增强药

免疫增强药是一类可促进机体免疫功能的药物。该类药物能激活免疫活性细胞，增强机体的特异性和非特异性免疫功能。临床主要用于免疫缺陷性疾病的治疗，以及肿瘤和慢性感染的辅助治疗。

左旋咪唑（levamisole）

本品为四咪唑左旋体，口服对免疫功能正常者几乎无影响，但可使受抑制的单核-巨噬细胞、T细胞恢复正常功能。这可能与其激活环核苷酸磷酸二酯酶，降低巨噬细胞和淋巴细胞内cAMP含量有关。左旋咪唑对抗体产生有双向调节作用，使之恢复到正常水平。左旋咪唑用于免疫功能低下所致的复发性和慢性感染性疾病，可减轻感染和复发。左旋咪唑虽无直接抗肿瘤作用，但可用于肿瘤的辅助治疗，延长肺癌、乳腺癌等手术、放疗、化疗后的缓解期，减轻骨髓抑制及减少肿瘤复发率、死亡率。对类风湿关节炎等自身免疫性疾病也有一定疗效，可能与提高T细胞功能，恢复其调节B细胞的功能有关。不良反应较少，可有恶心、呕吐、头痛、失眠、荨麻疹，偶有白细胞及血小板减少。

胸腺素（thymosin）

本品是胸腺上皮细胞合成的小分子多肽激素。能诱导前T细胞转化，并使之分化为成熟的具有特殊功能的各种T细胞亚群，增强细胞免疫功能。它增强成熟的T细胞对抗原刺激的反应。主要用于细胞免疫缺陷性疾病、自身免疫性疾病及肿瘤。小儿胸腺发育不全者需用此作为替代治疗。不良反应少，偶见过敏反应。

转移因子（transfer factor）

本品是从正常人的淋巴细胞或淋巴组织制备的一种核酸肽。它是细胞免疫应答中的信息传递者，将供者细胞免疫信息转移给受者淋巴细胞，使受者获得供者同样的免疫力，时间可达6个月。其作用机制可能是转移因子的RNA在逆转录酶作用下，掺入到受者的淋巴细胞中，使后者含有转移因子密码的特异DNA。转移因子亦具免疫佐剂作用，但不能转移体液免疫。可治疗免疫缺陷病，也试用于难治性病毒和真菌感染及肿瘤。不良反应为注射局部有酸胀感，个别病例出现皮疹或发热。

干扰素（interferon）

本品是宿主细胞对病毒感染和其他刺激产生的一类有高度种属特异性的糖蛋白，约含150个氨基酸。现已可用DNA重组技术生产纯干扰素。

干扰素刺激细胞产生一种“抗病毒蛋白”而抑制病毒繁殖，具有广谱抗病毒作用。干扰素可增强NK细胞以及单核-巨噬细胞的功能；小剂量增强细胞免疫和体液免疫，大剂量则有抑制作用。干扰素通过对致癌病毒及肿瘤细胞的抑制而抗肿瘤。

干扰素对感冒、乙型肝炎、带状疱疹、疱疹性角膜结膜炎等病毒感染有防治作用，对肾细胞癌、黑色素瘤、成骨肉瘤疗效较好，对其他肿瘤如多发性骨髓瘤、乳癌、肝癌、恶性淋巴瘤和各种白血病疗效较低。对肺癌、肠癌无效。不良反应少，可有发热、白细胞减少、血小板减少、低血压，少数人可产生干扰素抗体。

白细胞介素-2（interleukin-2，IL-2）

本品由Th细胞产生，可调控Ts和Tc细胞分化增生，也促进B细胞、NK细胞、LAK细胞分化增生，对免疫性疾病和恶性肿瘤有诊断和治疗意义。

由激活的T细胞产生的IL-3可刺激T细胞的分化增生，也促进骨髓造血干细胞、各系祖细胞分化增生，并增进自然细胞毒细胞的杀瘤活性。

小　结

免疫抑制药只控制免疫功能增强的症状，不能治愈免疫性疾病。长期应用这类药物，可降低机体免疫功能而引起感染、提高肿瘤的发病率并影响生殖功能，因此应慎用。临床常用的有环孢素、霉酚酸酯等。免疫增强药是一类可促进机体免疫功能的药物。该类药物能激活免疫活性细胞，增强机体的特异性和非特异性免疫功能。常用的有干扰素、胸腺素、转移因子等。

思 考 题

1. 简述常用免疫抑制药及其不良反应。
2. 简述免疫增强药的作用及应用。

第三十九章　性激素类药和避孕药

性激素是性腺分泌的激素，包括雌激素、孕激素和雄激素。目前临床应用的是人工合成品及其衍生物。常用的避孕药大多属于性激素制剂。

第一节　性激素类药

一、雌激素类药及抗雌激素类药

（一）雌激素类药

卵巢分泌的雌激素主要是雌二醇（estradiol）。从孕妇尿中提取的是雌酮和雌三醇等，多为雌二醇的代谢产物。近年以雌二醇为母体，人工合成许多高效的衍生物，如炔雌醇（ethinyl estradiol）、炔雌醚（quinestrol）及戊酸雌二醇（estradiol valerate）等。

【药理作用及应用】未成年女性，雌激素能促使女性第二性征和性器官发育成熟。成年妇女，除保持女性性征外，并参与形成月经周期。较大剂量时发挥抗排卵作用，并能抑制乳汁分泌。此外还有对抗雄激素的作用。在代谢方面，有轻度水、钠潴留作用。能增加骨骼钙盐沉积，加速骨骺闭合等。

临床主要用于：①绝经期综合征，绝经期和老年性骨质疏松症可用雌激素与雄激素合并治疗。②卵巢功能不全和闭经，原发性或继发性卵巢功能低下患者以雌激素替代治疗，可促进外生殖器、子宫及第二性征的发育。③与孕激素类合用，可产生人工月经周期。④功能性子宫出血，可用雌激素促进子宫内膜增生，修复出血创面，也可适当配伍孕激素，以调整月经周期。⑤乳房胀痛，可用大剂量雌激素抑制乳汁分泌克服胀痛，俗称回奶。⑥晚期乳腺癌患者绝经5年以上，可用雌激素治疗。但绝经期以前者禁用，因此时可加速肿瘤生长。⑦大剂量雌激素类药可使前列腺癌症状改善，肿瘤病灶退化。⑧痤疮。⑨避孕（参见本章第二节）。

【不良反应及注意事项】 常见恶心、食欲不振，早晨较多见。长期大量应用可引起子宫内膜过度增生及子宫出血，故有子宫出血倾向者及子宫内膜炎患者慎用。肿瘤患者（前列腺癌和绝经期后乳腺癌除外）不用。本药在肝灭活，并可引起胆汁淤积性黄疸，故肝功能不良者慎用。

（二）抗雌激素类药

氯米芬（clomiphene，氯酞酚胺）

本品有较弱的雌激素活性，能与雌激素受体结合，发挥竞争性拮抗雌激素的作用。还能促进人体垂体前叶分泌促性腺激素，从而诱使排卵；也用于不孕症和闭经，乳房纤维囊性疾病和晚期乳癌等。连续服用大剂量可引起卵巢肥大，故卵巢囊肿患者禁用。

二、孕激素类药

孕激素主要由卵巢黄体分泌，自黄体分离出的天然孕激素为黄体酮，含量很低。临床应用的是人工合成品及其衍生物。如甲羟孕酮（medroxyprogesterone）、甲地孕酮（megestrol）、炔诺酮（norethisterone）、炔诺孕酮（norgestrel）等。

【药理作用及应用】 于月经后期分泌，有利于孕卵的着床和胚胎发育，抑制子宫收缩，并降低子宫对缩宫素的敏感性；一定剂量可抑制垂体前叶黄体生成素（LH）的分泌，从而抑制卵巢的排卵过程；可促使乳腺腺泡发育，为哺乳作准备；竞争性对抗醛固酮，促进 Na^+ 和 Cl^- 的排泄而利尿；有轻度升高体温作用，使月经周期中期排卵时基础体温较高。

临床用于：①功能性子宫出血。②痛经和子宫内膜异位症，可抑制排卵并减轻子宫痉挛性收缩而止痛，也可使异位的子宫内膜退化。与雌激素制剂合用，疗效更好。③先兆流产与习惯性流产。④子宫内膜腺癌、前列腺肥大或癌症。

【不良反应及注意事项】 不良反应较少，偶见头晕、恶心及乳房胀痛等。长期应用可引起子宫内膜萎缩，月经量减少，并易发生阴道真菌感染。

三、雄激素类药和同化激素类药

（一）雄激素类药

天然雄激素主要是睾丸间质细胞分泌的睾酮，临床常用人工合成衍生物，如甲睾酮（methyltestosterone）、丙酸睾酮（testosterone propionate）和苯乙酸睾酮

(testosterone phenylacetate) 等。

【药理作用及应用】促进男性性征和生殖器官发育，并保持其成熟状态。睾酮还有抗雌激素作用；雄激素能明显促进蛋白质合成（同化作用），减少氨基酸分解（异化作用），使肌肉增长，体重增加，降低氮质血症，同时出现水、钠、钙、磷潴留现象；骨髓造血功能在骨髓功能低下时，大剂量雄激素可促进细胞生长。

临床应用：①睾丸功能不全：无睾症或类无睾症（睾丸功能不全）时，作替代疗法。②功能性子宫出血。③晚期乳腺癌。④再生障碍性贫血及其他贫血：用丙酸睾酮或甲睾酮可使骨髓造血功能改善。

【不良反应及注意事项】长期应用于女性病人可能引起痤疮、多毛、声音变粗、闭经、乳腺退化、性欲改变等男性化现象。多数雄激素均能干扰肝内毛细胆管的排泄功能，引起胆汁淤积性黄疸。应用时若发现黄疸或肝功能障碍时，则应停药。对孕妇及前列腺癌病人禁用。因有水、钠潴留作用，对肾炎、肾病综合征、肝功能不良、高血压及心力衰竭病人也应慎用。

（二）同化激素类药

临床应用的雄性激素虽有较强的同化作用，但用于女性或非性腺功能不全的男性，常可出现雄激素作用，从而限制了它的临床应用；因此，合成了同化作用较好而雄激素样作用较弱的睾酮衍生物，即同化激素，如南诺龙（nandrolone phenylpropionate，苯丙酸诺龙）、司坦唑醇（stanozolol，康力龙）及美雄酮（metandienone，去氢甲基睾丸素）等。

本类药物主要用于蛋白质同化或吸收不足，以及蛋白质分解亢进或损失过多等情况；如严重烧伤、手术后慢性消耗性疾病、老年骨质疏松和肿瘤恶病质等病人。服用时应同时增加食物中的蛋白质成分。

长期应用可引起水钠潴留及女性轻微男性化现象。有时引起肝内毛细胆管胆汁淤积而发生黄疸。肾炎、心力衰竭和肝功能不良者慎用，孕妇及前列腺癌病人禁用。

第二节　避孕药

避孕药的使用是计划生育的一项重要措施。生殖过程是一个复杂的生理过程，包括精子和卵子的形成与成熟、排卵、受精、着床以及胚胎发育等多个环节，阻断其任一环节都可达到避孕和终止妊娠的目的。这些环节多发生在女性体内，使得女性避孕药较男性避孕药发展为快。

一、主要抑制排卵的避孕药

本类药物较多，短效口服避孕药有：复方炔诺酮片（compound norethisterone，口服避孕药片Ⅰ号)、复方甲地孕酮片（口服避孕药片Ⅱ号)、复方炔诺孕酮甲片；长效口服避孕药有：复方炔诺孕酮乙片（长效避孕片)、复方氯地孕酮片、复方次甲氯地孕酮片；长效注射避孕药有：复方己酸孕酮注射液（避孕针1号)、复方甲地孕酮注射液。

【药理作用及应用】现女性避孕药以此类为主。它们由不同类型的雌激素和孕激素类组成，主要避孕作用是抑制排卵。一般认为雌激素通过负反馈机制抑制下丘脑促性腺激素释放激素（GnRH）的释放，从而减少促卵泡素（FSH）分泌，使卵泡的生长成熟过程受到抑制，同时孕激素又抑制黄体生成素（LH）释放，两者协同作用而抑制排卵。除以上作用外，此类药物还可干扰生殖过程的其他环节。

【不良反应及注意事项】少数妇女在用药初期可出现轻微的类早孕反应，如恶心、呕吐及择食等。用药后最初几个周期中可出现子宫不规则出血，可加服炔雌醇；也可出现闭经、乳汁减少，长效口服避孕药可通过乳汁影响乳儿，使其乳房肿大；还可能出现凝血功能亢进、痤疮、皮肤色素沉着。

二、抗着床避孕药

此类药物也称探亲避孕药，主要使子宫内膜发生各种功能和形态变化，使之不利于孕卵着床。我国多用大剂量炔诺酮（每次5mg）或甲地孕酮（每片2mg)；此外还研制成一种新型抗着床药双炔失碳酯（anordrin，53抗孕片)。本类药物主要优点是应用不受月经周期的限制，无论在排卵前、排卵期或排卵后服用，都可影响孕卵着床。一般于同居当晚或事后服用。同居14日以内必须连服14片，如超过14日，应接服Ⅰ号或Ⅱ号口服避孕药。

三、男性避孕药

棉酚（gossypol）其作用部位在睾丸曲细精管的生精上皮，可使精子数量减少，直至无精子。停药后可逐渐恢复。不良反应有乏力、食欲减退、恶心、呕吐、心悸及肝功能改变等。服药者如发生低血钾肌无力症状，应给予处理。

小　结

性激素是性腺分泌的激素，包括雌激素、孕激素和雄激素。目前临床应用的是人工合成品及其衍生物。常用的避孕药大多属于性激素制剂。雌激素类药如炔雌醇，抗雌激素类药如氯米芬，孕激素如甲羟孕酮，雄激素如甲睾酮，同化激素如南诺龙，避孕药如复方炔诺酮，以及新型抗着床药双炔失碳酯、男性避孕药棉酚等。

思 考 题

1. 常用性激素类药物的临床作用是什么？
2. 临床常用的避孕药有哪些？

第四十章 维生素类及酶类药

第一节 维生素类药

维生素是机体维持正常功能必需的低分子有机化合物，是组织代谢必需的辅助因子，但在体内大多不能合成或很少合成，不能满足机体需要，主要由食物供给。维生素在调节物质代谢和维持生理功能方面发挥着重要作用，临床上主要用于防治维生素缺乏症、补充机体需要和某些疾病的辅助治疗。按溶解性不同，维生素可分为脂溶性和水溶性两大类。

一、水溶性维生素

维生素 B_1（vitamin B_1，硫胺素）

维生素 B_1 是第一个被发现的 B 族维生素，主要存在于谷物种子的外皮和胚芽中，如米糠和麸皮中，另外酵母菌、瘦肉、白菜和芹菜中含量也较丰富。药用人工合成品有盐酸硫胺、丙舒硫胺和呋喃硫胺。

【药理作用及应用】维生素 B_1 以辅酶形式参与糖的分解代谢。缺乏时，依靠糖类代谢产生能量维持功能的神经系统首先受到影响，产生多发性神经炎、心肌炎、脚气病等维生素 B_1 缺乏症。此外，维生素 B_1 还能促进胃肠蠕动，增强消化功能，促进人体发育。临床上主要用于防治神经炎、心肌炎、脚气病、糖尿病、消化不良、高热、甲亢、妊娠期及大量输入葡萄糖病人的辅助治疗。

【不良反应及注意事项】大剂量时出现头痛、疲倦、烦躁、食欲下降、浮肿及心律失常。维生素 B_1 在碱性溶液中不稳定，易被氧化，禁与碱性药物配伍，另外受热易被破坏。静脉注射时偶见过敏反应，故一般不宜静脉注射。

维生素 B_2（vitamin B_2，核黄素）

维生素 B_2 主要存在于牛奶、动物肝脏与肾脏、酿造酵母、奶酪、绿叶蔬菜、鱼、蛋类。为体内黄酶类辅基的组成部分，黄酶在生物氧化还原中发挥递氢作用，参与糖、蛋白质和脂肪代谢。当缺乏时，影响机体生物氧化，使代谢发生障碍，可出现口角炎、唇炎、舌炎、眼结膜炎和阴囊炎等，故本品可用于上述疾病的防治。

宜与食物同服或进食后立即服用。大剂量服用尿液呈黄绿色，不宜与甲氧氯普胺合用。

维生素 B_6（vitamin B_6）

维生素 B_6 包括吡多醇、吡多醛和吡多胺，三者可互相转化。

【药理作用及应用】 在体内与 ATP 经酶作用生成具有生理活性的磷酸吡哆醛和磷酸吡哆胺。它是某些氨基酸的氨基转移酶、脱羧酶及消旋酶的辅酶，参与物质代谢过程，缺乏维生素 B_6 可发生动脉粥样硬化病变。临床用于：①防治长期大量服用异烟肼等引起的周围神经炎、失眠、不安；减轻抗癌药和放射治疗引起恶心、呕吐或妊娠呕吐等胃肠道反应。②治疗或预防婴儿惊厥。③白细胞减少症。④局部涂搽治疗痤疮、酒糟鼻、脂溢性湿疹。⑤可作为贫血、动脉粥样硬化、粒细胞减少及肝炎的辅助用药。

【不良反应及注意事项】 罕见发生过敏反应，与左旋多巴合用时，降低左旋多巴的药效。

维生素 C（vitamin C，抗坏血酸）

维生素 C 主要存在于新鲜蔬菜和水果如橘、橙、番茄、菠菜等食物中。

【药理作用及应用】 在体内抗坏血酸和脱氢抗坏血酸形成可逆的氧化还原系统，此系统在生物氧化还原和细胞呼吸中起重要作用。维生素 C 参与氨基酸代谢、神经递质的合成、胶原蛋白和组织细胞间质的合成。可降低毛细血管的通透性，加速血液的凝固，刺激凝血功能，促进铁在肠内吸收，促使血脂下降，增加对感染的抵抗力，参与解毒功能，且有抗组胺作用及阻止致癌物质（亚硝胺）生成的作用。

临床用于：①防治坏血病。②补充治疗：急、慢性传染病时消耗量增加，应适当补充，以增强机体抵抗力。病后恢复期，创伤愈合不良者，也应适当补充本品。③克山病患者在发生心源性休克时，可用本品大剂量治疗。④肝硬化、急性肝炎和砷、汞、铅、苯等慢性中毒时的肝脏损害。⑤其他：用于各种贫血、过敏性皮肤病、口疮、促进伤口愈合等。⑥防治动脉粥样硬化的辅助治疗。

【不良反应及注意事项】 服用一般剂量无明显毒性，长期大量应用（每日 1g

以上）可引起腹泻、皮疹、胃酸增多、胃液反流，有时尚可引起泌尿系结石、尿内草酸盐与尿酸盐排出增多、深静脉血栓形成、血管内溶血或凝血、白细胞吞噬能力降低。每日用量超过 5g，可导致溶血，重者可致命。孕妇大量服用时，可产生婴儿坏血病。不宜与碱性药物配伍。

二、脂溶性维生素

维生素 A（vitamin A，视黄醇）

维生素 A 富含于鱼肝油、肝脏、蛋类、乳类及肉类中。

【药理作用及应用】具有促进生长，维持上皮组织（如皮肤、结膜、角膜等）正常功能的作用，并参与视紫红质的合成。增强视网膜感光力，参与体内氧化过程，尤其是不饱和脂肪酸的氧化。维生素 A 缺乏时，骨骼成长不良、生长停止，生殖功能衰退，皮肤粗糙、干燥，角膜软化，易发生干燥性眼炎及夜盲症。口服极易吸收。临床上用于：①维生素 A 缺乏症，如夜盲症、干眼病、角膜软化症和皮肤粗糙等。②用于补充需要，如妊娠、哺乳妇女和婴儿等。

【不良反应及注意事项】大剂量或长期应用可引起维生素 A 过多症，甚至发生急性或慢性中毒（成人一次剂量超过 100 万 U，小儿一次超过 30 万 U，连续每日服 10 万 U 超过 6 个月），以 6 个月至 3 岁的婴儿发生率最高。表现为食欲不振、皮肤发痒、毛发干枯、脱发、口唇皲裂、易激动、骨痛、骨折、颅内压增高。停药 1 ~ 2 周后可消失。

维生素 D（vitamin D）

维生素 D 常与维生素 A 共存于鱼肝油中，此外鱼类的肝脏及脂肪组织中以及蛋黄、乳汁、奶油、猪肝、鱼子中也含有，常见的有两种：维生素 D_2（骨化醇，麦角骨化醇或称钙化醇）和维生素 D_3（胆骨化醇）。动物组织、人体皮肤内均含有维生素 D_3 的前体 7 - 脱氢胆固醇，经日光（或紫外线）照射后，转变成维生素 D_3。

【药理作用及应用】二者作用相同，促进钙、磷的重吸收，维持血浆钙、磷的正常浓度，调节肌肉活动和骨骼钙化。主要用于治疗小儿佝偻病、成人骨软化症和婴儿手足搐搦症，常与钙剂合用。

【不良反应及注意事项】长期大量使用可发生食欲不振、呕吐、腹泻及血钙过高、肾及关节软组织钙化等中毒反应。孕妇使用过量可能会导致胎儿畸形，应予注意。

维生素 E（vitamin E，生育酚）

维生素 E 广泛存在于植物油和绿叶蔬菜中。麦胚油和豆油含量较高。已知具有维生素 E 作用的物质有 8 种，其中 α、β、γ、δ 4 种较为重要，药用者 α-生育酚活力最高。

【药理作用及应用】对生殖功能、脂质代谢等均有影响，促进精子的生成和活动，增强卵巢功能，使卵泡增加，黄体细胞增大并增强孕酮的作用；还能改善脂质代谢，有抗氧化作用，并能抗衰老，增强机体免疫力。用于习惯性流产、先兆流产、不孕症及进行性肌营养不良症、早产儿溶血性贫血、小腿痉挛、间歇性跛行等。亦可用于冠心病、高脂血症、动脉粥样硬化症等的防治，但无肯定疗效。

【不良反应及注意事项】大剂量或长期应用可引起胃肠道反应、头晕、疲劳、乏力、血小板聚集、血栓形成、出血倾向、月经过多或闭经，停药后症状减轻。

第二节 常用酶类药

酶是由细胞产生的一类特殊蛋白质。生物体内复杂的新陈代谢反应，都是在各种酶的作用下进行的。酶缺乏或功能不足会引起代谢障碍或相应的疾病。临床上应用某些酶制品来纠正或补充体内酶系统失调，恢复机体正常代谢或用来防治某些疾病。前面章节中涉及到部分药物，如胰蛋白酶、凝血酶、尿激酶等，本章不再赘述。

辅酶 A（coenzyme A）

本品自鲜酵母提取而得，由泛酸、腺嘌呤、核糖、半胱胺及磷酸所组成。

为体内乙酰反应的辅酶，对糖、脂肪及蛋白质的代谢起重要作用，体内乙酰胆碱的合成、肝糖原的贮存、胆固醇量及血浆脂肪含量的调节等，均与本品有密切关系。临床主要用于白细胞减少症、原发性血小板减少性紫癜、功能性低热等，对脂肪肝、肝昏迷、急慢性肝炎、冠状动脉粥样硬化、慢性动脉炎、心肌梗死以及慢性肾功能减退引起的肾病综合征、尿毒症等，可作为辅助治疗药。

与三磷腺苷、细胞色素 C 等合用，效果更好。急性心肌梗死病人禁用，对本品过敏者禁用。

三磷腺苷（adenosine triphosphate，ATP，三磷酸腺苷）

【药理作用及应用】本品为一种辅酶，参与体内脂肪、蛋白质、糖、核酸以及核苷酸的代谢。同时又是体内能量的主要来源，适用于因细胞损伤后细胞酶功能减退引起的疾病。临床用于心力衰竭、心肌炎、心肌梗死、脑动脉硬化、冠状动脉粥样硬化、急性脊髓灰质炎、进行性肌萎缩性疾患。能量合剂为本品与辅酶

A 等配制的复方注射液，用于肝炎、肾炎、心力衰竭等。现用于治疗快速型室上性心律失常，总有效率为82%，具有复律快、短期内可重复使用等优点，可作为终止室上性心律失常急性发作药物。

【不良反应及注意事项】静注宜缓慢，以免引起头晕、头胀、胸闷及低血压等。由于本品在终止室上性心律失常过程中，可发生瞬间多种心律失常和全身反应，虽不需处理，但仍具有一定潜在危险。故用药时宜连续心电图监测，密切注意全身反应；剂量宜从小量开始，逐渐加量。另外本药对窦房结有明显抑制，因此对病窦综合征、窦房结功能不全、老年患者慎用。脑出血初期忌用，过敏史者不宜使用。

溶菌酶（lysozyme）

本品系从鲜鸡蛋清中提取的一种能分解黏多糖的多肽酶。

有抗菌、抗病毒、止血、消肿及加快组织功能恢复等作用。临床用于慢性鼻炎、急慢性咽喉炎、口腔溃疡、水痘、带状疱疹和扁平疣等。

偶见过敏反应，有皮疹等表现。

细胞色素 C（cytochrome C）

【药理作用及应用】本品是存在于细胞线粒体中的一种以铁卟啉为辅基的蛋白质，是呼吸链的一环。各种细胞色素按一定顺序排列组成细胞色素体系，其分子中的 Fe^{3+} 在有关酶的作用下，能进行可逆的氧化还原反应，担负传递电子的作用，是细胞呼吸所不可缺少的。

用于各种组织缺氧急救的辅助治疗，如一氧化碳中毒、镇静催眠药中毒、氰化物中毒、新生儿窒息、严重休克期缺氧、脑血管意外、脑震荡后遗症、麻醉及肺部疾病引起的呼吸困难和各种心脏疾患引起的心肌缺氧的治疗。

【不良反应及注意事项】本品无毒性，但可引起过敏反应，也可因制剂不纯，混有热原而引起热原反应，对本品过敏者禁用。

超氧化物歧化酶（superoxide dismutase，SOD）

超氧化物歧化酶是由红细胞、肝和其他哺乳动物组织分离的一种肽链大分子金属酶，含有两个亚单位。

本品能清除炎症中伴随产生的自由基，显示抗炎作用；无免疫调节及镇痛作用，也不影响前列腺素等炎症介质的合成。可用于前列腺癌或膀胱癌放射治疗后遗症、类风湿性关节炎。

注射后少数可出现局部疼痛、荨麻疹和蛋白尿等。

小　结

维生素或维生素的前体广泛存在于食物中。如果饮食适当，机体吸收功能正常，无特殊需要，一般饮食即可满足机体需要。维生素在体内与其他营养物质不同，它不能提供人体能量，只参与体内的生化反应。所以大剂量的维生素有害无益，更不能把它作为一般的“营养药”服用。酶类药物是一类新兴的发展中的药物，目前应用的酶制品多数是从动植物中分离提取的，少数来自微生物培养。此类药物的发展前途广泛。

思　考　题

1. 维生素 B_1、维生素 B_6 和维生素 C 的临床用途是什么？
2. 为有效治疗佝偻病，一般选用哪两种药物合用，并说明理由。
3. 辅酶 A、ATP 的临床用途是什么？

第四十一章 解毒药

解毒药是一类能解除毒物对机体毒性反应的药物。急性中毒时，临床急救一般的处理原则是：首先催吐、洗胃，给予一般解毒药，如药用炭、高锰酸钾、维生素 C 等，减少毒物的吸收，促进毒物的排除。但一般解毒药特异性低，疗效不确定，因此应再给予特效解毒药，如二巯丙醇、依地酸钙钠和解磷定等。特效解毒药具有高度专一性，能发挥对因治疗作用，在抢救中占有重要地位。其中解磷定已做过介绍，本章不再赘述。

第一节　重金属和类金属中毒解毒药

一、重金属和类金属中毒解毒机制

重金属和类金属包括铅、铜、汞、铬、砷、锑等。当其进入机体后，这些金属离子可与机体蛋白质的巯基结合，抑制含巯基酶的活性，导致机体中毒。重金属和类金属中毒解救药可在体内与重金属和类金属离子形成可溶性无毒络合物，随尿液排出，达到解毒作用。

二、常用解毒药物

本类药物属于金属螯合剂，包括二巯丙醇、二巯丁二钠、青霉胺和依地酸钙钠等。其药物结构中都含有巯基，具有两个或更多供电子集团，能与重金属和类金属螯合，防止含巯基的酶与金属离子结合，使酶免受抑制。

二巯丙醇（dimercaprol，巴尔，BAL)

【药理作用及应用】本品能与已经和组织中酶系统结合的金属结合，形成不易解离的无毒性络合物而随尿排出，从而解除重金属毒物引起的中毒症状。但必须及早足量使用。当重金属中毒量大或解救过迟时疗效不佳，必须反复给予足够量，使结合的和游离的重金属均与二巯丙醇相结合，直至排出为止。

对砷、汞及金的中毒有解救作用，但治疗慢性汞中毒效果差，与依地酸钙钠合用，治疗儿童急性铅脑病。

【不良反应及注意事项】较多，有收缩小动脉作用，可使血压上升，心跳加快。大剂量时能损伤毛细血管，而使血压下降。其他还有恶心、头痛、流涎、腹痛、口咽部烧灼感、视力模糊、手麻等反应，对肝、肾有损害，肝肾功能不良者慎用。碱化尿液可以减少络合物的解离而减轻肾损害。

二巯丁二钠（sodium dimercaptosuccinate，二巯琥钠，DMS）

二巯丁二钠系我国首创研制的一种广谱金属解毒剂。

作用同二巯丙醇，对酒石酸锑钾的解毒效力较之强 10 倍，且毒性较小。用于治疗锑、铅、汞、砷的中毒及预防镉、钴、镍中毒，对肝豆状核变性病有驱铜及减轻症状的效果。

不良反应有口臭、头痛、恶心、乏力、四肢酸痛、皮炎等轻度反应，注射速度越快，反应越重，但可于数小时内自行消失。严重肝功能损害者禁用。

青霉胺（penicillamine，二甲基半胱氨酸）

【药理作用及应用】对铜、汞、铅等重金属离子有较强的络合作用，对铜代谢障碍肝豆状核变性，疗效比二巯丙醇强，对铅、汞中毒亦有解毒作用，但作用不及依地酸钙钠。此外，尚可治疗类风湿性关节炎、慢性活动性肝炎、硬皮病及洋地黄中毒等。

【不良反应及注意事项】偶可引起头痛、咽痛、乏力、恶心、腹痛、腹泻、味觉异常等反应。还可出现发热、皮疹、白细胞减少、血小板减少。长期服用可引起视神经炎。对肾脏有刺激，可出现蛋白尿及肾病综合征，肾脏病人造血功能障碍及对青霉素过敏者禁用，用前应做青霉素皮试。

依地酸钙钠（calcium disodium edetate，解铅乐）

【药理作用及应用】能与多种金属结合，形成稳定而可溶的无毒络合物，由尿中排泄。用于一些金属的中毒，尤其对无机铅中毒效果好（对四乙基铅中毒无效），对铜、铬、镉、锰及放射性元素（如镭、铀、钍等）均有解毒作用，本品对砷、锶、汞中毒无效。

【不良反应及注意事项】部分病人可有短暂的头晕、恶心、关节酸痛、腹痛、乏力等反应。大剂量时可有肾小管水肿等损害，用药期间应注意检查肾功能。若出现管型、蛋白、红细胞、白细胞甚至少尿或肾功能衰竭等，应立即停药，可逐渐恢复。静注过快、血药浓度过高时，可引起血栓性静脉炎。

第二节 氰化物中毒解毒药

常见的氰化物有氰化钠、氰化钾、氢氰酸等，桃仁、苦杏仁、枇杷仁中也含有氰苷，在体内水解释出 CN^- 可导致中毒，也可产生氢氰酸。中毒机制：CN^- 能迅速与线粒体中细胞色素氧化酶的 Fe^{3+} 结合，形成氰化细胞色素氧化酶，失去传递氧的功能，血中氧不能被组织细胞利用，而出现组织缺氧窒息，严重者可迅速死亡。

对氰化物中毒的解救必须迅速给予特效解救药——高铁血红蛋白形成剂，如亚硝酸盐和供硫剂（如硫代硫酸钠）联合解毒。先用亚硝酸钠或亚甲蓝在体内将亚铁血红蛋白氧化为高铁血红蛋白，后者对 CN^- 有很大亲和力，能将游离的或已经结合的 CN^- 变成氰化高铁血红蛋白，使细胞色素氧化酶恢复活性。然后用供硫剂硫代硫酸钠，在体内转硫酶的作用下，使游离的或已经结合的 CN^- 变成无毒的 SCN^- 由尿排出。

亚甲蓝（methythioninium chloride，美蓝）

为氧化还原剂，高浓度时直接使血红蛋白氧化为高铁血红蛋白。低浓度时，在还原型辅酶Ⅰ脱氢酶的作用下，还原成为还原型亚甲蓝，能将血红蛋白还原为氧合血红蛋白。所以临床使用本品低浓度治疗亚硝酸盐、氯酸盐、醌类、苯胺及硝基苯等引起的高铁血红蛋白血症；高浓度其氧化作用可用于治疗氰化物中毒，再给予硫代硫酸钠静注。

静脉注射剂量过大（500mg）时，可引起恶心、腹痛、心前区痛、眩晕、头痛、出汗和神志不清等反应。不可皮下、肌内或鞘内注射，以免引起组织坏死。

亚硝酸钠（sodium nitrite）

治疗氰化物中毒的机制亦系使血红蛋白变成高铁血红蛋白，其解毒过程与亚甲蓝相同，但作用较强。本品能扩张血管平滑肌，故静注不能过快，以免引起血压骤降。

不良反应有恶心、呕吐、头晕、头痛、大剂量可致发绀、呼吸困难、循环衰竭等高铁血红蛋白血症，孕妇禁用。

硫代硫酸钠（sodium thiosulfade，大苏打）

硫代硫酸钠为氰化物的解毒剂，在酶的参与下能和体内游离的或与高铁血红蛋白结合的 CN^- 相结合，使变为无毒的硫氰酸盐排出体外而解毒。此外尚有抗过敏作用。临床上用于皮肤瘙痒症、慢性荨麻疹、药疹和氰化物及砷剂等的中毒。

本品静脉注射后有暂时性渗透压改变，可见轻微的头晕、乏力、恶心、呕吐等反应。

第三节 灭鼠药中毒解毒药

灭鼠药包括：香豆素类、硫脲类、有机氟类、毒鼠强、磷化铝等。根据不同灭鼠药的中毒症状，采取适当的解救的方法，如催吐、洗胃、导泻、升压等综合抢救措施。也有特效鼠药中毒（有机氟类、香豆素类）解救药，如解氟灵、维生素 K_1 等。

解氟灵（acetamide，乙酰胺）

解氟灵为一种有机氟杀虫农药氟乙酰胺中毒的解毒剂，具有延长中毒潜伏期、减轻发病症状或制止发病的作用。其解毒机制与本品化学结构和氟乙酰胺相似，故能争夺某些酶（如酰胺酶）使之不产生氟乙酸，从而消除氟乙酸对三羧酸循环的毒性作用。

所有氯乙酰胺中毒病人，都应及时给予解氟灵。本品 pH 低，刺激性较大，注射可引起局部疼痛，故本品一次量（2.5～5g）需加普鲁卡因 20～40mg 混合注射，以减轻疼痛。与解痉药半胱氨酸合用疗效较好。

第四节 蛇毒中毒解毒药

蛇毒中毒是指被毒蛇咬伤后发生的一种中毒现象。毒蛇的种类很多，其中危害较大的有金环蛇、银环蛇、眼镜蛇、五步蛇、蝮蛇、竹叶青等。被毒蛇咬伤后，其临床症状有：口吐白沫、瞳孔散大、血压下降、呼吸肌麻痹、肾功能衰竭、心力衰竭或休克。为防止毒液扩散，于咬伤后立即于伤口上方（向心方向）结扎，伤口处敷以蛇药，咬伤部周围点注 1% 高锰酸钾液、双氧水或蛋白酶溶液，或用 0.25%～0.5% 普鲁卡因溶液封闭。为破坏已吸收的毒素，可缓慢静脉滴注抗蛇毒血清。

南通蛇药（季德胜蛇药）

南通蛇药由多种中草药加工配成的治蛇伤药。另附“解毒片”，供辅助治疗用。用于治毒虫、毒蛇咬伤，有解毒、止痛、消肿功效。

上海蛇药

由多种中草药配制而成，具有解蛇毒以及消炎、强心、利尿、止血、抗溶血等作用。用以治疗蝮蛇、竹叶青等毒蛇咬伤，亦可治疗眼镜蛇、银环蛇、五步蛇等咬伤。

注射液含强心苷，在使用过程中宜作心电图检查，心率低于60次/分时要考虑停药，必要时酌情应用阿托品。抢救危重病例可适当增量，但要注意心率变化。

蝮蛇抗毒血清（蝮蛇抗毒素）

蝮蛇抗毒血清是以蝮蛇作抗原，对马进行免疫，使马血中产生抗体后用其制成的血清。能中和蝮蛇蛇毒，具有消除症状快、明显降低死亡率的特点，早期应用效果较好。

可引起血清过敏反应，如发热、麻疹样皮疹、荨麻疹、胸闷、气短、苍白、恶心、呕吐、腹痛、抽搐等。为预防血清过敏反应，注射前应作皮试。在用本品以前肌注苯海拉明20mg，或将地塞米松5mg加于25% ~50%葡萄糖液20ml内静注，15分钟后再注射本品，一般可防止产生过敏反应；即使出现反应，亦可较快消失。

此外，还有抗五步蛇毒血清、抗眼镜蛇毒血清、抗银环蛇毒血清、抗金环蛇毒血清和抗蝰蛇毒血清等5种血清。

小　结

毒物的种类很多，要根据药物的理化性质、中毒的程度、中毒时间的久暂，采取不同的治疗措施，除一般的抢救措施催吐、洗胃、吸附、导泻等，要及时、足量、反复地给予特效解毒药物，才能达到理想疗效。

思 考 题

1. 氰化物中毒的解救药物及其应用方法有哪些？
2. 解释不同剂量的亚甲蓝作用有何不同？临床用途有何不同？

附录

药物中文名称索引

C

D

E

M

N

P

Q

R

S

T

Y

Z

参考文献

1. 李端主编．药理学．北京：人民卫生出版社，2005
2. 陈树君主编．药理学．北京：科学出版社，2003
3. 杨宝峰主编．药理学．北京：人民卫生出版社，2003
4. 张大禄主编．药理学．北京：中国医药科技出版社，2003
5. 娄建石主编．药理学．北京：人民卫生出版社，2002
6. 颜光美主编．药理学．北京：高等教育出版社，2004
7. 张丹参主编．药理学．北京：人民卫生出版社，2004
8. 凌宝东主编．药理学．北京：高等教育出版社，2003
9. 郭季安主编．药理学．沈阳：辽宁科学技术出版社，2003
10. 周宏灏主编．药理学．北京：科学出版社，2004
11. 李元建主编．药理学．北京：人民卫生出版社，2004
12. 张远主编．药理学．北京：北京医科大学出版社，2003
13. 丁全福主编．药理学．北京：人民卫生出版社，2003
14. 肖顺贞主编．护理药理学．北京：北京医科大学出版社，2002
15. 王钦茂主编．药理学．上海：上海科学技术出版社，2001
16. 姚明辉主编．药理学．北京：人民卫生出版社，2001
17. 王开贞主编．药理学．北京：人民卫生出版社，2002
18. 鹿怀兴主编．药理学．北京：科学出版社．2003
19. 叶象权主编．药物学基础．北京：科学出版社．2003
20. 信长茂主编．药理学．合肥：安徽科学技术出版社．2004
21. 陈茹筑主编．治疗药理学．北京：人民卫生出版社，2003
22. 杨世杰主编．药理学．北京：中国协和医科大学出版社．2004
23. 赵彩珍主编．药理学．第 1 版．北京：科学出版社．2003
24. 吕圭源主编．药理学．北京：中国中医药出版社，2003
25. 金有豫主编．药理学．北京：人民卫生出版社，2001
26. 焦万田主编．新编简明药物手册．北京：人民军医出版社，2003

27. 王秀清主编．药理学．北京：人民卫生出版社，2003

28. 姚宏主编．药理学基础．北京：人民卫生出版社，2002

29. 吴钰主编．临床用药须知．北京：化学工业出版社，1995

30. 汤光主编．现代临床药物学．北京：化学工业出版社，2003

31. 侯晞主编．药理学．济南：山东科学技术出版社，2003

32. 叶咏年主编．药学综合知识和技能．北京：中国中医药出版社，2003

33. 国家药典委员会编．中华人民共和国药典．北京：化学工业出版社，2005